针刺手法图解
Liu Yan

编著 刘　炎
翻译 李照国
协编 王　静

Nadelstichtechniken
in der Akupunktur

针刺手法图解
Liu Yan

编著　刘　炎
翻译　李照国
协编　王　静

Nadelstichtechniken in der Akupunktur

Chinesisch-Deutsche Ausgabe

1. Auflage

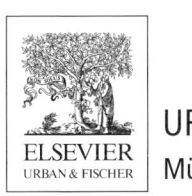
ELSEVIER
URBAN & FISCHER

URBAN & FISCHER
München · Jena

Zuschriften und Kritik an:
Elsevier GmbH, Urban & Fischer Verlag, Lektorat Komplementäre und Integrative Medizin, Karlstraße 45, 80333 München

Titel der Originalausgabe
Diagrams of Acupuncture – Manipulations
Erschienen bei Shanghai Scientific & Technical Publishers
© 2003 Shanghai Scientific & Technical Publishers

Wichtiger Hinweis für den Benutzer
Die Erkenntnisse in der Medizin unterliegen laufendem Wandel durch Forschung und klinische Erfahrungen. Der Autor dieses Werkes hat große Sorgfalt darauf verwendet, dass die in diesem Werk gemachten therapeutischen Angaben dem derzeitigen Wissensstand entsprechen. Das entbindet den Nutzer dieses Werkes aber nicht von der Verpflichtung, anhand weiterer schriftlicher Informationsquellen zu überprüfen, ob die dort gemachten Angaben von denen in diesem Buch abweichen und seine Verordnung in eigener Verantwortung zu treffen.

Bibliografische Information Der Deutschen Bibliothek
Die Deutsche Bibliothek verzeichnet diese Publikation in der Deutschen Nationalbibliografie; detaillierte bibliografische Daten sind im Internet unter http://dnb.ddb.de abrufbar.

Planung und Lektorat: Christl Kiener, München
Projektmanagement: Christl Kiener, Petra Münzel-Kaiser, München
Übersetzung: Hartwig Lahrmann, Münster
Redaktion: Dr. Petra Zimmermann, Braunschweig
Herstellung: Kerstin Wilk, München
Satz: abc.Mediaservice, Buchloe
Druck und Bindung: Lego Print S.p.A., Lavis
Umschlaggestaltung: SpieszDesign, Neu-Ulm
Titelfotografie: Anja Messerschmidt, Lübeck
Gedruckt auf 100 g Nopacoat Edition

Printed in Italy
ISBN 3-437-57450-7

Aktuelle Informationen finden Sie im Internet unter **www.elsevier.com** und **www.elsevier.de**

内 容 提 要

本书是第一本用中英文对照书写的针刺手法技术图解。内容共分六章。第一章针刺基础，介绍从持针、得气到出针的常识；第二章毫针刺法，亦为本书的重点，主要介绍了针刺前后10余种辅助手法，20多种行针辅助手法，常用8种补泻法和20种复式针刺手法及多种其他针法等；第三章《内经》论刺法，重点介绍了"九刺"、"十二刺"、"五刺"、"三刺"、导气等20余种方法；第四章透穴针术，介绍了比较特殊的透穴术近30种；第五章艺术针法，介绍了临床行之有效的常用艺术针术23种；第六章特种针刺法，介绍了11种特种针法和针术。

全书内容丰富，体现了针刺技术的重要性和必要性。

Zum Inhalt

Nadelstichtechniken in der Akupunktur ist das erste chinesisch-deutsche Buch über die Techniken der Nadelmanipulation. Es ist in sechs Kapitel unterteilt. Kapitel 1, „Grundlegende Nadeltechniken", vermittelt allgemeine Kenntnisse über die Nadelhaltung, die Erzielung von deqi und die Nadelentfernung. Kapitel 2, „Nadeltechniken für die filiforme Nadel", bildet den Kern des Buches und stellt mehr als zehn ergänzende Techniken zum Einsatz vor und nach der Nadelung, mehr als zwanzig ergänzende Nadelmanipulationstechniken, acht Techniken zur Tonisierung und Sedierung, zwanzig komplexe Nadeltechniken und weitere Nadeltechniken vor. Kapitel 3, „Beschreibung von Nadeltechniken im *Neijing*", führt in mehr als zwanzig Techniken wie „Neun Nadelungstechniken", „Zwölf Nadelungstechniken", „Fünf Nadelungstechniken", „Dreifach-Nadelungstechnik und Qi-leitende Technik" ein. In Kapitel 4, „Durchstechmethode", werden knapp dreißig spezielle Techniken des Durchstechens vorgestellt. Kapitel 5, „Künstlerische Nadeltechniken", beschreibt dreiundzwanzig Techniken des im klinischen Alltag eingesetzten künstlerischen Nadelns. Kapitel 6 geht auf elf Methoden der besonderen Nadeltechniken ein. Das vorliegende Buch ist sehr inhaltsreich und zeigt die Bedeutung und Notwendigkeit von Nadelstichtechniken.

作　者　简　介

刘炎，性别男，出生于1941年6月，民族汉，上海松江人。大学本科(6年制)毕业。上海中医药大学教授，针灸推拿学院院长，中华全国高等中医院校针灸教育研究会会长，上海市中医药学会中医综合疗法研究会会长，中国针灸学会刺灸分会副理事长。

擅长中医针灸各科。1965年毕业后一直从事医疗教学工作，中年起参加科研，近年则致力于著书立说和总结工作，有着丰富的临床和教学经验，其医疗作风正派，针法娴熟，下手如飞，堪称针家一绝，被誉为"飞针"专家，深受患者欢迎。曾被评为上海中医学院、龙华医院先进工作者，1993年受到《解放日报》、《工人日报》以及《冶金报》等报的表彰。负责并完成了"针刺手法测定仪"、"不同针法灸法的生理病理效应"等科研课题4项，并获得了3项奖。教学经验丰富，1983年曾去美国加州讲学受到美方的欢迎和该州考试委员会的表彰，教学录像《毫针刺法》、《灸法》曾先后在全国中西医学院校有声读物评展中获得2项优秀教材奖，以及优秀片奖、教学奖等。《古典针法》别具一格，新颖别致，集科学、艺术于一体，获得了华东区和全国比赛一等奖，此也为全国中医院校在历届比赛中所取得的最高奖，受到了国际国内同道的一致好评，先后发表了《谈高校的针灸教学》、《练针前后针刺手法测定》、《脐海探秘》等医疗教学科研文章40篇，出版专著有《中华自然疗法》、《中华特种针疗法》、《中华脐疗大成》、《中华古今食疗荟萃》、《中华古今药膳荟萃》、《中华奇穴大成》、《中华组合穴集成》、《江浙沪名医秘方精粹》、《腧穴刺灸法》等近20本。此外，还以副主编、编委身份参加了《新编针灸大辞典》等10余部著作的撰写工作；近还积极参与"针药结合戒毒的临床和机理研究"、"丹芪益心贴透皮吸收方法学实验研究"等7项国家部局级课题的研究工作，在全国中医针灸界影响颇深。其业绩已被载入《中国当代名人录》、《中国名医列传·当代卷》、《中国当代教育名人大辞典》、《中国教育专家名典》、《中华英才大典》、《中华兴国大典》、《世界名人录》、《世界优秀人才大典》、《中华人民共和国人物辞典》等20余家书中。

Über den Autor

Liu Yan wurde im Juni 1941 im Kreis Songjiang (Großraum Shanghai) geboren. Er graduierte 1965 nach Absolvierung eines 6-jährigen universitären Ausbildungsprogramms und ist heute Professor und Leiter des Fachbereichs Akupunktur und chinesische Massage der Universität für Traditionelle Chinesische Medizin von Shanghai, Leiter der Akupunktur-Ausbildungsgesellschaften aller höheren TCM-Einrichtungen in China, Leiter der TCM-Therapievereinigung der Gesellschaft für chinesische Medizin und Pharmazie in Shanghai und Vorsitzender des Kuratoriums der Vereinigung für Akupunktur- und Moxibustionstechnik der chinesischen Akupunkturgesellschaft.

Professor Liu ist ein ausgewiesener Spezialist in verschiedenen Aspekten der Akupunkturtherapie der chinesischen Medizin. Nach seinem Studienabschluss im Jahr 1965 war er als Arzt und Dozent tätig und engagierte sich nach Überschreitung seiner Lebensmitte in der wissenschaftlichen Forschung. In den letzten Jahren hat er die in seiner Berufslaufbahn erworbenen Spezialkenntnisse in Buchform gefasst.

Neben seiner reichen Erfahrung in der klinischen Behandlung und Ausbildung, seinem vorbildlichen Verhalten bei seiner ärztlichen Tätigkeit und seinen profunden Nadelstichtechniken ist er berühmt als Spezialist für die Technik des „Fliegens" und wird von seinen Patienten sehr geschätzt. Er wurde vor vielen Jahren zum vorbildlichen medizinischen Arbeiter des Shanghai College für Traditionelle Chinesische Medizin und des Long Hua-Krankenhauses ernannt und 1993 von der „Liberation Daily", „Workers' daily" und „Metallurgical Newspaper" ausgezeichnet.

Er organisierte und beendete vier Forschungsprojekte über den „Entscheidungsprozess beim Einsatz von Nadelstichtechniken" und „Die physiopathologische Wirkung von unterschiedlichen Nadelungstechniken" und erhielt drei Preisauszeichnungen. 1983 wurde Professor Liu Yan als Gastdozent in die Vereinigten Staaten eingeladen, um Vorlesungen in Kalifornien zu halten, hochgeschätzt vom amerikanischen Einladenden, der Akupunkturbehörde des Staates Kalifornien. Seine Ausbildungsvideos über „Nadelstichtechniken mit der filiformen Nadel" und „Methoden der Moxibustion" wurden mit zwei Auszeichnungen für hervorragendes audio-visuelles Lehrmaterial geehrt.

Sein Buch über „Klassische Nadelstichtechniken" kombiniert in einem einzigartigen Stil die Verbindung von Wissenschaft und Kunst. Es wurde im Osten Chinas und in Gesamtchina mit einem ersten Wettbewerbspreis, ebenso mit dem höchsten Preis bei mehreren Wettbewerben der nationalen chinesischen Medizineinrichtungen ausgezeichnet, darüber hinaus hoch geschätzt und gelobt von internationalen und heimischen Fachkollegen. Er hat mehr als vierzig wissenschaftliche Publikationen über seine Leistungen in der medizinischen Praxis und Ausbildung verfasst, so zum Beispiel „Über die Akupunkturausbildung an Universitäten", „Die Auswahlentscheidung von Nadelstichtechniken vor und nach der Praxis", „Erkundung der Nabeltherapie" und hat ca. zwanzig Bücher veröffentlicht wie „Naturheilkundliche Therapien in China", „Besondere Nadelstichtherapien in China", „Kompendium der chinesischen Nabeltherapien", „Sammlung klassischer und moderner chinesischer Diätetik", „Sammlung von klassischen und modernen chinesischen medizinischen Kochrezepten", „Kompendium chinesischer Extrapunkte", „Sammlung chinesischer Punktekombinationen", „Geheime Rezepturen von ausgewählten berühmten Ärzten der Provinzen Jiangsu und Zhejiang sowie Shanghai" und „Nadelstich- und Moxibustionsmethoden für Akupunkturpunkte".

Zusätzlich beteiligte er sich als stellvertretender Chefherausgeber und Mitglied des Herausgebergremiums an der Zusammenstellung und Herausgabe von mehr als zehn Büchern wie etwa der „Neuen Ausgabe des Akupunktur- und Moxibustionslexikons". Seit kurzem nimmt er auch an sieben Forschungsprojekten auf staatlicher und Verwaltungsebene teil, z.B. „Klinische und experimentelle Studien über Drogenmissbrauch behandelt mit Akupunktur- und Kräuterzubereitungen" und „Experimentelle Studie über die Methodologie von transdermaler Absorption des *Herz stärkenden Salbei- und Astragaluspflasters*". Er hat die TCM-Akupunkturkreise im ganzen Land beeinflusst und seine Leistungen sind in mehr als zwanzig chinesischen Büchern verzeichnet, wie „Berühmte chinesische Persönlichkeiten der heutigen Zeit", „Kompendium der heutigen Zeit – Biographien berühmter chinesischer Ärzte", „Lexikon berühmter chinesischer Persönlichkeiten in der zeitgenössischen Ausbildung", „Lexikon chinesischer Ausbildungsspezialisten", „Lexikon chinesischer Begabungen", „Lexikon chinesischer Ausnahmeerscheinungen", „Biographien weltberühmter Personen", Lexikon weltweiter Hochbegabungen", „Persönlichkeitslexikon der Volksrepublik China".

序

针刺治疗讲究操作技法，光靠文字描述难以表达清楚，因而配以图像。早在《灵枢·九针十二原》篇就提出"令各有形，先立《针经》"。说明针法的图形是至关重要的。但古书中的图像多限于针具、人形，且绘制不工，至近代才有所改进。各针灸书所载，零星分散，不成系统。今刘炎教授广事搜罗，分门别类，从进针到出针，从刺法补泻到穴位组合，都能以形象出之，配以简明的文字，有图有解。又约李照国君为之译成英语，中英并列，对国内外之学习针灸者必然是大有帮助的。特记数语以为介绍。

李　鼎
2001年12月于上海中医药大学

Geleitwort von Prof. Li Ding

Die Behandlung mit Akupunktur ist zur Erzielung von Wirkungen abhängig von verschiedenen manipulativen Techniken. Da verbale Beschreibungen alleine für eine Erklärung unzureichend sind, werden häufig Tabellen und Illustrationen benötigt. Zu Beginn des Kapitels im *Lingshu* über „9 klassische Stichtechniken" und „12 klassische Stichtechniken" wird angeregt, „dass von jeder Nadeltechnik Abbildungen gemacht werden sollen und zuerst ein Akupunkturkanon aufgestellt wird," somit darauf hinweisend, dass die Illustration der Nadelstichtechniken in der Akupunktur sehr wichtig ist. In den antiken Texten beschränken sich jedoch die Illustrationen auf die Formen der Nadeln und die Merkmale des menschlichen Körpers, die schlecht gezeichnet waren und sich erst in modernen Zeiten verbesserten. Zudem waren die Beschreibungen der manipulativen Nadelstichtechniken in den bisherigen Büchern sowohl lückenhaft als auch unsystematisch. Professor Liu Yan hat große Anstrengungen unternommen, das in Frage kommende Material zu sammeln, es zum Nutzen der internationalen Leserschaft in mehrere Klassifizierungen zu unterteilen und mit kurzen Beschreibungen und klaren Illustrationen zu versehen. Li Zhaoguo wurde eingeladen, es ins Englische zu übersetzen. Diese chinesisch-englische Beschreibung und Illustrierung der Nadelstichtechniken in der Akupunktur ist ohne Zweifel von großer Hilfe für einheimische wie auch ausländische Leser. Mit diesen Anmerkungen empfehle ich das Buch allen Lesern.

Li Ding
Professor für TCM der Universität Shanghai
Dezember 2001

前　言

针灸是中国传统医学中一颗璀灿的明珠,它为中华民族的繁衍昌盛作出了极大的贡献。随着中医学的发展,针灸不仅遍布于国内,也传遍了世界。然窥诸多为针者,仅知初步的针灸知识和技能,而对于诸多较为深邃的技术和方法却不甚通晓。然而在医疗实践中,针刺之操作熟练与否,将直接关系到疗效的优劣,因而如何正确、熟练地掌握针刺技术和方法,就成了学好针灸和提高针刺疗效的关键。

在我校园内,云集了不少来自世界各国的留学生,其中绝大多数是来学习针灸的,有的甚至已三五次来校,就是为了使自己的针刺技术提高和加深,他们也不乏阅览了诸多图书,但总感其玄妙而难以领悟,因而急切地希望有一本中国特色的、深入浅出的针刺手法与技术方面的参考书,供他们学习和提高之用。为了满足广大针灸爱好者、针灸医务工作者,特别是使国外针灸医师真正能把针刺技术学到手,使其能在普及的基础上加以提高,在提高的基础上得以求精,笔者把35年来从事针灸临床、医疗、教学和科研方面的亲身感受和体会,对每种针刺方法,在广泛吸取广大医疗、教学、科研人员经验的基础上加以整理,撰写成书,并为使国内外人员均有机会学到针刺的技能和方法,本书采取中英文对照书写。

撰写过程中如有失妥之处,殷切期望同道们加以指正。

刘　炎
2001年12月12日

Einführung des Autors

Akumoxa (Akupunktur und Moxibustion) ist ein unverzichtbarer Teil der Traditionellen Chinesischen Medizin und hat viel zur Vermehrung und zur Blüte des chinesischen Volkes beigetragen. Mit der Entwicklung der TCM hat sich Akumoxa nicht nur in ganz China verbreitet, sondern ist auch international bekannt geworden. Viele internationale Akupunkteure haben jedoch nur Basiskenntnisse über Akumoxa und sind nicht vertraut mit den fortgeschrittenen Akupunkturfähigkeiten und wirksamen Nadeltechniken auf einem höheren Niveau. In der klinischen Praxis entscheidet die Professionalität des Nadelns über die Wirksamkeit der Heilung. Daher ist die Art und Weise, wie man korrekt und effizient die Nadelstichfähigkeiten und -techniken studiert, der Schlüssel zur Meisterung von Akumoxa und zur Erhöhung seiner heilenden Wirkung.

An unserer Universität studieren viele internationale Studenten, von denen die meisten sich auf Akumoxa spezialisieren. Einige von ihnen haben unsere Universität schon drei bis fünf Mal zum Studium besucht, alleine zur Verbesserung ihrer Nadelstichfertigkeiten. Sie haben viele Bücher gelesen, können aber immer noch nicht den Kern der Nadelstichtechniken begreifen, weil es keine Bücher gibt, die sich dem einfachen und systematischen Erklären der Nadelstichtechniken widmen. Um diesem Notstand abzuhelfen, habe ich dieses Buch zusammengestellt, basierend auf meinen eigenen persönlichen Erfahrungen in den vergangenen 35 Jahren und der klinischen Praxis anderer Lehrer, Ärzte und Forscher.

Diese chinesisch-deutsche Ausgabe beschäftigt sich mit den Techniken und Methoden der Akupunktur für Leser innerhalb und außerhalb Chinas.

Möglicherweise gibt es einige Fehler in dieser Zusammenstellung. Die fachkundigen Leser, sowohl innerhalb als auch außerhalb Chinas, sind eingeladen, diese zu benennen, so dass sie mit der nächsten Ausgabe dieses Buches eine Korrektur erfahren können.

Liu Yan

12. Dezember 2001

目　录
Inhalt

第一章 针刺基础
1 Grundlegende Nadeltechniken

第一节 毫针的结构和规格
1.1 Aufbau und Form der filiformen Nadel

毫针是针刺治病的主要针具，临床上应用最广。大凡能刺灸的腧穴，均可使用毫针进行针刺。目前临床上所用的毫针，虽然法于古代的毫针，但不论从制针的原料和针身的粗细、长短以及工艺等都与古代毫针有较大的差异；目前制针的原料，多是选用不锈钢丝为主，但也有用金、银各种金属为制针原料的。

Die filiforme Nadel ist die am weitesten verbreitete Nadel in der klinischen Praxis und kann für jeden punktierbaren Akupunkturpunkt eingesetzt werden. Die heute verwendete filiforme Nadel, ist, obwohl sie auf antikem Vorbild basiert, bezüglich Material, Größe und Nadelstichtechniken sehr verschieden von den in antiken Zeiten eingesetzten Nadeln. Die heute verwendeten Nadeln sind hauptsächlich aus poliertem Stahl. Silber und Gold werden manchmal zur Nadelherstellung verwendet.

1. 毫针的结构

毫针的结构可分为5个部分（见图1-1）。

① 针柄：手持处称为针柄，是以铜丝或铝丝将针的一端呈螺旋形紧密缠绕而成，为持针着力的部位。

② 针尾：针柄的末端称针尾，是温针装置艾绒的部位。

③ 针尖：针的尖端锋锐部分称针尖，亦名针芒。其状似松针，是接触腧穴刺入机体的前锋。

④ 针身：针柄与针尖之间称为针身。针身宜光滑挺直，富有弹性。

⑤ 针根：针身与针柄连接处称为针根。

1.1.1 Nadelaufbau

Die filiforme Nadel besteht aus fünf Teilen (siehe Abb. 1-1).

1 **Nadelgriff:** Der Griff zum Halten durch die Hand ist zur besseren Handhabung oft mit Kupfer oder Aluminiumdraht umwickelt.

2 **Nadelendstück:** Auf das Ende des Nadelgriffes, dem Endstück, wird häufig zur Erwärmung Moxa appliziert.

3 **Nadelspitze:** Der scharfe Teil der Nadel gleicht einer Piniennadelspitze und wird als erstes in den Akupunkturpunkt eingeführt.

4 **Nadelkörper:** Er liegt zwischen Griff und Spitze und sollte geschmeidig, aufrecht und elastisch sein.

5 **Nadelwurzel:** Der Teil zwischen dem Griff und dem Körper der Nadel.

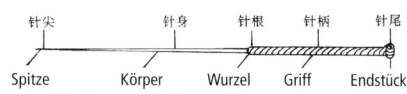

图1-1　毫针的结构

Abb. 1-1　Nadelaufbau

临床上，毫针可分为圆柄针、花柄针、平柄针和管柄针。上述4种针形中（见图1-2），平柄针和管柄针主要在进针器或进针管的辅助下使用。

Klinisch werden die filiformen Nadeln in vier Gruppen unterteilt: Rundgriffnadel, Blumengriffnadel, Einfachgriffnadel, Röhrengriffnadel (siehe Abb. 1-2). Die letzten beiden werden gewöhnlich mit einer Einführhilfe oder einem Führungsröhrchen eingesetzt.

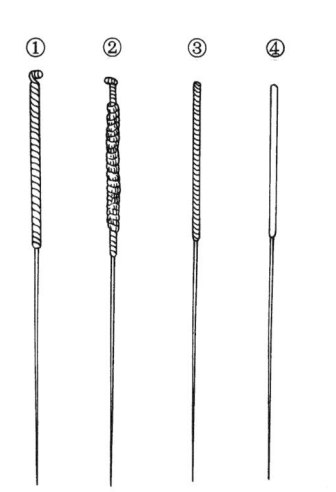

① 圆柄针　Rundgriffnadel
② 花柄针　Blumengriffnadel
③ 平柄针　Einfachgriffnadel
④ 管柄针　Röhrengriffnadel

图1-2　毫针形状

Abb. 1-2　Nadelgrifftypen

2. 毫针的规格

毫针的规格，主要是指针身的粗细和长短。目前所用毫针的长短、粗细规格分别如表1-1和表1-2。

1.1.2 Größe

Nach ihrem Durchmesser (Nadelstärke) und ihrer Länge (Nadellänge) werden die filiformen Nadeln in die folgenden Kategorien unterteilt (siehe Tab. 1-1 und 1-2).

Tabelle 1-1 Nadelstärke

Nummerierung	26	27	28	29	30	31	32	34
Durchmesser in Millimetern	0,45	0,42	0,38	0,34	0,32	0,30	0,28	0,26

Tabelle 1-2 Nadellänge

Größe	½	1	1 ½	2	2 ½	3	4	5	6
Länge des Nadelkörpers	15	25	40	50	65	75	100	125	150
Länge des Nadelgriffes:									
Lang	25	35	40	40	40	40	55	55	55
Mittel	–	30	35	35	–	–	–	–	–
Kurz	20	25	25	30	30	30	40	40	40

Anmerkung: Die Maßeinheit für die neuen Größen sind mm (für die alten Größen Inch).

第二节　持针法
1.2　Haltetechniken

持针法，就是捏拿针的方法。持，就是握固、捏拿，持针法即术者握固、操持针具的方法，又称夹持针法，捏针或拿针法。其方法可有以下几种：

Die Techniken die Nadel zu halten beziehen sich auf die Methoden des Haltens der Nadel mit der Hand. Das Halten bedeutet, die Nadel zwischen zwei Fingern zu halten und die Methoden des Haltens beziehen sich auf die Techniken des Akupunkteurs die Nadel zu halten und zu manipulieren. Die Techniken des Nadelhaltens werden im Folgenden beschrieben.

1.　两指持针法
1.2.1　Das Halten mit zwei Fingern

【操作方法】
用拇、示二指指端捏拿针柄，称两指持针法（见图1-3）。

Methode: Die Nadel wird zwischen Daumen und Zeigefinger gehalten (siehe Abb. 1-3).

【临床应用】
适用于操持短小的针具。

Klinische Anwendung: Geeignet für kleine Nadelgrößen.

2.　三指持针法
1.2.2　Das Halten mit drei Fingern

【操作方法】
用拇指在内，示、中二指在外，握固针柄，称三指持针法（见图1-4）。

Methode: Die Nadel wird von Daumen, Zeige- und Mittelfinger gehalten (siehe Abb. 1-4).

【临床应用】
适用于操作较长的针具。

Klinische Anwendung: Geeignet für längere Nadelgrößen.

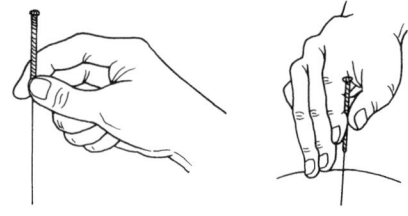

图1-3　两指持针法
Abb. 1-3　Das Halten mit zwei Fingern

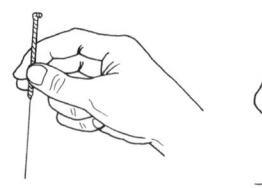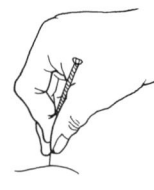

图1-4　三指持针法
Abb. 1-4　Das Halten mit drei Fingern

3. 四指持针法

1.2.3 Das Halten mit vier Fingern

【操作方法】

用拇、示、中指三指捏持针柄，以环指抵住针身，称四指持针法（见图1-5）。

Methode: Daumen, Zeigefinger und Mittelfinger halten die Nadel, der vierte Finger lehnt sich an den Nadelkörper (siehe Abb. 1-5).

【临床应用】

适用于长针的操持，利用环指抵住针身，可以防止针身的弯曲。

Klinische Anwendung: Geeignet für lange Nadelgrößen. Um zu verhindern, dass der Nadelkörper sich verbiegt, erfolgt ein Anlehnen des vierten Fingers an den Nadelkörper.

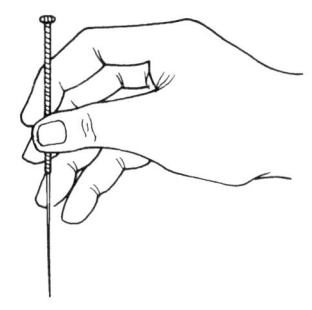

图1-5 四指持针法
Abb. 1-5 Das Halten mit vier Fingern

4. 持柄压尾法

1.2.4 Den Griff halten und das Nadelende drücken

【操作方法】

用拇、中二指夹持针柄，示指抬起顶压针尾，三指配合刺入（见图1-6）。

Methode: Daumen und Mittelfinger halten die Nadel und der Zeigefinger drückt auf das Ende der Nadel. Die Nadel wird durch das Zusammenspiel zwischen den drei Fingern in den Akupunkturpunkt eingeführt (siehe Abb. 1-6).

【临床应用】

适用于短针速刺。

Klinische Anwendung: Geeignet für kürzere Nadeln und für ein schnelles Einstechen.

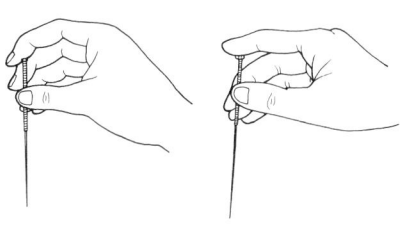

图1-6 持柄压尾法
Abb. 1-6 Den Griff halten und das Nadelende drücken

5. 持针身法

1.2.5 Den Nadelkörper halten

【操作方法】

用拇、示二指捏一棉球，裹针身近针尖部分，对准腧穴，将针尖用力迅速刺入皮肤（见图1-7）。

Methode: Ein Wattebausch wird zwischen Daumen und Zeigefinger geformt, auf dem Nadelkörper in der Nähe der

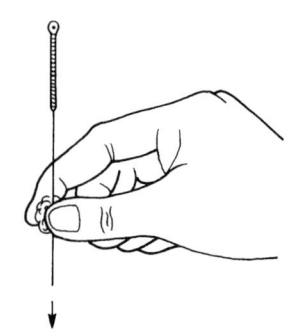

图1-7　持针身法

Abb. 1-7　Den Nadelkörper halten

Spitze fixiert und auf den Akupunkturpunkt ausgerichtet. Daumen und Zeigefinger halten den Wattebausch fest und führen die Nadel in die Haut ein (siehe Abb. 1-7).

【临床应用】

适用于快速进针。

Klinische Anwendung: Anwendbar für schnelles Einstechen.

6.　两手持针法

1.2.6　Die Nadel mit beiden Händen halten

【操作方法】

用右手拇、示、中三指持针柄，左手拇、示二指握固针尖，称两手持针法（见图1-8）。

Methode: Daumen, Zeige- und Mittelfinger der rechten Hand halten den Griff der Nadel, während der Daumen und der Zeigefinger der linken Hand den scharfen Teil der Nadel fixieren (siehe Abb. 1-8).

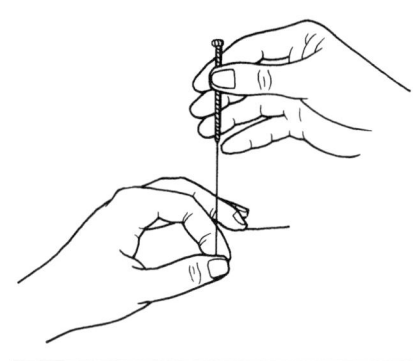

图1-8　两手持针法

Abb. 1-8　Die Nadel mit beiden Händen halten

【临床应用】

适用于操持长针、芒针，通过双手配合，可防止长针弯曲，并能减少疼痛。

Klinische Anwendung: Anwendbar für längere Nadeln und Grannen-Nadeln, um ein Durchbiegen der Nadeln zu verhindern und den Einstichschmerz zu reduzieren.

【按注】

无论采用哪一种持针法，持针后都必须注意运用指力，将针柄把握得当，使其稳定而灵活。

Anmerkung: Unabhängig von der Methode, die man verwendet, ist es wichtig, durch die Kraft der Finger die Nadel fest und flexibel zu halten und den Griff richtig zu umfassen.

第三节 练针法
1.3 Die Praxis der guten Nadelstichfähigkeiten

毫针刺法，要有良好的指力和熟练的手法才能操作施术。良好的指力是掌握针刺手法的基础，熟练的手法是运用针刺治病的条件。指力和手法必须常练，达到熟练程度后，则在施术时，进针快、透皮不痛；行针时，补泻手法运用自如。反之，指力与手法不熟练，则在施术时难以控制针体，进针困难，痛感明显；行针时动作不协调，影响针刺治疗效果。因此，初学者必须努力练好指力和手法的基本功。毫针练针法，一般分3步进行。

Das Nadeln mit der filiformen Nadel setzt große manuelle Kraft und ausgezeichnete Techniken voraus. Das erstere ist die Basis, um die grundlegenden Stichtechniken zu meistern, und letzteres ist unabdingbar für die Heilung von Erkrankungen durch das Akupunktieren. Nur kontinuierliche Praxis ermöglicht es, die Kraft in den Fingern zu entwickeln und die Techniken der Nadelmanipulation zu meistern. Diese wiederum wird den Praktizierenden in die Lage versetzen, die Nadel schnell und schmerzlos in die Haut einzustechen und die Techniken des Tonisierens und Sedierens souverän auszuführen. Im Gegensatz dazu kann unzureichende manuelle Kraft und fehlende Fähigkeit der Manipulation es schwierig und schmerzhaft gestalten, die Nadel durch die Haut zu stechen sowie eine gute harmonische Manipulationstechnik an der Nadel auszuführen und befriedigende Ergebnisse zu erhalten. Die Praxis der Manipulation an der filiformen Nadel kann in drei Schritten erlernt werden:

1. 纸垫、棉团练针法

(1) 纸垫练针： 用松软的细草纸或毛边纸，折叠成30~50层、2cm左右的厚度，长宽分别为8cm和5cm，外用棉线呈"井"字形扎紧。在此纸垫上可练习进针指力和捻转动作。练习时，一手拿住纸垫，一手如执毛笔式持针，使针身垂直于纸垫上，当针尖抵于纸垫后，拇、示、中三指捻动针柄，来回刺入纸垫内，同时手指向下渐加一定压力，待刺透纸垫背面后，再捻动退针，另换一处如前再刺。如此反复练习至针身可以垂直刺入纸垫，并能保持针身不弯、不摇摆、进退深浅自如时，说明指力基本已可。作捻转练习时，可将针刺入纸垫后，在原处不停地来回做拇指与示、中二指的前后交替捻转针柄的动作。要求捻转的角度均匀，运用灵活，快慢自如，一般每分钟可捻转150次左右。纸垫练针初时可用1～1.5寸长的短毫针，待有了一定的指力和手法基本功后，再用2～3寸长的毫针练习。同时还应进行双手行针的练习，以适应临床持续运针的需要（见图1-9）。

(2) 棉团练针：取棉絮一团，用棉线缠绕，外紧内松，做成直径6～7 c m的圆球，外包白布一层缝制即可练针。因棉团松软，可以练习提插、捻转、进针、出针等各种毫针操作手法的模拟动作。作提插练针时，以执毛笔式持针，将针刺入棉球，在原处作上提下插的动作，要求深浅适宜，幅度均匀，针身垂直。在此基础上，可将提插与捻转动作配合练习，要求提插幅度上下一致，捻转角度来回一致，操作频率快慢一致，达到动作协调、得心应手、运用自如、手法熟练的程度（见图1-10, 1-11）。

1.3.1 Die Papierknäuel- und Watte-bausch-Übungen des Nadelns

Die Papierknäuel-Übung: Das Vorgehen beim Herstellen eines Papierknäuels besteht im Falten von grobem holzigen Papier in 30–50 Schichten zu einem Quadrat von 8 cm Länge und 5 cm Durchmesser. Das gefaltete Papier wird mit einem Baumwollfaden in Form eines doppelten Kreuzes zusammengehalten. Der Papierknäuel wird eingesetzt, um die Kraft in den Fingern und die Drehbewegungen der Nadel zu üben.

Übt man die Kraft in den Fingern, hält eine Hand den Papierknäuel und die andere Hand hält die aufrechte Nadel, wie man einen Schreibpinsel senkrecht hält. Wenn die Spitze der Nadel auf den Papierknäuel aufgesetzt wird, drehen Daumen, Zeige- und Mittelfinger die Nadel im Papierknäuel wahlweise nach hinten oder nach vorne. Gleichzeitig drücken die Finger die Nadel allmählich in den Papierknäuel hinein und ziehen sie rotierend wieder zurück,

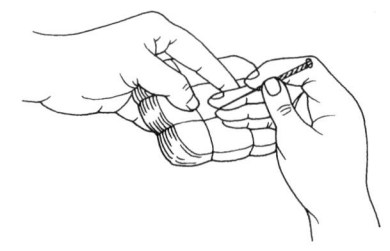

图1-9 纸垫练针法

Abb. 1-9 Papierknäuel-Übung

sobald der Papierknäuel durchstochen ist. Dann wird der Vorgang an anderer Stelle wiederholt. Die Übung wird in derartiger Weise fortgeführt, bis die Nadel senkrecht ohne Biegen und Herumwirbeln in den Papierknäuel eingestochen werden kann. Das Einführen und Zurückziehen sollte automatisch kontrolliert werden. Dies ist die grundlegende Kraft der Finger. Bei der Übung des Drehens wird die Nadel in das Knäuel eingestochen und der Griff der Nadel wird durch den Daumen, Zeige- und Mittelfinger alternierend vorwärts- und zurückgedreht. Der Drehwinkel sollte gerade sein, die Manipulation sollte flexibel gehandhabt werden und die Geschwindigkeit beliebig sein. Gewöhnlich kann die Nadel 150 Mal in der Minute gedreht werden. Beim Üben des Nadelns im Papierknäuel wird zunächst eine filiforme Nadel von 1 bis 1,5 cun eingesetzt. Mit wachsender Übung und Kraft in den Händen wird eine Nadel von 2 bis 3 cun eingesetzt. Gleichzeitig sollte die Manipulation mit beiden Händen geübt werden, um den klinischen Anforderungen des dauernden Manipulierens entsprechen zu können (siehe Abb. 1-9).

Übung mit dem Wattebausch: Die Herstellung des Baumwollballens erfolgt durch das Fixieren von loser Watte mittels eines Fadens zu einem Ball mit einem Durchmesser von 6–7 Zentimetern. Das so entstandene Paket, innen weich und außen fest, wird mit einem weißen Tuch eingehüllt und mittels eines Fadens unterteilt bzw. zusammengebunden. Da der Wattebausch weich ist, kann er verwendet werden, um die Techniken des Hebens, Senkens, Drehens, Einführens und Zurückziehens mit verschiedenen filiformen Nadeln zu üben. Beim Üben kann die Nadel wie ein Kugelschreiber gehalten und in den Baumwollballen eingeführt werden, um die Techniken des Hebens und Einstechens so zu üben, dass man befähigt wird, mit angemessener Tiefe und gleichmäßig gerade zu nadeln. Basierend auf der vorangehenden Übung kombiniert man die Manipulationstechniken des Hebens und Einführens mit dem Drehen. Ziel ist es, die Nadel im gleichen Maße heben und einführen zu können, mit der gleichen Kraft vor- und zurückdrehen und mit der gleichen Geschwindigkeit manipulieren zu können und den Vorgang des Nadelns in einem harmonischen, geschickten und freien Stil ausführen zu können (siehe Abb. 1-10, 1-11).

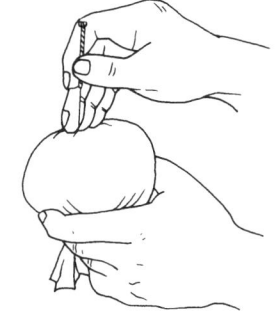

图1-10　棉球练针法
Abb. 1-10　Wattebausch-Übung

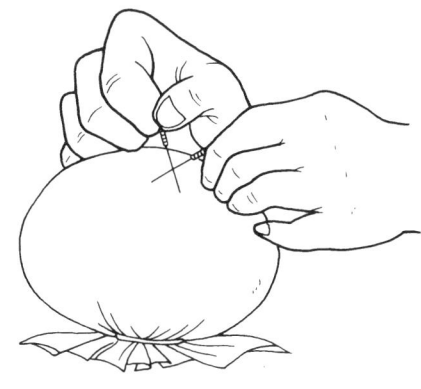

图1-11　双手大棉球练针法
Abb. 1-11　Übung an einem größeren Wattebausch mit beiden Händen

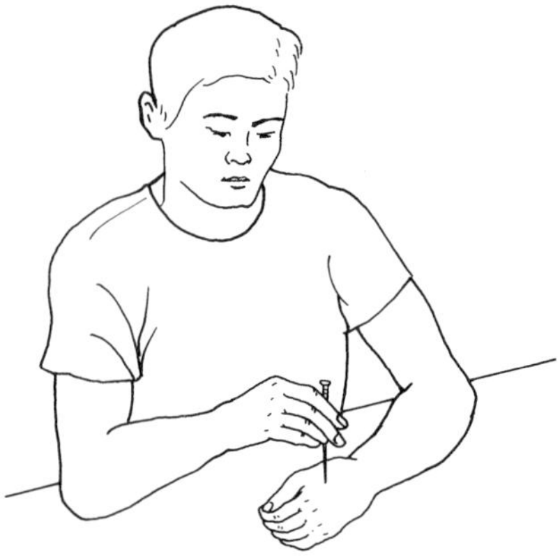

2. 自身练针法

通过纸垫、棉团的物体练针，掌握了一定的指力和手法后，可以在自己身上进行试针练习，以亲身体会指力的强弱、针刺的感觉、行针的手法等。要求自身练针时，能逐渐做到进针无痛或微痛，针身挺直不弯，刺入顺利，提插、捻转行针自如，指力均匀，手法熟练。同时，仔细体会指力与进针、手法与得气的关系，以及持针手指的感觉和受刺部位的感觉（见图1-12）。

图1-12 自身练针法
Abb. 1-12 Sich selbst nadeln

1.3.2 Sich selbst nadeln

Nach dem Üben des Nadelns auf dem Papierknäuel und dem Wattebausch mit ausreichender Kraft der Hände und Geschicklichkeit in den Manipulationstechniken kann man sich selber nadeln, um an sich selbst die Kraft der Finger, das deqi und die Manipulation mit der Nadel zu erfahren. Beim Üben an sich selbst ist es erforderlich, die Nadel schmerzfrei oder nur mit geringem Schmerz einzuführen. Der Nadelkörper sollte aufrecht sein und das Einführen geschmeidig. Hebe-, Senk- und Drehtechniken sollten nach Belieben eingesetzt werden. Die Kraft der Finger sollte gleichmäßig sein und die Manipulationstechniken anspruchsvoll. Gleichzeitig sollte man genau das Verhältnis zwischen der Stärke der Finger und dem Einführen der Nadel, den Manipulationstechniken und dem deqi erspüren sowie das Gefühl in den Fingern beim Halten der Nadel und der genadelten Körperregion erfahren (siehe Abb. 1-12).

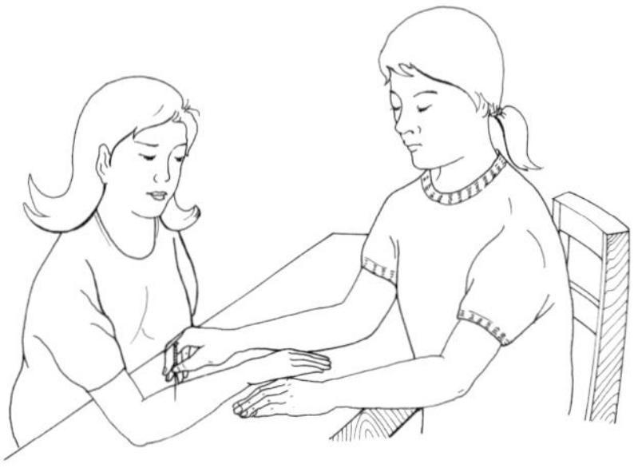

3. 相互练针法

在自身练习比较成熟的基础上，模拟临床实际，两人交叉进行试针练习（见图1-13）。

1.3.3 Sich gegenseitig nadeln

Nach dem Üben an sich selbst kann man sich gegenseitig nadeln, um klinische Erfahrungen zu simulieren (siehe Abb. 1-13).

图1-13 相互练针法
Abb. 1-13 Sich gegenseitig nadeln

第四节　体位
1.4 Lagerung

患者在针刺治疗时的体位是否合适，对于正确取穴、针刺操作、持久留针和防止针刺意外等都有重要意义。对于部分重症和体质虚弱，或精神紧张、畏惧针刺的患者尤为重要。针刺时患者体位的选择，应以医者能够正确取穴，施针方便，患者感到舒适自然，并能持久留针为原则。

Die richtige Lagerung ist sehr wichtig für die Lokalisierung von Akupunkturpunkten, das Durchführen der Nadelung, den Verbleib der Nadeln im Körper und das Vermeiden von Unfällen, besonders bei Patienten mit schwerwiegenden Erkrankungen, schwächlicher Verfassung oder Nervosität und Nadelangst. Die Auswahl der Lagerung sollte im Hinblick auf korrekte Lokalisation der Akupunkturpunkte, die Bequemlichkeit beim Akupunktieren durch den Akupunkteur und die Behaglichkeit des Patienten getroffen werden.

针刺时常用的体位有：
Häufig gewählte Positionen der Lagerung:

1. 仰卧位

适用于前身部的腧穴。一般情况下，施针时对患者选取仰卧位最佳(见图1-14)。

1.4.1 Rückenlage

Um Punkte auf der Vorderseite des Körpers zu nadeln. Allgemein ist es für den Patienten von Vorteil, sich bei der Akupunkturbehandlung auf den Rücken zu legen (siehe Abb. 1-14).

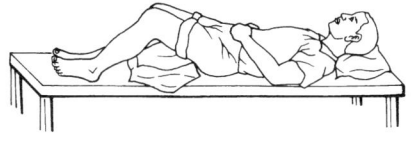

图1-14　仰卧位
Abb. 1-14　Rückenlage

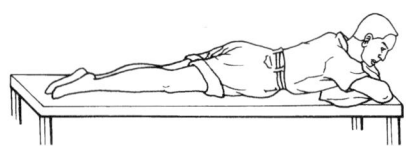

图1-15　俯卧位
Abb. 1-15　Bauchlage

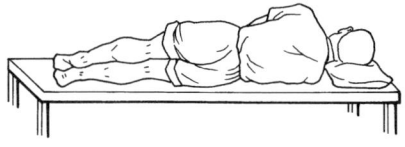

图1-16　侧卧位
Abb. 1-16　Seitenlage

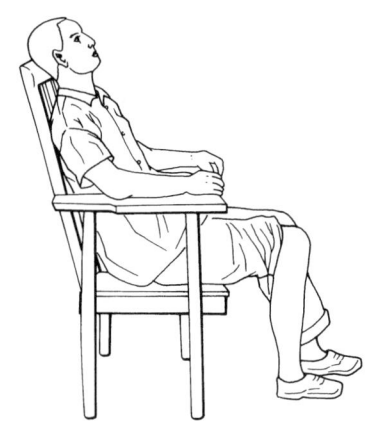

图1-17　仰靠坐位
Abb. 1-17　Zurückgelehntes Sitzen

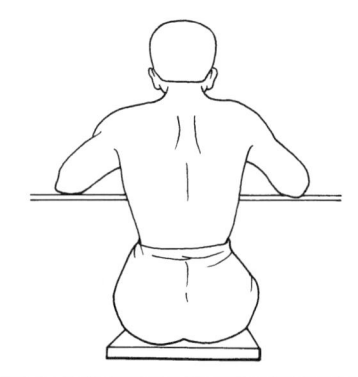

图1-18　俯伏坐位
Abb. 1-18　Gebeugte Sitzhaltung

针 | 刺 | 基 | 础

2. 俯卧位

适用于后身部的腧穴（见图1-15）。

1.4.2　Bauchlage

Um Akupunkturpunkte auf dem Rücken zu nadeln (siehe Abb. 1-15).

3. 侧卧位

适用于侧身部的腧穴（见图1-16）。

1.4.3　Seitenlage

Um Akupunkturpunkte auf der Seite zu nadeln (siehe Abb. 1-16).

4. 仰靠坐位

适用于前头、颜面、颈前和上胸部的腧穴（见图1-17）。

1.4.4　Zurückgelehntes Sitzen

Um Akupunkturpunkte auf dem Kopf, im Gesicht, im vorderen Halsbereich und auf der Brust zu nadeln (siehe Abb. 1-17).

5. 俯伏坐位

适用于头顶、后头、项背部的腧穴（见图1-18）。

1.4.5　Gebeugte Sitzhaltung

Um Akupunkturpunkte auf dem Scheitel, der Rückseite des Kopfes und im Nacken zu nadeln (siehe Abb. 1-18).

6. 侧伏坐位

适用于侧头、面颊、颈侧、耳部的腧穴（见图1-19）。

1.4.6 Seitliche Beugung

Um Akupunkturpunkte an der Seite des Kopfes und des Halses, Wangen und Ohren zu nadeln (siehe Abb. 1-19).

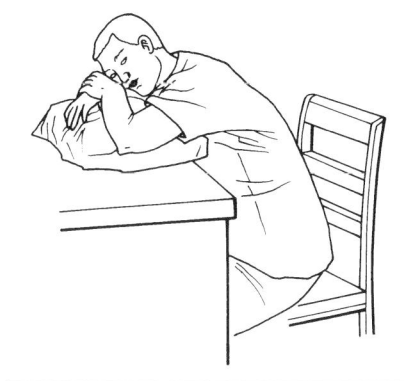

图1-19 俯伏坐位
Abb. 1-19 Seitliche Beugung

第五节 进针手法
1.5 Techniken des Nadeleinführens

1. 刺手与押手

毫针操作时，一般将医者持针的右手称为"刺手"，按压穴位局部的左手称为"押手"（又称"压手"）（见图1-20）。说明刺手的作用主要是掌握毫针，进针时将臂、腕、指之力集于刺手，使针尖快速透入皮肤，然后行针。押手的作用，主要是固定穴位皮肤，使毫针能够准确地刺中腧穴，并使长毫针针身有所依靠，不致摇晃和弯曲。进针时，刺手与押手配合得当，动作协调，可以减轻痛感，行针顺利，并能调整和加强针感，提高治疗效果。

1.5.1 Die nadelnde (Haupthand) und die drückende Hand (Unterstützungshand)

Die rechte Hand des Akupunkteurs, die die Nadel hält, wird nadelnde Hand oder Haupthand genannt, während die linke Hand, die auf den Akupunkturpunkt drückt, die drückende Hand oder Unterstützungshand genannt wird (siehe Abb. 1-20). Dieses weist darauf hin, dass die nadelnde Hand hauptsächlich dazu bestimmt ist, die filiforme

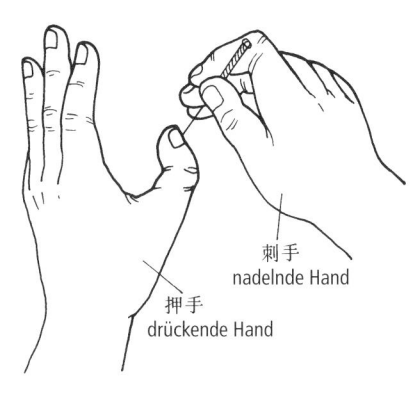

刺手
nadelnde Hand

押手
drückende Hand

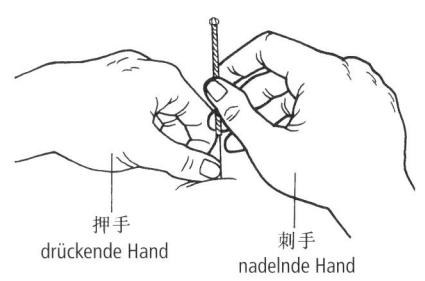

押手
drückende Hand

刺手
nadelnde Hand

图1-20 刺手与押手
Abb. 1-20 Die nadelnde und die drückende Hand

Nadel zu halten. Beim Einführen der Nadel wird die Kraft von Arm, Handgelenk und Fingern auf die nadelnde Hand konzentriert, um sicherzustellen, dass die Spitze der Nadel schnell durch die Haut dringen und eine angemessene Manipulation der Nadel stattfinden kann. Die drückende Hand fixiert hauptsächlich die Haut über dem Akupunkturpunkt, um das saubere Einführen der Nadel zu ermöglichen und ein Schwanken und Biegen des Nadelkörpers zu vermeiden. Beim Einführen der Nadel kann das richtige Zusammenspiel zwischen nadelnder und drückender Hand Schmerzen reduzieren und geschmeidiges Einstechen sicherstellen sowie das deqi regulieren und verstärken und den heilenden Effekt erhöhen.

2. 进针法

进针法，是指毫针在刺手与押手的密切配合下，运用各种手法将针刺入腧穴皮下的方法，是毫针刺法的首要操作技术。在进针时要注意指力与腕力的协调一致，要求做到无痛进针。

毫针进针方法很多，有以进针速度快慢分、以刺手刺入术式分、以押手姿势分及以使用进针器具分等。现代常用的进针法举例如下。

1.5.2 Techniken des Nadeleinführens

Die Techniken des Nadeleinführens – die Techniken der Haupthand und der Unterstützungshand in harmonischer Zusammenarbeit beim Einführen der Nadel in die Haut – sind die Basistechniken für den Einsatz der filiformen Nadel. Beim Einführen der Nadel muss die Kraft von Handgelenk und Fingern zusammenwirken, um ein schmerzfreies Einstechen zu gewährleisten.

Die Techniken des Nadeleinführens für die filiforme Nadel können nach der Einstichgeschwindigkeit und den Stichtechniken, die von der Haupthand benutzt werden, der Haltung der Unterstützungshand und den benutzten Einstichinstrumenten variieren. Die modernen Techniken werden im Folgenden beschrieben.

(1) 以进针速度分法

1) 速刺法
【操作方法】
即将针尖抵于腧穴皮肤时，运用指力快速刺透表皮，针入皮下的手法（见图1-21）。

【临床应用】
速刺法适用于四肢腧穴和耳穴。

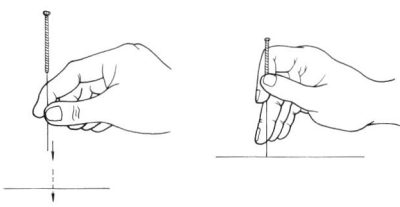

图1-21　速刺法
Abb. 1-21　Schnelles Einstechen

Unterteilung nach der Geschwindigkeit des Einstechens

Schnelles Einstechen
Methode: Die Spitze der Nadel wird auf die Haut über dem Einstichpunkt gesetzt und mittels der Kraft der Finger schnell in die Haut eingeführt (siehe Abb. 1-21).
Klinische Anwendung: Anwendbar zum Nadeln der Akupunkturpunkte auf den Gliedmaßen und in den Ohren.

2) 缓刺法
【操作方法】
即将针尖抵于腧穴皮肤时，运用指力缓缓刺透表皮，针入皮下的手法（见图1-22）。

【临床应用】
本刺法适用于头部腧穴和躯干部腧穴。

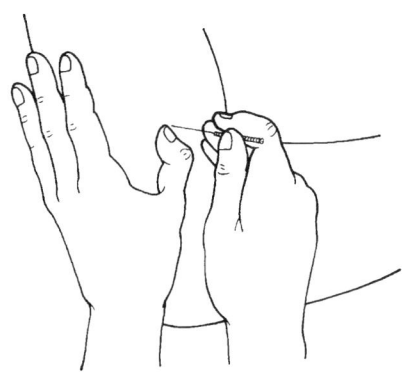

图1-22　缓刺法
Abb. 1-22　Langsames Einstechen

Langsames Einstechen
Methode: Die Spitze der Nadel wird auf die Haut über dem Einstichpunkt gesetzt und langsam in die Haut eingeführt (siehe Abb. 1-22).
Klinische Anwendung: Anwendbar zum Nadeln der Akupunkturpunkte auf Kopf und Körper.

(2) 以刺押手势分法

1) 单手进针法
【操作方法】
即用刺手的拇、示二指持针，中指指端紧靠穴位，中指指腹抵住针身下段，当拇、示二指向下用力按压时，中指随势屈曲将针刺入，直刺至所要求的深度（见图1-23）。

Techniken des Nadeleinführens

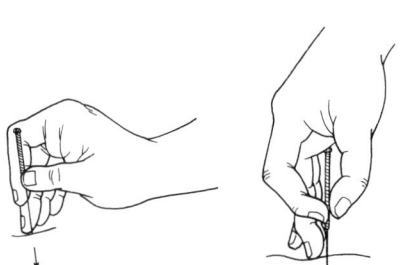

图1-23　单手进针法

Abb. 1-23　Einstechen mit einer Hand

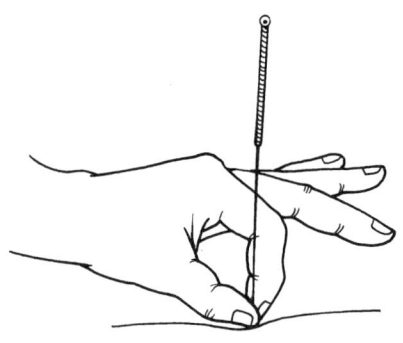

图1-24　夹持针尖进针法

Abb. 1-24　Einstechen durch Greifen des spitzen Teils der Nadel

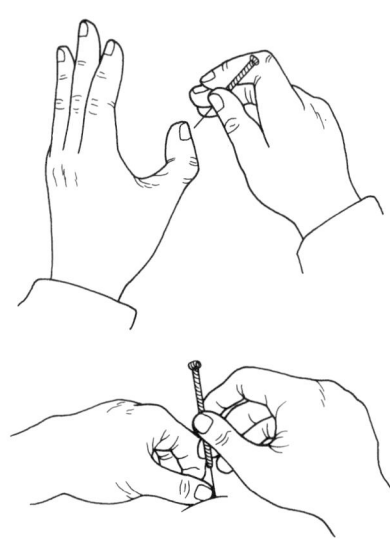

图1-25　爪切进针法

Abb. 1-25　Einstechen mithilfe des Nagels

 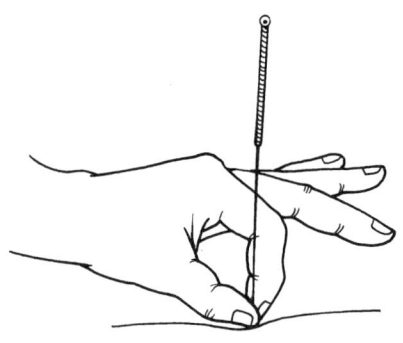 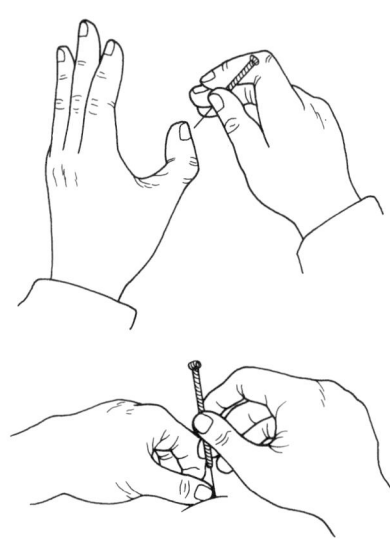

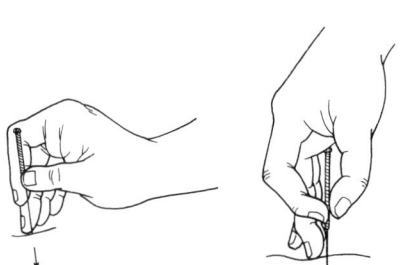

【临床应用】

此法适用于短毫针进针。

【按注】

临床上也可用单手持针身法直刺穴位，或单手夹持针尖进针直刺穴位（见图1-24）。

Unterteilung nach der Haltung der Haupthand und der Unterstützungshand

Einstechen mit einer Hand

Methode: Daumen und Zeigefinger der Haupthand halten die Nadel, der Mittelfinger berührt den Akupunkturpunkt und die Kuppe des Mittelfingers stützt sich gegen den unteren Teil des Nadelkörpers, während der Daumen und der Mittelfinger die Nadel drücken. Der Mittelfinger beugt sich, um die Nadel senkrecht in die Haut einzuführen, bis die erforderliche Stichtiefe erreicht ist (siehe Abb. 1-23).

Klinische Anwendung: Anwendbar für kurze filiforme Nadeln.

Anmerkung: Klinisch kann die Nadel auch von einer Hand eingestochen werden, die die Nadel hält, oder von einer Hand, die die Nadel greift, um senkrecht in den Akupunkturpunkt einzustechen (siehe Abb. 1-24).

2）爪切进针法

爪切进针法：又称指切法，临床最为常用。

【操作方法】

即以左手拇指或示指之指甲掐切穴位上，右手持针将针紧靠左手指甲缘刺入皮下的手法（见图1-25）。

Einstechen mit zwei Händen

Einstechen mithilfe des Nagels: auch bekannt als Fingernageldrücken, häufig in der klinischen Praxis angewendet.

Methode: Daumen oder Zeigefinger der linken Hand fixieren den Akupunkturpunkt mit dem Nagel, die rechte Hand hält die Nadel und sticht sie nahe am Rand des Nagels durch die Haut (siehe Abb. 1-25).

【临床应用】

此法适用于短毫针进针。

Klinische Anwendung: Anwendbar für kurze filiforme Nadeln.

3) 夹持进针法

【操作方法】
即左手拇、示二指用消毒干棉球捏住针身下段，露出
针尖，右手拇、示指执持针柄，将针尖对准穴位，当
贴近皮肤时，双手配合动作，用插入法或捻入法将针
刺入皮下，直至所要求的深度（见图1-26）。

【临床应用】
此法多用于长针进针。

Greifmethode

Methode: Daumen und Zeigfinger der linken Hand greifen
den spitzen Teil der Nadel mit einem sterilisierten Tupfer
und die Spitze der Nadel wird darunter zum Vorschein
gebracht. Der Daumen und der Zeigefinger der rechten
Hand halten den Griff der Nadel. Die Spitze der Nadel zeigt
auf den Akupunkturpunkt. Wenn sich die Nadelspitze der
Haut nähert, manipulieren beide Hände in Zusammenarbeit und führen die Nadel durch Senken oder Drehen bis
zur erforderlichen Stichtiefe in die Haut ein (siehe Abb.
1-26).
Klinische Anwendung: Die Methode wird zum Einstechen
langer Nadeln eingesetzt.

4) 舒张进针法

【操作方法】
即左手五指平伸，示、中二指分开置于穴位上，右手
持针，针尖从示、中二指或拇、示二指间刺入皮下
（见图1-27）。

【临床应用】
此法多适用于腹部腧穴的进针。

Dehnungsmethode

Methode: Die Finger der linken Hand dehnen die Haut
über dem Akupunkturpunkt, indem Zeige- und Mittelfin-
ger oder Daumen und Zeigefinger sich auseinandergabeln.
Die rechte Hand hält die Nadel und sticht durch den vom
Zeige- und Mittelfinger gebildeten Zwischenraum in die
Haut ein (siehe Abb. 1-27).
Klinische Anwendung: Diese Methode findet Anwendung,
um die Akupunkturpunkte auf dem Abdomen zu nadeln.

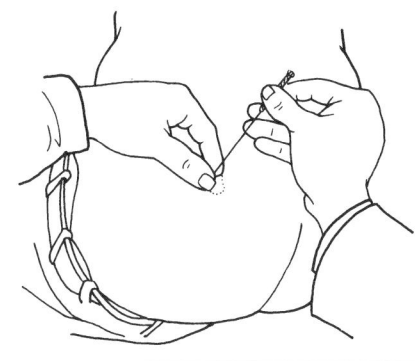

图1-26　夹持进针法
Abb. 1-26　Greifmethode

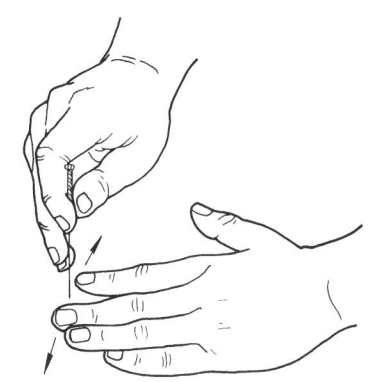

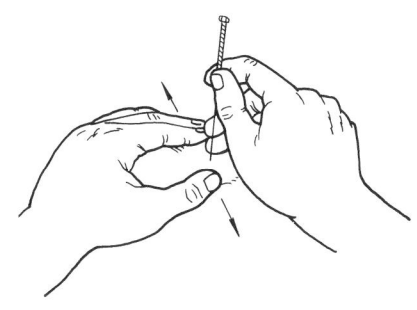

图1-27　舒张进针法
Abb. 1-27　Dehnungsmethode

5）提捏进针法

【操作方法】

即用左手拇、示二指将腧穴部位的皮肤捏起，右手持针从捏起部的上端刺入（见图1-28）。

【临床应用】

此法主要用于皮肉浅薄的穴位，特别是面部腧穴的进针。

Hebe- und Zwickmethode

Methode: Daumen und Zeigefinger der linken Hand zwicken die Haut über dem Akupunkturpunkt zusammen, die rechte Hand hält die Nadel und sticht vom oberen Ende der zusammengedrückten Hautfalte ein. Die Technik ist besonders bei auf dem Gesicht lokalisierten Akupunkturpunkten anwendbar (siehe Abb. 1-28).

Klinische Anwendung: Diese Methode wird eingesetzt, um die Akupunkturpunkte in dünner Muskulatur zu nadeln, besonders die auf dem Gesicht lokalisierten Punkte.

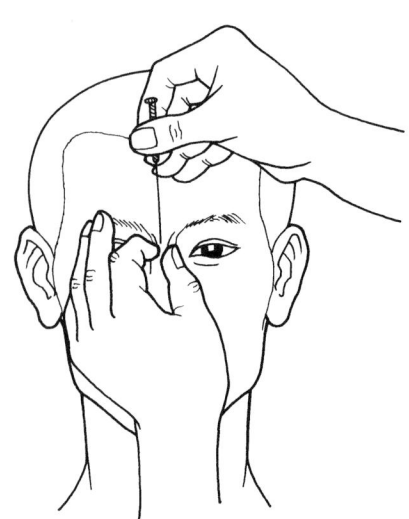

图1-28 提捏进针法

Abb. 1-28 Hebe- und Zwickmethode

（3） 以进针器具分法

1）管针进针法

【操作方法】

用金属、塑料、有机玻璃等制成长短不一的细管，代替押手。选用长短合适的平柄针或管柄针置于针管内，针的尾端露于管的上口，针管下口置于穴位上，用手指拍打入或弹压针尾将针尖刺入腧穴皮下，然后将套管抽出（见图1-29, 1-30）。

【临床应用】

各部位均可进针，并可减少疼痛。

Zum Einstechen benutzte Hilfsmittel

Einstechen mit einem Führungsröhrchen

Methode: Das Führungsröhrchen aus Metall, Kunststoff oder Polymethyl-Metacrylat wird als Unterstützungshand eingesetzt. Die Nadeln für das Führungsröhrchen oder für das freihändige Stechen werden in geeigneter Länge ausgesucht. Der Kopf der Nadel schaut aus der oberen Öffnung des Röhrchens heraus und das untere Ende des Röhrchens wird auf den Akupunkturpunkt aufgesetzt. Der Kopf der

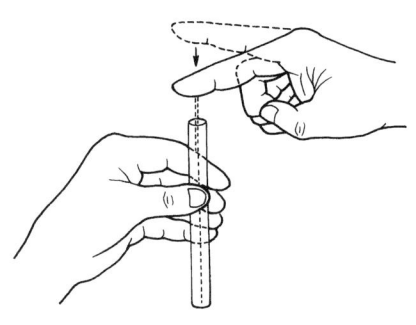

图1-29 管针进针法

Abb. 1-29 Einstechen mit einem Führungsröhrchen

Nadel wird geklopft oder gedrückt, um die Spitze der Nadel in die Haut über dem Akupunkturpunkt zu stechen. Dann wird das Führungsröhrchen entfernt (siehe Abb. 1-29, 1-30).

Klinische Anwendung: Einsetzbar für unterschiedliche Körperpartien und zum schmerzfreien Einstechen.

2）进针器进针法

【操作方法】

用特制的圆珠笔式或玩具手枪式进针器，将长短合适的平柄或管柄毫针装入进针器内，下口置于腧穴皮肤上，用手指拉扣弹簧，使针尖迅速弹入皮下，然后将进针器抽出（见图1-31）。

【临床应用】

各部位均可进针，并可减少疼痛。

Einstechen mit einem Applikator (Einstechhilfe)

Methode: Die geeignete filiforme Nadel für Führungsröhrchen oder freihändiges Stechen wird in einen Applikator (Einstechhilfe), der einem Kugelschreiber oder einer Pistole ähnelt, eingelegt. Das untere Ende wird auf die Haut über dem Akupunkturpunkt gebracht. Wird die Feder des Applikators zurückgezogen, dringt die Nadel in die Haut ein. Dann wird die Einstechhilfe entfernt (siehe Abb. 1-31).

Klinische Anwendung: Geeignet für jede Körperpartie und zum schmerzreduzierten Einstechen.

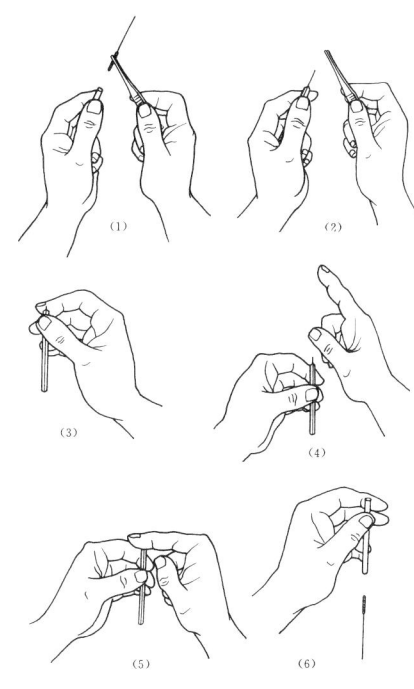

(1) 装针
(1) Fixierung der Nadel
(2) 针的装法
(2) Die Methode zur Fixierung der Nadel
(3) 选取穴位
(3) Wahl des Akupunkturpunktes
(4) 进针准备
(4) Vorbereitung zum Einstechen der Nadel
(5) 用示指打针
(5) Eindrücken der Nadel mit dem Zeigefinger
(6) 去玻璃筒
(6) Entfernung des gläsernen Führungsröhrchens

图1-30 管针进针法全过程
Abb. 1-30 Der komplette Ablauf des Einstechens mit einem Führungsröhrchen

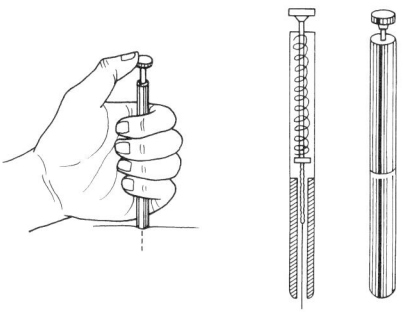

图1-31 进针器进针法
Abb. 1-31 Einstechen mit einer Einstechhilfe

第六节 针刺的角度、方向和深度

1.6 Einstichwinkel, Einstichrichtung und -tiefe

在针刺操作过程中，掌握正确的针刺角度、方向和深度，是增强针感，提高疗效，防止意外事故发生的重要环节。腧穴定位的正确，不应仅限于体表的位置，还必须与正确的进针角度、方向、深度等有机地结合起来，才能充分发挥其应有的效应。临床上同一腧穴，由于针刺的角度、方向、深度不同，所产生针感的强弱、传感的方向和治疗效果常有明显的差异。

Beim Nadeln sind der richtige Einstichwinkel, die richtige Einstichrichtung und -tiefe wie auch die genaue Lokalisation der Akupunkturpunkte und das Vermeiden von Zwischenfällen die Schlüssel für die Verstärkung des deqi und seine Wirkung. Die korrekte Lage von Akupunkturpunkten wird nicht nur nach der Lokalisierung auf der Körperoberfläche des Körpers entschieden. Sie muss in Abstimmung mit dem richtigen Winkel, Richtung und Tiefe beim Einstechen der Nadel vorgenommen werden. Nur auf diese Art und Weise kann die Effektivität des Nadelns voll zur Geltung kommen.

Klinisch betrachtet gibt es aufgrund des unterschiedlichen Einstichwinkels, der Einstichrichtung und -tiefe große Unterschiede bezüglich der Stärke des Nadelgefühls, der Übertragungsrichtung und des Heilungserfolgs bei einem einzigen Akupunkturpunkt.

1. 针刺角度

针刺的角度，是指进针时针身与皮肤表面所形成的夹角（见图1-32）。一般分下列3种角度：

1.6.1 Stichwinkel

Der Begriff Stichwinkel bezieht sich auf den Winkel, den die Nadel während des Einstechens mit der Haut bildet (siehe Abb. 1-32). Stichwinkel teilt man in drei Kategorien:

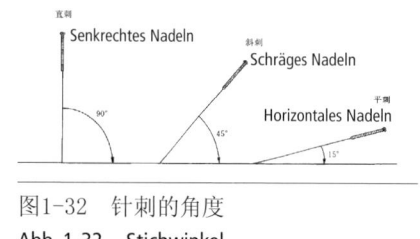

图1-32 针刺的角度
Abb. 1-32 Stichwinkel

（1） 直刺

【操作方法】
是针身与皮肤表面呈90°角左右垂直刺入。
【临床应用】
此法适用于人体大部分腧穴。

Senkrechtes Nadeln

Methode: Die Nadel wird senkrecht in die Haut eingeführt mit einem Winkel von 90 Grad zwischen der Haut und dem Nadelkörper.

Klinische Anwendung: Kann eingesetzt werden für die meisten Akupunkturpunkte auf dem Körper.

（2） 斜刺

【操作方法】
是针身与皮肤表面呈45°角左右倾斜刺入。

【临床应用】
此法适用于肌肉较浅薄处或内有重要脏器或不宜于直刺、深刺的腧穴。

Schräges Nadeln

Methode: Die Nadel wird schräg in die Haut eingeführt mit einem Winkel von 45 Grad zwischen der Nadel und der Haut.

Klinische Anwendung: Die Technik kann eingesetzt werden, um die Akupunkturpunkte auf dünner Muskulatur oder über wichtigen darunter liegenden Organen zu nadeln sowie für jene Punkte, bei denen es verboten ist senkrecht oder tief zu nadeln.

（3） 平刺

【操作方法】
即横刺、沿皮刺。是针身与皮肤表面呈15°角左右沿皮刺入。

【临床应用】
此法适用于皮薄肉少部位的腧穴，如头部的腧穴等。

Horizontales Nadeln

Methode: Die Nadel wird horizontal eingeführt mit einem Winkel von 15 Grad zwischen der Haut und dem Nadelkörper.

Klinische Anwendung: Diese Methode wird eingesetzt, um die Akupunkturpunkte zu nadeln, die in Regionen mit sehr dünnen Muskelschichten liegen, oder bei Akupunkturpunkten auf der Kopfhaut.

2. 针刺方向

针刺方向，是指进针时和进针后针尖所朝的方向，简称针向。针刺方向虽与针刺角度相关，但主要是根据不同病证治疗的需要而定，一般应该是针尖指向病所（见图1-33）。

1.6.2　Stichrichtung

Die Stichrichtung bezieht sich auf die Richtung, in die die Spitze der Nadel weist. Die Stichrichtung – obwohl häufig mit den Stichwinkeln assoziiert – richtet sich hauptsächlich nach den Behandlungsanforderungen der unterschiedlichen Erkrankungen. Normalerweise sollte die Spitze der Nadel in Richtung auf den Krankheitsherd gerichtet sein (siehe Abb. 1-33).

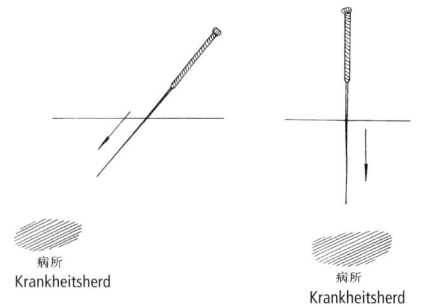

病所
Krankheitsherd

病所
Krankheitsherd

图1-33　针刺方向
Abb. 1-33　Stichrichtung

3. 针刺深度

针刺的深度是指针身刺入人体内的深浅度数（见图1-34）。每个腧穴的针刺深度，在腧穴中已有详述，在此仅根据下列情况，作简单的介绍。

(1) 体质：身体瘦弱，宜浅刺；身强体肥者，宜深刺。

(2) 年龄：年老体弱及小儿娇嫩之体，宜浅刺；中青年身强体壮者，宜深刺。

(3) 病情：阳证、新病宜浅刺；阴证、久病宜深刺。

(4) 部位：头面、胸背及皮薄肉少处的腧穴，宜浅刺；四肢、臀、腹及肌肉丰满处的腧穴，宜深刺。

1.6.3 Stichtiefe

Die Stichtiefe bezieht sich auf das Ausmaß des Eindringens des Nadelkörpers in den menschlichen Körper (siehe Abb. 1-34). Die unterschiedliche Stichtiefe für jeden Akupunkturpunkt wurde schon in den vorangegangenen Ausführungen erwähnt.

Eine kurze Einführung an dieser Stelle bezieht sich auf die folgenden Rahmenbedingungen:

- **Konstitution:** Flaches Nadeln bei schwachen und mageren Patienten; tiefes Nadeln für kräftige und adipöse Menschen.
- **Alter:** Flaches Nadeln bei Kindern, alten und geschwächten Menschen; tiefes Nadeln für kräftige und junge Menschen.
- **Pathologische Bedingungen:** Flaches Nadeln für Yang-Syndrome und kürzlich aufgetretene Probleme; tiefes Nadeln für Yin-Syndrome und seit längerem bestehende Erkrankungen.
- **Region:** Flaches Nadeln bei Akupunkturpunkten auf Kopf, Brust und Rücken; tiefes Nadeln bei Akupunkturpunkten auf den vier Gliedmaßen, in Hüft- und Bauchregion, wo die Muskulatur tief und ausgeprägt ist.

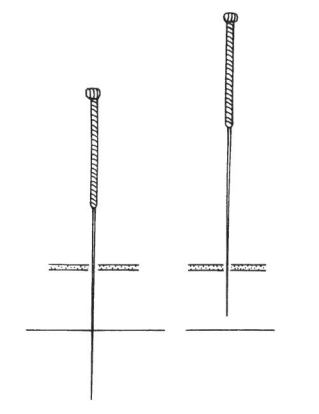

图1-34　针刺深度
Abb. 1-34　Stichtiefe

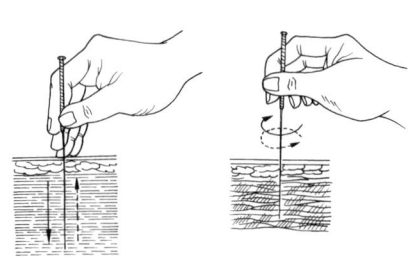

图1-35　行针法
Abb. 1-35　Manipulation der Nadel

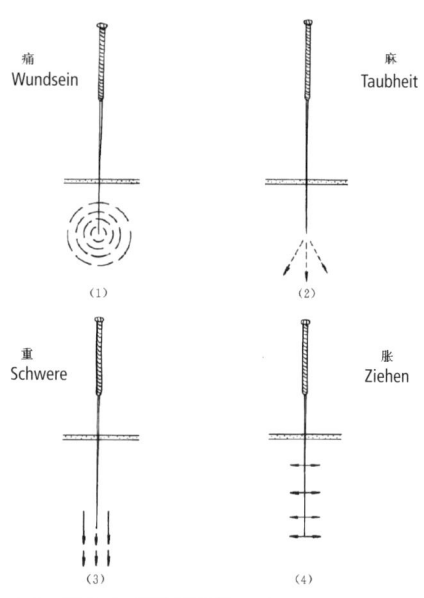

痛
Wundsein

麻
Taubheit

重
Schwere

胀
Ziehen

(1)　(2)　(3)　(4)

图1-36　一般得气
Abb. 1-36　Allgemeines deqi

第七节　行针与得气
1.7 Nadelmanipulation und deqi

1. 行针法

行针亦名运针，是指将针刺入腧穴后，为了使之得气，调节针感以及进行补泻而施行的各种针刺手法（见图1-35）。

1.7.1　Nadelmanipulationstechniken

Manipulation bezieht sich auf die Anwendung verschiedener Nadeltechniken, um das deqi auszulösen und zu regulieren und stärkende oder ableitende Manipulationstechniken auszuführen (siehe Abb. 1-35).

2. 得气

得气亦称针感，是指将针刺入腧穴后所产生的经气感应。当这种经气感应产生时，医者会感到针下有徐和或沉紧的感觉；同时患者也会在针下出现相应的酸、麻、胀、重、紧、涩（见图1-36, 1-37）等甚或沿着一定部位、向一定方向扩散传导或有触电或蚁走等的感觉（见图1-38）。若无经气感应而不得气时，医者则感到针下空虚无物，患者亦无酸、麻、胀、重等感觉。

1.7.2　Deqi

Deqi, auch bekannt als das Eintreffen des Qi, bezieht sich auf die Reaktion des Leitbahn-Qi nach dem Einstechen der Nadel in den Akupunkturpunkt. Wenn ein deqi auftritt, wird der Akupunkteur im Gewebe unter der Nadel Sensationen von Ausgleich, Einsinken oder Spannung wahrnehmen. Und der Patient wird Empfindungen von ziehenden Schmerzen, Taubheit, Schwellung, Schwere, Anspannung und Zusammenziehen wahrnehmen können (siehe Abb. 1-36, 1-37), die sich in eine bestimmte Richtung oder Region ausdehnen; oder es sind ein elektrisierendes Gefühl oder ein kribbelndes ‚Ameisenlaufen' spürbar (siehe Abb. 1-38). Wenn wegen fehlenden Leitbahn-Qi kein deqi eintritt, fühlt der Akupunkteur Leere im Bereich der Nadel und der Patient hat keine Wahrnehmung von Schmerz, Taubheit, Schwere oder Ausdehnung.

得气与否以及气至的迟速，不仅直接关系针刺治疗效果，而且可以借此窥测疾病的预后。较慢时效果就差。若不得气时就可能无治疗效果。

Das deqi und die Schnelle seines Eintretens beeinflussen nicht nur die Wirkung des Nadelns, sondern können auch bei der Prognose der Erkrankung helfen. Klinisch betrachtet bringt ein spät einsetzendes deqi eine geringe Akupunkturwirkung mit sich. Beim Ausbleiben eines deqi gibt es keinen kurativen Effekt.

第八节 透穴法
1.8 Durchstechen des Akupunkturpunktes

透穴法，又名透针法、透刺法，是一种一针刺多穴，以增强针感，提高疗效的刺法。其方法为针刺入某穴后，将针尖刺抵相邻近的穴位，但不穿透另一侧皮肤。

Ein Durchstechen des Akupunkturpunktes – auch bekannt als Durchstechen mit der Nadel (Durchstechmethode) oder Penetrationsnadelung – bedeutet, durch den Einsatz einer Nadel mehrere Akupunkturpunkte zu durchstechen, um das deqi zu verstärken und den kurativen Effekt zu erhöhen. Die Durchführung geschieht folgendermaßen: wenn die Nadel in einen Akupunkturpunkt eingestochen wird, richtet sich die Spitze der Nadel auf den nächstgelegenen Akupunkturpunkt, ohne die Haut über dieser Stelle von außen zu durchstechen.

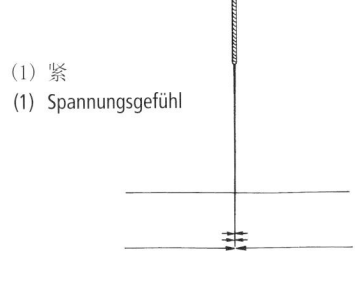

(1) 紧
(1) Spannungsgefühl

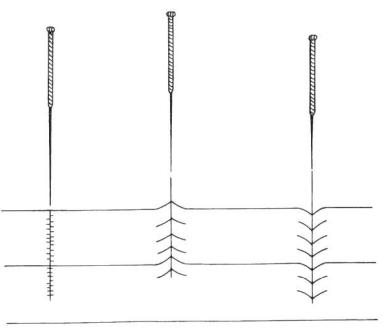

(2) 涩   (2) Gefühl des Zusammenziehens

图1-37 少见得气
Abb. 1-37 Geringfügiges deqi

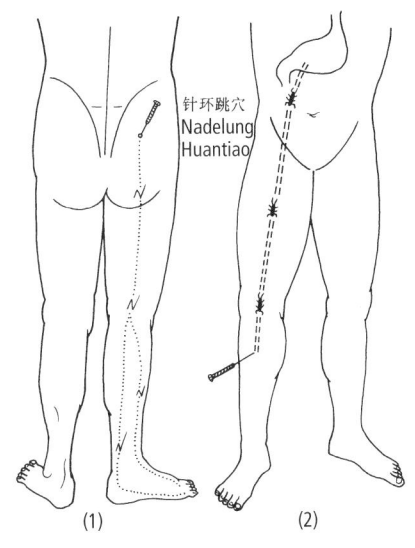

(1) 触电感
(1) Elektrisierendes Gefühl
(2) 蚁走感
(2) Gefühl des Ameisenlaufens

图1-38 特殊得气
Abb. 1-38 Besonderes deqi

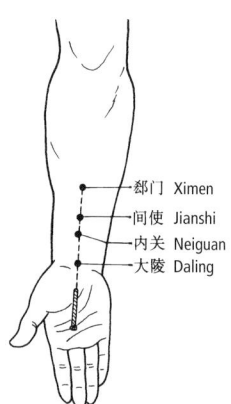

图1-39　同经透刺

Abb. 1-39　Penetrationsnadelung auf der gleichen Leitbahn

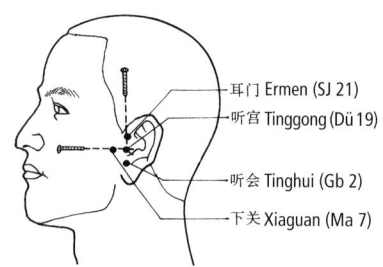

图1-40　邻经透刺

Abb. 1-40　Penetrationsnadelung auf der benachbarten Leitbahn

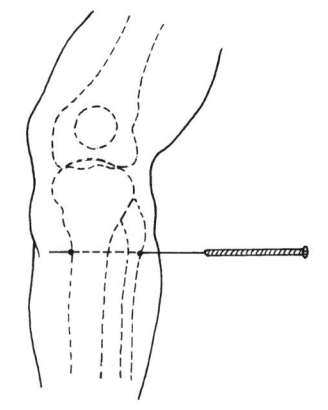

图1-41　表里阴阳经透刺

Abb. 1-41　Penetrationsnadelung der Leitbahnen im Verhältnis Innen/Außen sowie Yin/Yang

1.　透刺同一经脉穴位

这种透刺法是针刺在同一经脉上的穴位，可增强疏通本经脉经气的作用，从而提高对经脉疾病的疗效（见图1-39）。

1.8.1　Penetrationsnadelung auf der gleichen Leitbahn

Die Penetrationsnadelung wird eingesetzt, um Akupunkturpunkte auf der gleichen Leitbahn zu stechen. Sie ist wirksam, um das Leitbahn-Qi zu stärken oder auszuleiten und somit die Wirkung bei der Behandlung von Erkrankungen der Leitbahnen zu erhöhen (siehe Abb. 1-39).

2.　向邻近经脉透刺

此法可增强疏通局部经气的作用，这对于改善局部症状效果明显（见图1-40）。

1.8.2　Penetrationsnadelung auf der benachbarten Leitbahn

Diese Methode findet Anwendung, um das lokale Leitbahn-Qi zu verstärken und auszuleiten. Sie ist von bedeutsamer Wirkung für die Verbesserung lokaler Symptome (siehe Abb. 1-40).

3.　向表里、阴阳经脉相互透刺

此法多为直刺深刺，刺激量大，针感强烈，可调和阴阳，调节表里，对于改善全身症状和远端病证效果较好（见图1-41）。

1.8.3　Penetrationsnadelung der Leitbahnen im Verhältnis Innen/Außen sowie Yin/Yang

Diese Methode beinhaltet senkrechtes und tiefes Nadeln, welches charakterisiert ist durch starke Stimulation und ausgeprägtes deqi. Sie reguliert effektiv Yin und Yang, Innen und Außen, verbessert allgemeine Symptome und behandelt distale Erkrankungen (siehe Abb. 1-41).

第九节　留针法
1.9 Nadelverweildauer

当毫针刺入腧穴、行针得气并施以或补或泻手法后，将针留置在穴内者称为留针。留针是毫针刺法的一个重要环节。对于提高针刺效果有重要意义。通过留针，既可以加强针刺感应和延长刺激作用，又可以起到候气与调气的目的。临床可分为静留针和动留针两种(见图1-42)。

Wenn die filiforme Nadel in den Akupunkturpunkt einge-stochen worden ist und nachdem durch Manipulation der Nadel mit tonisierenden oder sedierenden Techniken ein deqi ausgelöst wurde, verbleibt sie noch für eine gewisse Zeitspanne im Akupunkturpunkt. Die Nadelverweildauer ist ein sehr wichtiger Teil bei der Ausführung der Aku-punktur, hilfreich zur Verstärkung des deqi und zur Auf-rechterhaltung der Stimulation, ebenso zur Auslösung von deqi und Regulation des Qi. Klinisch wird sie in zwei Kate-gorien unterteilt: statisches Verweilen und aktives Verwei-len der Nadel (siehe Abb. 1-42).

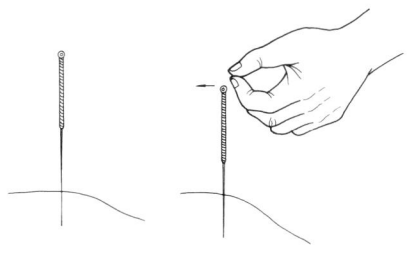

(1) 静留针
(1) Statisches Verweilen der Nadel
(2) 动留针
(2) Aktives Verweilen der Nadel

图1-42　动静留针
Abb. 1-42　Statisches und aktives Verweilen der Nadel

1.　静留针
1.9.1　Statisches Verweilen der Nadel

【操作方法】
即是针下气至后，让其自然地留置穴内，不再运针，到时出针。

Methode: Wenn das deqi erreicht wurde, verbleibt die Na-del natürlicherweise im Akupunkturpunkt ohne weitere Nadelmanipulation. Die Nadel wird nach einer angemes-senen Verweildauer entfernt.

【临床应用】
多用于对针感耐受性较差的慢性、虚弱性患者，或需行补泻法者，或"寒则留之"者。

Klinische Anwendung: Die Methode wird eingesetzt bei Patienten mit Nadelängstlichkeit, schwacher Physis oder chronischen Erkrankungen oder zur Ausführung sedieren-der oder tonisierender Nadeltechniken.

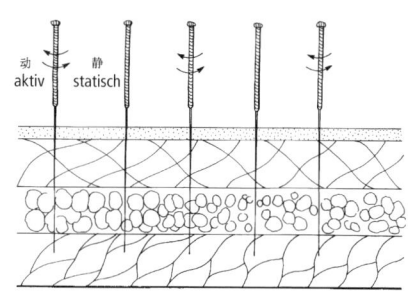

图1-43　间歇留针法

Abb. 1-43　Intermittierender Verbleib der Nadel

2. 动留针

1.9.2　Aktives Verweilen der Nadel

【操作方法】

即将针刺入腧穴先行针待气至后，留置一定时间，在留针过程中反复运针，称为动留针法，并称间歇行针法（见图1-43）。

Methode: Die Nadel wird in den Akupunkturpunkt eingestochen, bis zum Erreichen des deqi manipuliert und verbleibt dann im Akupunkturpunkt. Während der Verweildauer wird die Nadel häufiger manipuliert. Dies wird als die Methode des aktiven Verweilens der Nadel bezeichnet und ist auch als intermittierender Verbleib der Nadel bekannt (siehe Abb. 1-43).

【临床应用】

增强针感，达到补虚泻实的目的，也可用于针后经气不至者，可一边针刺以催气，一边留针以候气，直待气至。

Klinische Anwendung: Sie wird zur Verstärkung des deqi mit dem Ziel eingesetzt bei Schwächezuständen zu tonisieren und Übermaßzustände zu reduzieren. Sie wird auch benutzt bei Ausbleiben des deqi nach dem Einstechen. Die Nadel kann manipuliert werden, um ein deqi auszulösen, und sie kann länger verbleiben, um das Eintreffen eines deqi abzuwarten.

【按注】

(1) 针刺得气后留针与否以及留针时间久暂，应视患者体质、病情、腧穴位置等而定，如一般病证只要针下得气并施以适当补泻手法后，即可出针，或留置10～20min；但对一些特殊病证，如慢性、顽固性、痉挛性疾病，可适当延长留针时间。某些急腹症、破伤风角弓反张者，必要时可留针数小时；而对老人、小儿患者和昏厥、休克、虚脱患者，不宜久留针，以免贻误病情。

(2) 医者对留针必须重视，首先要排除不适于留针的患者，如不能合作的儿童、惧针者、初诊者、体质过虚者。其次要排除不宜留针的部位，如眼区、喉部、胸背部等。对留针者在留针期间，应时刻注意患者的面色和表情，以防晕针等意外发生。

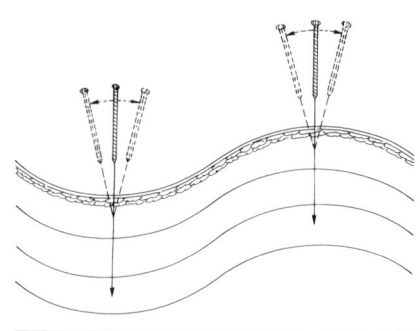

图1-44　呼吸针动感

Abb. 1-44　Mobilitätsbewegungen der Nadel durch den Atemrhythmus

(3) 留针期间，由于呼吸动作、肌肉收缩或针留血管旁时血管跳动所产生的针体摆动（或震跳）是常有的事，这是正常现象（见图1-44, 1-45, 1-46）。

Anmerkungen:

- Ob die Nadel nach dem Eintreffen eines deqi verbleiben soll oder nicht, wird durch die Konstitution und Pathologie des Patienten und auch durch die Lage des Akupunkturpunktes bestimmt. Im Allgemeinen kann die Nadel nach Erreichen des deqi und dem Ausführen von geeigneten tonisierenden oder sedierenden Techniken entfernt oder für lediglich 10–20 Minuten im Punkt belassen werden. Bei besonderen Fällen wie chronischen, hartnäckigen oder konvulsiven Erkrankungen sollte die Nadel über einen längeren Zeitraum im Körper belassen werden. Manchmal kann die Nadel über Stunden belassen werden, so wie im Fall akuter abdominaler Syndrome und bei einem (Tetanus-) Opisthotonus. Damit therapeutische Komplikationen ausgeschlossen bleiben, sollte die Nadel bei der Behandlung älterer Menschen und Kinder sowie bei komatösen und bettlägerigen Patienten nicht im Körper belassen werden.

- Akupunkteure sollten sehr vorsichtig mit der Entscheidung umgehen, die Nadel zu belassen oder zu entfernen. Erstens ist der Verbleib der Nadel im Körper kontraindiziert bei der Behandlung spezieller Patienten wie Kinder, die nicht in der Lage sind mit dem Akupunkteur zu kooperieren, Patienten mit Nadelangst, Patienten, die zum ersten Mal akupunktiert werden und Patienten mit schwächlicher Konstitution. Zweitens sollten Areale, die für das Belassen der Nadel ungeeignet sind, gemieden werden, zum Beispiel die Orbitalregion, Hals, Rücken und Brust etc. Wird die Nadel im Körper belassen, müssen Gesichtsfarbe und -ausdruck des Patienten sorgfältig überwacht werden. Generell sollten Nadeln nicht in Arealen wie Augen, Hals, Brust und Rücken belassen werden.

- Während des Verbleibens der Nadel im Körper können Zittern oder Vibrationen der Nadel aufgrund von Atembewegungen, muskulären Kontraktionen oder dem Pulsieren nahegelegener Gefäße auftreten. Dies ist ein natürliches Phänomen (siehe Abb. 1-44, 1-45, 1-46).

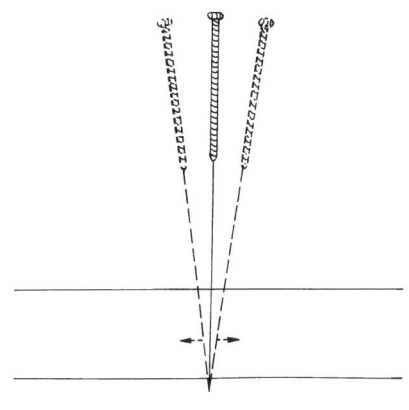

图1-45　肌肉收缩针动感

Abb. 1-45　Mobilitätsbewegungen der Nadel durch muskuläre Kontraktionen

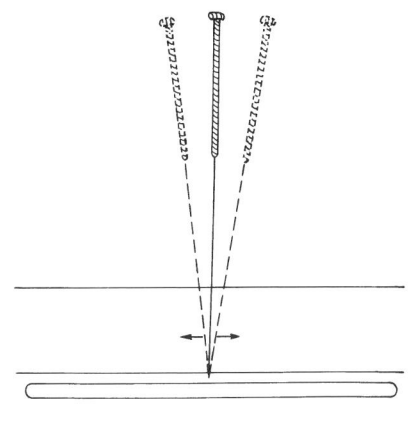

图1-46　血管跳动针动感

Abb. 1-46　Mobilitätsbewegungen der Nadel durch Pulsieren der Gefäße

第十节　出针法
1.10　Das Entfernen der Nadel

出针，又称起针、退针。在施行针刺手法或留针，达到预定针刺目的和治疗要求后，即可出针。

Das Entfernen der Nadel wird auch Ziehen und Beseitigen der Nadel genannt. Nachdem das Nadelungsziel und die therapeutischen Erfordernisse durch Manipulation und Verweilen der Nadel im Körper erreicht worden sind, wird die Nadel entfernt.

【操作方法】
出针的方法，一般是以左手拇、示二指持消毒干棉球轻轻按压针刺部位，右手持针作轻微的小幅度捻转，并随势将针缓缓提至皮下，静留片刻，然后出针（见图1-47）。

Methode: Daumen und Zeigefinger der linken Hand drücken einen sterilen Wattetupfer an die Akupunkturstelle. Die rechte Hand manipuliert die Nadel vorsichtig ein wenig, hebt sie bis unter die Haut, um sie nach einem weiteren Moment aus der Haut zu entfernen (siehe Abb. 1-47).

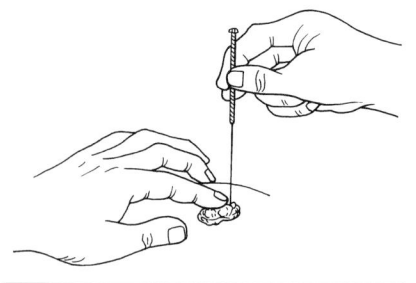

图1-47　出针法

Abb. 1-47　Das Entfernen der Nadel

【临床应用】
按照补泻的不同要求，分别采取"疾出"或"徐出"以及"疾按针孔"或"摇大针孔"的方法出针。

Klinische Anwendung: Die Nadel wird schnell oder langsam entfernt nach der Methode „schnelles Drücken des genadelten Akupunkturpunktes" oder „Schwenken der Nadel, um das genadelte Einstichloch zu vergrößern", entsprechend den Erfordernissen bei der Verwendung einer tonisierenden oder sedierenden Nadeltechnik.

【按注】
出针时轻微捻转，但不可单方向进行，更不可单手猛拔，以防出血或针孔疼痛。临床上除了一般出针法外，尚有徐疾出针法、捻转出针法、按压出针法等（见图1-48, 1-49）。

Anmerkungen:

- Wenn die Nadel entfernt wird, kann sie geringfügig gedreht werden. Um das Auftreten von Blutungen oder Schmerzen auszuschließen, sollte sie aber nicht ausschließlich in eine Richtung gedreht und mit Gewalt durch eine einzelne Hand entfernt werden.
- Klinisch werden neben den allgemeinen Methoden zur Entfernung der Nadel das drehende Herausziehen und das drückende Herausziehen der Nadel eingesetzt (siehe Abb. 1-48, 1-49).

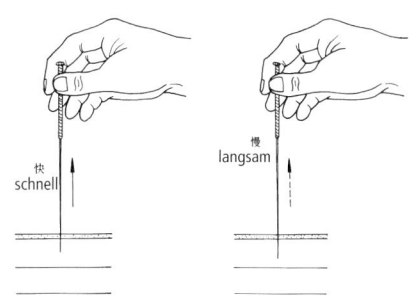

图1-48　徐疾出针法

Abb. 1-48　Langsames und schnelles Entfernen der Nadel

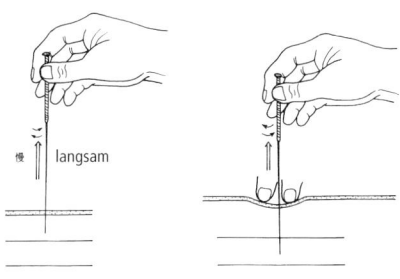

(1) 捻转出针法
(1) Drehendes Entfernen der Nadel
(2) 按压出针法
(2) Drückendes Entfernen der Nadel

图1-49　捻压出针法

Abb. 1-49　Drehendes und drückendes Entfernen der Nadel

第二章 毫针刺法

2 Nadeltechniken für die filiforme Nadel

本章重点介绍行针和补泻等方面的知识和技能。

Dieses Kapitel legt den Schwerpunkt auf die Einführung von Manipulationstechniken für die Nadel sowie tonisierenden und sedierenden Nadeltechniken.

第一节 行针基本手法

2.1 Grundlegende Manipulationstechniken

毫针进针后，为了使患者产生针刺感应，或进一步调整针感的强弱，以及使针感向某一方向扩散、传导而采取的操作方法，称为"行针"，亦称"运针"。行针手法包括基本手法和辅助手法两类。本节先介绍前者。

行针的基本手法有提插法和捻转法两种。

Nach dem Einstechen der filiformen Nadel werden zur Förderung des deqi und zur weiteren Regulation der Nadelstimulation Manipulationstechniken eingesetzt, um das deqi in bestimmte Richtungen zu leiten und zu verbreiten. Diese Techniken werden als Manipulation der Nadel bezeichnet und umfassen grundlegende sowie ergänzende Techniken. Es gibt zwei Arten von grundlegenden Manipulationstechniken, nämlich die Techniken des Hebens und Senkens und Rotationstechniken.

1. 提插法

即将针刺入腧穴一定深度后，施以上提下插动作的操作手法。

2.1.1 Techniken des Hebens und Senkens

Nach dem Einführen der Nadel in den Akupunkturpunkt wird sie mehrmals gehoben und gesenkt.

【操作方法】

针刺入腧穴后，使针由浅层向下刺入深层的操作谓之插，从深层向上引退至浅层的操作谓之提，如此反复地上下呈纵向运动的行针手法，即为提插法（见图 2-1）。

Methode: Das Vorschieben der Nadel von einer oberflächlichen Schicht in eine tiefere Schicht wird als Senken und das Zurückziehen der Nadel aus einer tieferen Schicht in Richtung zur oberflächlichen Schicht wird als Heben bezeichnet. Dieses mehrmalige longitudinale Manipulieren der Nadel wird als Heben-Senken-Technik bezeichnet (siehe Abb. 2-1).

【临床应用】

通常认为行针时提插的幅度大，频率快，刺激量就大；反之，提插的幅度小，频率慢，刺激量就小。

Klinische Anwendung: Es wird allgemein davon ausgegangen, dass ein schnelles und häufiges Heben und Senken stärkere Stimulation erzeugt, während ein geringfügiges und langsames Heben und Senken eine geringere Stimulation mit sich bringt.

【按注】

(1) 对于提插幅度的大小、层次的变化、频率的快慢和操作时间的长短，应根据患者的体质、病情、腧穴部位和针刺目的等而灵活掌握。

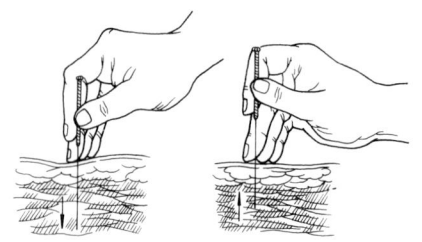

图2-1 提插法

Abb. 2-1 Techniken des Hebens und Senkens

(2) 使用提插法时的指力要均匀一致，幅度不宜过大，一般以0.3～0.5寸为宜，频率不宜过快，每分钟60次左右，保持针身垂直，不改变针刺角度、方向和深度。

Anmerkung:

Ausmaß, Auswahl der Schichten, Häufigkeit und Dauer des Hebens und Senkens sollten sowohl von der Konstitution und dem Krankheitszustand des Patienten abhängig gemacht werden als auch von der Lage des Akupunkturpunktes und dem angestrebten Behandlungsziel. Die Techniken des Hebens und Senkens sollen mit gleichmäßiger Kraft der Finger ausgeführt werden, die Amplitude sollte nicht zu groß sein, am besten 0,3–0,5 cun. Die Frequenz sollte nicht zu schnell sein, ca. 60-mal pro Minute. Beim Heben und Senken der Nadel sollte der Nadelkörper senkrecht gehalten werden, Stichwinkel, -richtung und -tiefe sollten nicht verändert werden.

2. 捻转法

即将针刺入腧穴一定深度后，施以向前向后捻转动作的操作手法。

2.1.2 Rotations-/Drehtechniken

Nach dem Einstechen in eine bestimmte Tiefe wird die Nadel vor- und zurückgedreht.

【操作方法】
针刺入腧穴后，使针在腧穴内反复前后来回的旋转行针手法，即为捻转法(见图2-2)。

Methode: Nach dem Einstechen in den Akupunkturpunkt wird die Nadel im Akupunkturpunkt mehrfach vor- und zurückgedreht. Diese Technik wird als Rotation/Drehen bezeichnet (siehe Abb. 2-2).

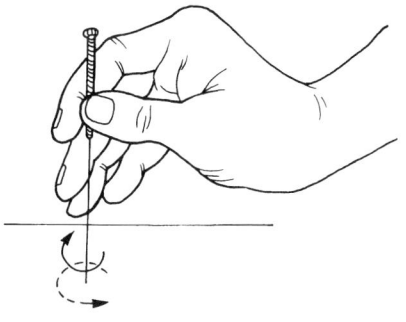

图2-2　捻转法
Abb. 2-2　Rotations-/Drehtechniken

【临床应用】
一般认为捻转角度大，频率快，其刺激量就大；捻转角度小，频率慢，其刺激量则小。

Klinische Anwendung: Es wird allgemein davon ausgegangen, dass die Rotation/Drehung mit hoher Frequenz und im großen Winkel stärker stimuliert und dass ein um-

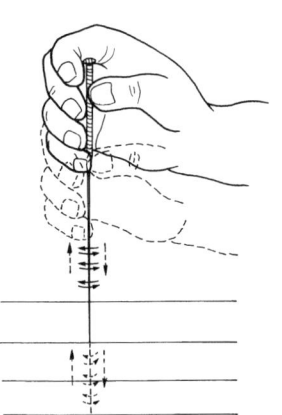

图2-3　捻转提插法

Abb. 2-3　Dreh-, Hebe- und Senktechnik

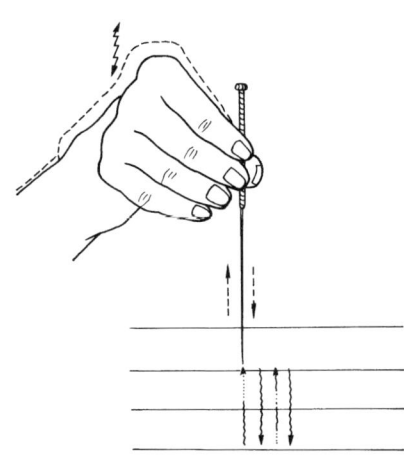

图2-4　震动提插法

Abb. 2-4　Schüttel-, Hebe- und Senktechnik

gekehrtes Vorgehen eine schwächere Stimulation mit sich bringt.

【按注】

(1) 捻转角度的大小、频率的快慢、时间的长短等，需根据患者的体质、病情、腧穴部位、针刺目的等具体情况而定。

(2) 使用捻转法时，指力要均匀，角度要适当，一般应掌握在180°～360°，不能单向捻针，否则针身易被肌纤维等缠绕，引起局部疼痛和导致滞针而使出针困难。

此外，临床尚有提插和捻转相结合的提插捻转法（见图2-3）。提插配合震动的震动提插法等（见图2-4）。

Anmerkung:

- Frequenz, Ausmaß und Dauer des Rotierens/Drehens sollten sowohl von der Konstitution und dem Erkrankungszustand des Patienten abhängig gemacht werden als auch von der Lage des Akupunkturpunktes und dem angestrebten Behandlungsziel.

- Beim Rotieren/Drehen der Nadel sollte die Kraft der Finger gleichmäßig eingesetzt werden und der Rotationswinkel sollte genau sein. Normalerweise sollte die Nadel gleichmäßig um 180–360 Grad gedreht werden, wobei man das Drehen in nur eine Richtung vermeidet, um die Muskelfasern nicht zu irritieren und keine regionalen Schmerzen auszulösen und auch das Entfernen der Nadel nicht zu erschweren.

- Klinisch existieren einige Kombinationstechniken wie die Dreh-, Hebe- und Senktechnik (siehe Abb. 2-3) und die Schüttel-, Hebe- und Senktechnik (siehe Abb. 2-4).

第二节　针刺前后辅助手法
2.2 Ergänzende Techniken vor und nach der Nadelung

为了使针刺手法运用得更为得当，使针刺时手法发挥得更好，从而更能体现针刺的治疗效果，注意针刺前后的辅助手法是很必要的。

Die ergänzenden Techniken vor und nach der Nadelung werden zur Erhöhung der Effektivität bei der Ausführung der Stichtechniken und zur Verbesserung der therapeutischen Nadelwirkung eingesetzt.

1. 揣法

这是针刺之前必行的辅助手法，可分为手指揣穴法、按压揣穴法、分拨揣穴法、旋转揣穴法和滚摇揣穴法。

2.2.1 Drücken der Akupunkturpunkte

Diese ergänzende Manipulationstechnik wird vor der Nadelung ausgeführt. Sie kann noch unterteilt werden in Nageldrück-, Drück-, Spreiz-, Dreh-, Schüttel- und Rollmethoden.

【操作方法】
(1) 手指揣穴法：就是用指甲切揣孔穴之所在，并协助进针。临床最为常见［见图2-5(1)］。
(2) 按压揣穴法：　就是用指端按压揣穴，一般用于腹部，如揣中脘、天枢、气海等［见图2-5(2)］。
(3) 分拨揣穴法：　就是当揣穴遇到肌腱、筋脉、血管时，用手指前后、左右推拨，使其分开而显露穴位。如针刺内关、列缺、足三里等［见图2-6(1)］。
(4) 旋转揣穴法：　　就是旋转肢体，使穴位显露的方法。如揣养老穴，要让患者屈肘，掌心朝面，小指侧向内旋转、尺骨头桡侧显出的陷窝处，即是穴之所在［见图2-6(2)］。
(5) 滚摇揣穴法：　就是牵拉摇动关节，使其松弛，再行揣穴的方法［见图2-6(3)］。

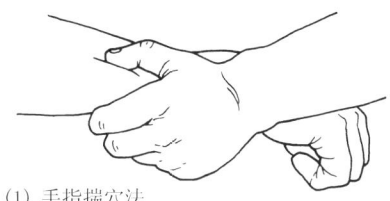

(1) 手指揣穴法
(1) Nageldrücken

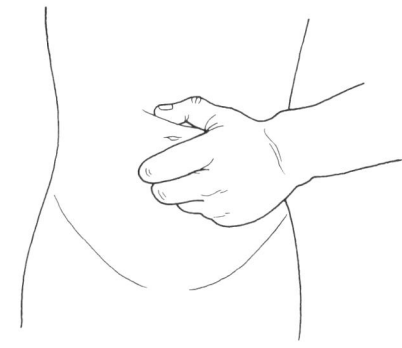

(2) 按压揣穴法
(2) Drücken

图2-5　揣法
Abb. 2-5　Drücken der Akupunkturpunkte

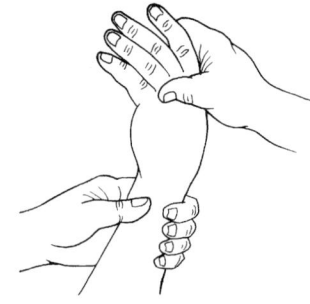

(1) 分拨揣穴法（内关）
(1) Gabeln (Neiguan)

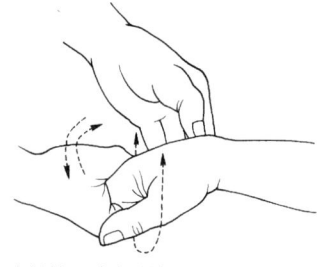

(2) 旋转揣穴法（养老）
(2) Drehen (Yanglao)

(3) 滚摇揣穴法（阳池）
(3) Schütteln (Yangchi)

图2-6　揣法
Abb. 2-6　Drücken der Akupunkturpunkte

Methoden:

- Nageldrücken: Der Fingernagel wird eingesetzt, um den Akupunkturpunkt zu ertasten und das Einführen der Nadel zu unterstützen. Diese Methode wird sehr häufig eingesetzt (siehe Abb. 2-5/1).
- Drücken: Die Spitze des Fingers drückt auf den Akupunkturpunkt. Diese Methode wird allgemein eingesetzt für Akupunkturpunkte auf dem Abdomen wie Zhongwan (Ren 12), Tianshu (Ma 25) und Qihai (Ren 6) (siehe Abb. 2-5/2).
- Spreizen: Wenn Sehnen und Gefäße beteiligt sind, wird der Akupunkturpunkt gedrückt und die Finger werden nach vorne oder nach hinten, nach rechts oder links gedreht, um die Sehnen oder Gefäße zur Seite zu drücken und so die ausgewählten Akupunkturpunkte wie etwa Neiguan (Pe 6) Lieque (Lu 7) und Zusanli (Ma 36) genau zu lokalisieren (siehe Abb. 2-6/1).
- Drehen: Die Glieder werden gedreht, um Akupunkturpunkte leichter auffinden zu können. Beim Drücken von Yanglao (Dü 6) werden die Patienten zum Beispiel gebeten, den Ellenbogen zu beugen, die Handinnenfläche nach oben zu drehen und den kleinen Finger nach innen zu nehmen. Dann zeigt die Vertiefung auf der radialen Seite des Ulnakopfes die Lage von Yanglao (Dü 6) an (siehe Abb. 2-6/2).
- Schütteln: Die Gelenke werden zur Entspannung (durch Schütteln) gedehnt und dann die Akupunkturpunkte gedrückt (siehe Abb. 2-6/3).

【临床应用】
这些方法有利于准确取穴，并有利于得气。

Klinische Anwendung: Diese Methoden finden Einsatz zur genauen Lokalisierung von Akupunkturpunkten und zum Auslösen des deqi.

2. 爪法

经揣摸定穴后，以爪甲于穴上掐一指甲痕而定位进针的辅助手法。

2.2.2 Nagelmarkierung

Wenn der Akupunkturpunkt durch Drücken und Erfühlen lokalisiert worden ist, wird er mit dem Nagel für das Einstechen der Nadel markiert.

【操作方法】
以指甲在揣准的穴位上掐成"十"字痕，而后在十字交叉处进针（见图2-7）。

Methode: Mit dem Nagel wird ein Kreuz auf der Akupunkturstelle markiert und die Nadel in die Mitte des Kreuzes eingestochen (siehe Abb. 2-7).

【临床应用】
目的在于探索或固定穴位，使进针时不致移位。

Klinische Anwendung: Um den Akupunkturpunkt zu suchen oder zu fixieren und die Einstichstelle bei der Nadelung korrekt beizubehalten.

【按注】
爪时宜用力柔和，也可采用拇指爪甲切按要取的穴上，食指、中指与拇指并拢抓按肌肤，以增加拇指爪甲切按的压力，使穴下气血易于宣散。

Anmerkung: Das Markieren mit dem Nagel sollte sanft erfolgen. Es kann auch mit dem Nagel des Daumens ausgeführt werden, so dass sich der Druck verstärkt und damit Ansammlungen von Qi und Blut unterhalb des Akupunkturpunktes zerstreut werden.

3. 切法

是用指甲在穴之周围切掐的进针辅助手法。

2.2.3 Nageldrücken

Der Nagel drückt auf den Akupunkturpunkt, um das Einstechen zu erleichtern.

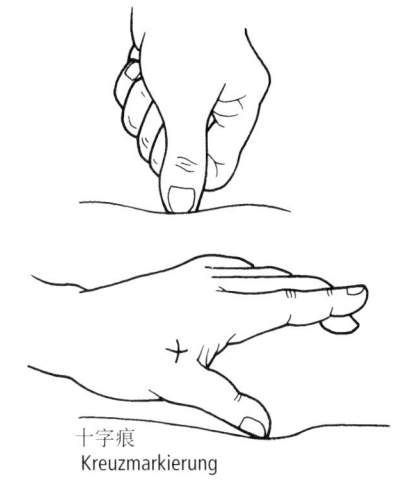

十字痕
Kreuzmarkierung

图2-7　爪法
Abb. 2-7　Nagelmarkierung

Ergänzende Techniken vor und nach der Nadelung

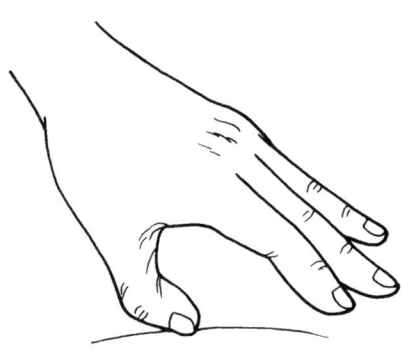

图2-8　切法

Abb. 2-8　Nageldrücken

【操作方法】

用拇指或示指、中指甲在所要进针穴位周围掐切，一般应当在经络循行路线上掐切，掐切时宜用力均匀，如"刀切割之状"（见图2-8）。

Methode: Der Nagel von Daumen, Zeigefinger oder Mittelfinger drückt das Gebiet um den Akupunkturpunkt herum entlang der Verlaufslinie der Leitbahn. Die Stärke des Nageldrückens sollte gleichmäßig verteilt sein, gerade wie „das Schneiden mit einem Messer" (siehe Abb. 2-8).

【临床应用】

用于宣散气血、不伤营卫、减轻疼痛。

Klinische Anwendung: Zum Zerstreuen von Qi und Blut, ohne das Ying- und Wei-Qi zu verletzen und um Schmerzen zu reduzieren.

4.　指持法

是将针尖对准欲针的穴位准备进针的方法。

2.2.4　Halten mit den Fingern

Die Nadel wird mit den Fingern gehalten und zielt auf den Akupunkturpunkt in Vorbereitung des Einstichs.

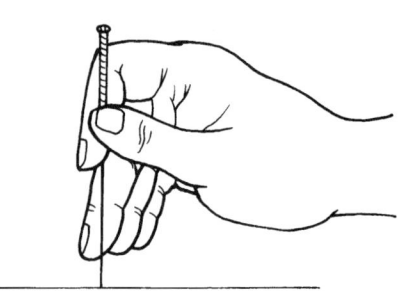

图2-9　指持法

Abb. 2-9　Halten mit den Fingern

【操作方法】

右手持针，将针尖对准欲针的穴位准备进针（见图2-9）。

Methode: Die rechte Hand hält die Nadel und zielt auf den Akupunkturpunkt in Vorbereitung des Einstichs (siehe Abb. 2-9).

【临床应用】

准备下针刺穴。

Klinische Anwendung: Zum Vorbereiten des Einstichs.

5. 循法

是用手指沿穴位经络线路上下抚摩，促使经气来至并循经传导，可分按循和指循两种。

2.2.5 Suchen

Die Finger werden eingesetzt, um entlang des Leitbahnverlaufes die Zirkulation des Qi anzuregen. Es kann zwischen dem drückenden Suchen und dem Finger-Suchen unterschieden werden.

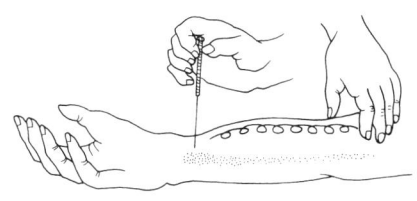

图2-10　按循法
Abb. 2-10　Drückendes Suchen

【操作方法】
(1) 按循：用手指循经脉圆旋按循（见图2-10）。
(2) 指循：用手指指腹沿穴位经络线路上下抚摩（见图2-11）。

Methode:
- Drückendes Suchen: Die Finger drücken am Leitbahnverlauf entlang (siehe Abb. 2-10).
- Finger-Suchen: Den Leitbahnverlauf entlang mit den Fingern fühlen (siehe Abb. 2-11).

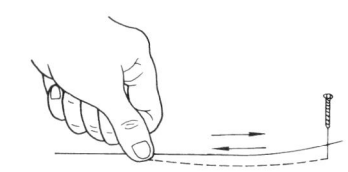

【临床应用】
未针前使易得气，已针后可促进经气来复并循经传导，从而很好起到催气和导气作用，也可解除滞针和减轻患者紧张心理。

Klinische Anwendung: Diese Methode wird zur Förderung des deqi vor dem Nadeln und nach dem Nadeln zur Förderung der Zirkulation des Leitbahn-Qi eingesetzt, ebenso zur Übertragung entlang der Leitbahn, zur Erleichterung des Herausziehens der Nadel und auch um Ängste des Patienten nach der Nadelung abzubauen.

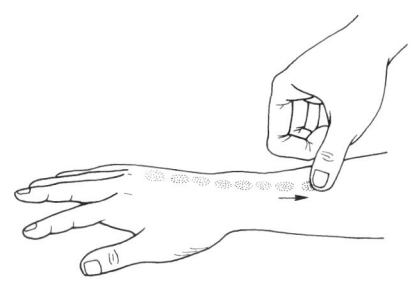

图2-11　指循法
Abb. 2-11　Finger-Suchen

6. 摄法

摄法是以指甲在针刺穴位所在经络上下进行按捏，用以行气、通气。

2.2.6 Massieren

Die Leitbahn, auf der sich die ausgesuchten Punkte befinden, wird mit den Fingern massiert, um das Qi zu bewegen und fließen zu lassen.

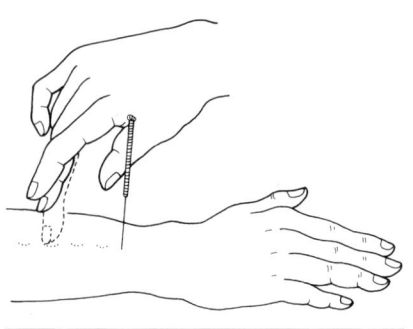

图2-12 摄法

Abb. 2-12 Massieren

【操作方法】

以拇指、示指、中指指甲在针刺穴位所在经络上下，按经络循行路线分段切压片刻。也可在同一经络的邻近穴位上以指代针按切穴位（见图2-12）。

Methode: Man massiert den oberen und unteren Teil der Leitbahn mit den Nägeln von Daumen, Zeige- und Mittelfinger, wobei man in einzelnen Abschnitten dem Verlauf der Leitbahn folgt. Die Nägel können als Nadelersatz eingesetzt werden, um benachbarte Akupunkturpunkte auf einem einzelnen Meridian zu drücken und zu markieren (siehe Abb. 2-12).

【临床应用】

促使经气运行起到行气作用。

Klinische Anwendung: Um die Zirkulation des Leitbahn-Qi zu ermöglichen und seinen Fluss zu steigern.

【按注】

(1) 摄时用力宜均匀柔和，顺经络方向，由针刺穴位向上或向下切按，不要用力太大，以免切伤皮肤。

(2) 切和摄都是用指甲切按皮肤，切是以指甲在穴周围切掐，摄则是以指甲在穴位所在经络上下进行按捏，切以腧穴为准，摄以经络为路。两者区别是一是切腧穴，一是切经络。

Anmerkung:

- Das Massieren sollte sanft und mit gleichmäßiger Kraft entlang der Verlaufsrichtung der Leitbahn erfolgen. Die Akupunkturpunkte werden entweder nach oben oder nach unten massiert. Die eingesetzte Kraft beim Massieren sollte nicht zu stark sein, um ein Verletzen der Haut zu vermeiden.

- Sowohl das Massieren als auch das Markieren mit dem Nagel werden durch das Aufdrücken des Nagels auf die Haut ausgeführt. Beim Markieren mit dem Nagel wird der Nagel um den Akupunkturpunkt herum aufgesetzt; beim Massieren liegt der Nagel auf der Leitbahn, auf der sich die lokalisierten Akupunkturpunkte befinden. Das Markieren mit dem Nagel konzentriert sich auf den Akupunkturpunkt, das Massieren auf die Leitbahn. Der Unterschied besteht darin, dass einmal der Akupunkturpunkt mit dem Nagel markiert wird, das andere Mal die Leitbahn.

7. 捏法

本法从穴处沿经络循行向病区方向不断反复捏拿而称之。

2.2.7 Zwicken

Diese Methode besteht im wiederholten Massieren entlang der Leitbahn vom Akupunkturpunkt zum Zentrum der Erkrankung.

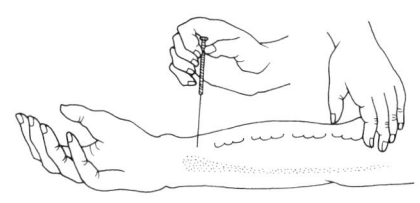

图2-13 捏法
Abb. 2-13 Zwicken

【操作方法】

右手持针，左手从穴位处沿经络循行连续不断地向疾病所在方向捏拿，以捏至微酸为度，可反复多次。本法也可在针刺前应用（见图2-13）。

Methode: Die rechte Hand hält die Nadel und die linke Hand zwickt fortlaufend vom Leitbahnverlauf zum Ort der Erkrankung, bis ein geringfügiger Schmerz spürbar ist. Diese Methode kann vor dem Nadeln eingesetzt werden (siehe Abb. 2-13).

【临床应用】

未针前使易得气，已针后有助于针感的产生和传导。

Klinische Anwendung: Um das deqi vor der Nadelung zu fördern und den Fluss des Qi nach der Nadelung zu leiten.

8. 敲击法

本法从穴处沿经络循行向病区方向不断反复敲击而名之。

2.2.8 Beklopfen

Bei dieser Methode wird mehrfach entlang dem Leitbahnverlauf vom Akupunkturpunkt zum Zentrum der Erkrankung geklopft.

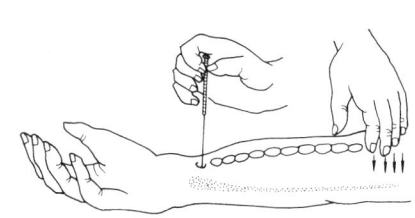

图2-14 敲击法
Abb. 2-14 Beklopfen

【操作方法】

右手持针，左手从穴位处沿经络循行连续不断地向疾病所在方向敲击，以敲击至微酸为度，可反复进行，本法也可在针刺前应用（见图2-14）。

Methode: Die rechte Hand hält die Nadel und die linke Hand beklopft fortlaufend entlang dem Leitbahnverlauf vom Akupunkturpunkt in Richtung auf die Erkrankung, bis ein leichter Schmerz spürbar ist. Diese Methode kann vor der Nadelung ausgeführt werden (siehe Abb. 2-14).

【临床应用】

同"捏法"。

Klinische Anwendung: Genau wie beim Zwicken.

9. 按压法

本法从穴处沿经络循行向疾病所在方向不断反复按压而名之。

2.2.9　Drücken

Diese Methode beinhaltet das Drücken längs des Leitbahnverlaufes vom Akupunkturpunkt in Richtung auf die lokalisierte Erkrankung

【操作方法】

右手持针，左手四指从穴位处沿经络连续不断地按压，以患者肌肉酸楚为度，在按压的同时可配合揉动法，可反复进行。本法也可在针刺前应用（见图 2-15）。

Methode: Die rechte Hand hält die Nadel und die vier Finger der linken Hand drücken fortlaufend ausgehend vom Akupunkturpunkt den Leitbahnverlauf entlang, bis sich ein leichter Schmerz einstellt. Zur gleichen Zeit kann die Massagetechnik in Koordination eingesetzt werden. Diese Methode kann vor der Nadelung zum Einsatz kommen (siehe Abb. 2-15).

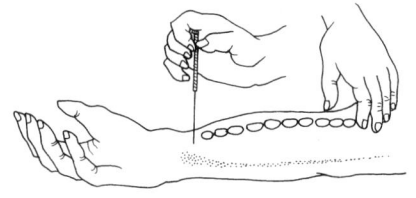

图2-15　按压法

Abb. 2-15　Drücken

【临床应用】

同"捏法"。

Klinische Anwendung: Genau wie beim Zwicken.

【按注】

与本法相类似之法尚有按切法，即右手持针，左手四指从穴位处沿经络循行连续不断地按切，以患者感到微痛为度，可反复进行。本法也可在针刺前应用（见图2-16）。

Anmerkung: Diese Methode ähnelt dem Drücken mit dem Nagel, die genau wie das Massieren ausgeführt wird. Die rechte Hand hält die Nadel und die vier Finger der linken Hand drücken mit dem Nagel fortlaufend vom Akupunk-

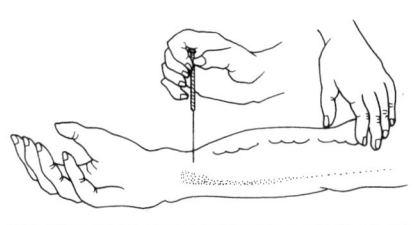

图2-16　按切法

Abb. 2-16　Nageldrücken

turpunkt ausgehend entlang dem Leitbahnverlauf, bis sich ein leichter Schmerz einstellt. Diese Methode kann vor der Nadelung eingesetzt werden (siehe Abb. 2-16).

10. 叩法

进针前后用手指沿腧穴所属经络路线轻轻叩打。

2.2.10 Trommeln

Es wird vor oder nach der Nadelung entlang der Leitbahn, auf der der ausgesuchte Akupunkturpunkt liegt, mit den Fingern getrommelt.

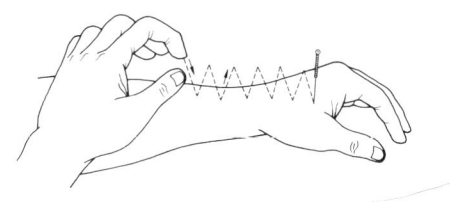

图2-17 叩法
Abb. 2-17 Trommeln

【操作方法】

进针前或进针后，医者手指沿腧穴所属经络路线轻轻叩打，来回3～5次（见图2-17）。

Methode: Vor oder nach der Nadelung trommelt der Akupunkteur drei bis fünf Mal die Leitbahn entlang, auf dem der Akupunkturpunkt lokalisiert wurde (siehe Abb. 2-17).

【临床应用】

进针前可通行经络穴位气血，针后可使经气速至，以起到催气作用。

Klinische Anwendung: Diese Methode kann vor dem Einstechen der Nadel das Leitbahn-Qi und das Blut aktivieren und nach dem Einstich das deqi beschleunigen, um die Zirkulation des Qi zu fördern.

11. 揉法

本法即用中指或示指指腹部揉按针穴。

2.2.11 Reiben

Diese Methode beinhaltet das Reiben des Akupunkturpunktes mit der Kuppe des Mittel- oder Zeigefingers.

【操作方法】

本法用中指或示指指腹部轻轻揉按所针穴位（见图2-18）。

Methode: Das Reiben des Akupunkturpunktes mit der Kuppe des Mittel- oder Zeigefingers (siehe Abb. 2-18).

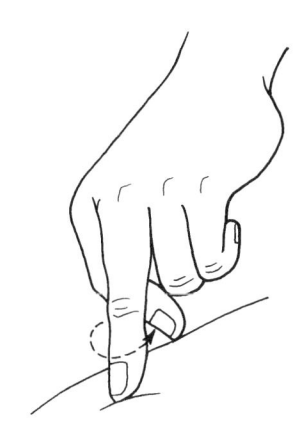

图2-18 揉法
Abb. 2-18 Reiben

Ergänzende Techniken vor und nach der Nadelung

【操作方法】

本法用中指或示指指腹部轻轻揉按所针穴位（见图 2-18）。

Klinische Anwendung: Um vor der Nadelung die Muskeln zu entspannen und Qi und Blut zu zerstreuen, ebenso um den Fluss des Qi zu fördern und ein Bluten nach der Nadelung zu stoppen. Zum Beispiel kommt es leicht zu einer Blutung bei Nadelung des Punktes Jingming (Bl 1), daher wird diese Methode hier häufig eingesetzt.

12. 抠法

本法是用手指深抠腧穴部位，以有助于得气。

2.2.12 Kratzen

Diese Methode beinhaltet das Kratzen des Akupunkturpunktes zur Förderung des deqi.

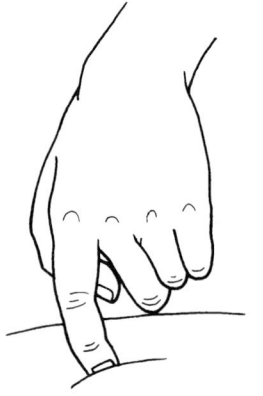

图2-19　抠法

Abb. 2-19　Kratzen

【操作方法】

用左手指稍用力向穴位抠之，可免反复针刺之苦（见图2-19）。

Methode: Kratzen des Akupunkturpunktes mit den Fingern der linken Hand, um einen möglichen Nadelungsschmerz beim wiederholten Nadeln zu verringern (siehe Abb. 2-19).

【临床应用】

助得气，或得气之后，经气深居不行，或阻涩，可循经而抠，以使气行。

Klinische Anwendung: Um das deqi oder den Fluss des Qi nach Erzielen des deqi zu fördern und um das Leitbahn-Qi bei Stagnation im Innern in Fluss zu bringen.

第三节　行针辅助手法
2.3 Ergänzende Techniken zur Manipulation

行针的辅助手法，是行针基本手法的补充，是为了促使针后得气和加强针刺感应的操作手法。临床常用的行针辅助手法有下列几种。

Ergänzende Techniken sind Zusätze zu den Basismanipulationstechniken und werden zur Förderung und Verstärkung des deqi eingesetzt. Im Folgenden werden die in der klinischen Praxis häufig verwendeten ergänzenden Manipulationstechniken dargestellt.

1. 进法

将针由浅入深，渐次而进，获取感应，使针能达应进的深度。

2.3.1 Einstechen

Die Nadel wird allmählich durch die Haut von der oberflächlichen bis zur tieferen Schicht eingestochen, um ein deqi auszulösen und die gewünschte Stichtiefe zu erreichen.

【操作方法】

进针后，将针由浅层刺入深层，渐渐而进，直至达到一定深度为止（见图2-20）。

Methode: Nach dem Einstechen wird die Nadel allmählich von der oberflächlichen Schicht zur tiefen vorgeschoben, bis die gewünschte Stichtiefe erreicht ist (siehe Abb. 2-20).

【临床应用】

进针后使针由表层向里层，由浅层向深层行进，直至得气或使气至病所。

Klinische Anwendung: Nach dem Einstechen wird die Nadel von der oberflächlichen bis zur tiefen Region gestochen und dann wieder von der tiefen Schicht bis zur höheren Schicht gehoben, um ein deqi auszulösen oder das Qi zum Ort der Erkrankung zu leiten.

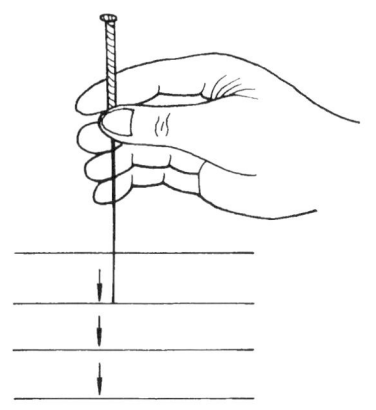

图2-20　进法
Abb. 2-20　Einstechen

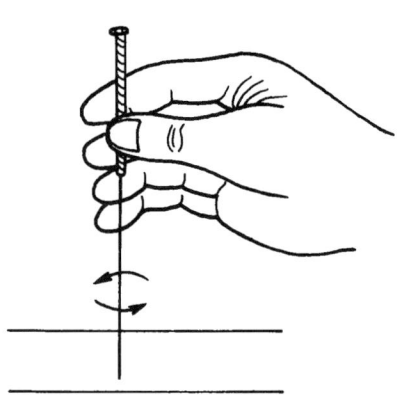

图2-21　捻法
Abb. 2-21　Drehen/Rotieren

2. 捻法

将针来回反复捻转，加大刺激量，促使得气，增强感应。

2.3.2　Drehen/Rotieren

Die Nadel wird wiederholt gedreht, um die Stimulation zu vergrößern, deqi auszulösen und zu verstärken.

【操作方法】

将针刺入腧穴后，施以向前、向后的来回捻动旋转（见图2-21）。

Methode: Mit dem Einstechen wird die Nadel wiederholt vor- und zurückgedreht (siehe Abb. 2-21).

【临床应用】

加强刺激，促使得气，增强感应。

Klinische Anwendung: Um die Stimulation zu vergrößern, deqi auszulösen und zu verstärken.

3. 搓法

将针如搓线状单向转动，以加强针下感应，并促使感应向单一方向传导。

2.3.3　Zwirbeln/Aufrollen

Die Nadel wird in eine Richtung gezwirbelt, wie man einen Faden aufzwirbelt, um das deqi zu verstärken und in eine Richtung zu leiten.

【操作方法】

如搓线状，针刺入腧穴后，可由食指末节横纹开始，用拇指如搓线样向前单向捻转至食指端，以针后沉紧有被肌肉缠着感为度，也可将针朝一个方向单向转动，有进而无退（见图2-22）。

Methode: Die Nadel wird in eine Richtung gezwirbelt, wie man auch einen Faden aufrollt. Nach dem Einstechen der Nadel in den Akupunkturpunkt zwirbelt der Daumen die Nadel wie einen Faden in eine Richtung von den transversalen Linien am letzten Gelenkabschnitt des Zeigefingers bis zur Spitze des Zeigefingers, solange bis Sensationen des Einsinkens, der Spannung und des Verdrehens der Musku-

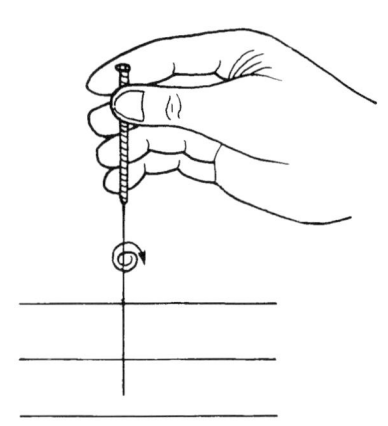

图2-22　搓法
Abb. 2-22　Zwirbeln

latur neben der Nadel spürbar werden. Die Nadel kann auch nur allein beim Vorschieben und nicht beim Heben in eine Richtung gedreht werden (siehe Abb. 2-22).

【临床应用】

起守气、行气、泄气作用，并可诱发温凉感。

Klinische Anwendung: Um das Qi zu erhalten, zu vermehren oder auszuleiten, um Wärme- oder Kälteempfindungen auszulösen.

4. 弹法

即在留针时以指轻弹针体，使针体微震的方法。

2.3.4 Nadelschnipptechnik

Mit dem Finger gegen die Nadel schnippen und sie dadurch leicht zum Vibrieren bringen, während die Nadel im Akupunkturpunkt verbleibt.

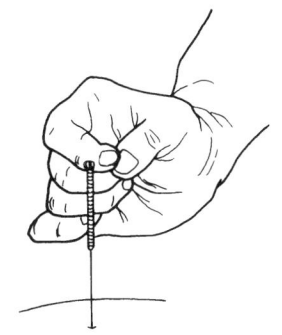

【操作方法】

针刺后在留针过程中，以手指轻弹针尾或针柄，使针体微微震动(见图2-23)。

Methode: Während des Verbleibens der Nadel im Körper wird der Griff oder der Kopf der Nadel angeschnippt und der Nadelkörper gerät in leichte Vibrationen (siehe Abb. 2-23).

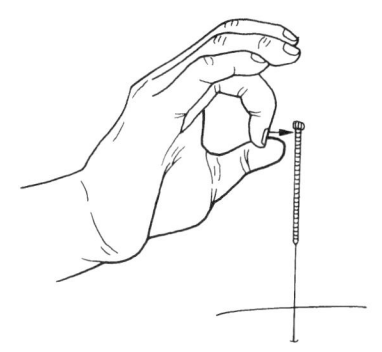

【临床应用】

加强针感，助气运行，起到行气催气作用。

Klinische Anwendung: Um die Zirkulation des Qi und das deqi anzuregen.

图2-23　弹法
Abb. 2-23　Nadelschnipptechnik

5. 刮法

用拇指或示指刮动针柄，以促使得气或加强针感的方法。

2.3.5 Kratzen/Schaben

Mit dem Daumen- oder Zeigefingernagel wird über den Nadelgriff gekratzt, um das deqi zu fördern und zu verstärken.

Ergänzende Techniken zur Manipulation

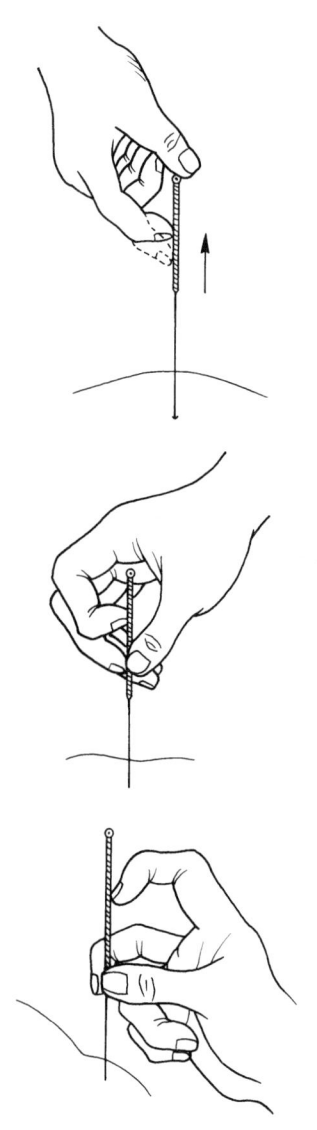

图2-24　三种单手刮针法
Abb. 2-24　Drei Arten des einhändigen Kratzens/Schabens

【操作方法】

毫针刺入一定深度后，经气未至，以拇指或中指的指腹，抵住针尾，用示指指甲，由下而上频频刮动针柄，促使得气（见图2-24）。

Methode: Wenn sich nach dem Einstechen der Nadel in den Akupunkturpunkt bis zu einer gewissen Stichtiefe kein deqi einstellt, greifen die Kuppe von Daumen oder Mittelfinger den Nadelkopf. Der Nagel des Zeigefingers schabt den Nadelgriff mehrfach vom unteren zum oberen Ende, um ein deqi zu fördern (siehe Abb. 2-24).

【临床应用】

本法在针刺不得气时用之可以激发经气，起催气作用。如已得气者可以加强针刺感应的传导与扩散。

Klinische Anwendung: Diese Methode wird beim Fehlen des deqi eingesetzt, um den Fluss des Leitbahn-Qi zu fördern. Wenn sich deqi bereits eingestellt hat, kann die Technik eingesetzt werden, um das deqi zu leiten und zu verteilen.

【按注】

(1) 以上各法均为单手刮针，临床也有双手刮针法者，即用左手拇指端压按针柄头上，略向下用力，左、右两手示指弯曲，指背相对，夹住针体，用右手拇指甲在针柄上下轻刮之（见图2-25）或双手同时刮两针（见图2-26）。

(2) 刮针时要求指力关节要灵活，用力均匀，因此需反复练习，方能熟练自如。

Anmerkungen:

- Die oben ausgeführte Methode besteht aus einhändigem Kratzen. Klinisch wird auch das beidhändige Kratzen eingesetzt. Der linke Daumen drückt den Griff der Nadel etwas nach unten, die Zeigefinger beider Hände lehnen sich aneinander, um den Nadelgriff zu halten, der Nagel des rechten Daumens kratzt den Griff der Nadel (siehe Abb. 2-25) oder beide Hände kratzen zwei Nadeln zur gleichen Zeit (siehe Abb. 2-26).

- Beim Kratzen der Nadel sollten die Finger beweglich sein und die Kraft gleichmäßig. Hierfür ist ausreichende Übungspraxis notwendig.

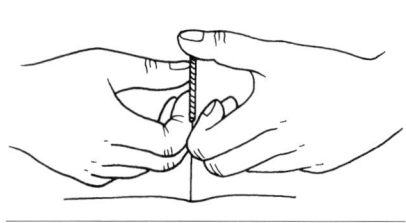

图2-25　双手刮针法
Abb. 2-25　Beidhändiges Kratzen/Schaben

6. 指拨法

用手指轻轻拨动针身以增强刺激。

2.3.6 Fingerschnipptechnik

Zur Verstärkung der Stimulation wird die Nadel mit den Fingern angeschnippt.

【操作方法】

用手指食指、中指或小指轻轻拨动针身，达到增强刺激的作用（见图2-27）。

Methode: Zeige-, Mittel-, oder kleiner Finger schnippen die Nadel, um die Stimulation zu vergrößern (siehe Abb. 2-27).

【临床应用】

增强刺激，催气、行气。

Klinische Anwendung: Um die Stimulation zu verstärken, deqi und den Qi-Fluss zu fördern.

7. 动法

留针时活动其针，增强针感，可以催气。

2.3.7 Schütteltechnik

Um das deqi zu verstärken und den Qi-Fluss zu fördern, wird die eingestochene Nadel geschüttelt.

【操作方法】

留针时活动针体，可作前后捻动，也可作上下提插等动作（见图2-28）。

Methode: Die eingestochene Nadel wird durch Vorwärts-Rückwärts Drehungen, Heben oder Senken geschüttelt (siehe Abb. 2-28).

【临床应用】

增强针感，并可催气、行气。

Klinische Anwendung: Zum Verstärken des deqi, um den Fluss des Leitbahn-Qi zu fördern.

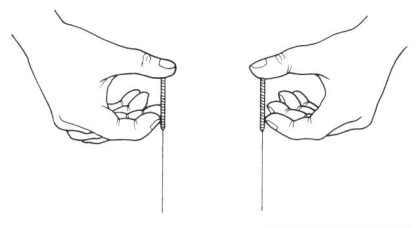

图2-26　双手同时刮针法

Abb. 2-26　Gleichzeitiges Kratzen/Schaben mit beiden Händen

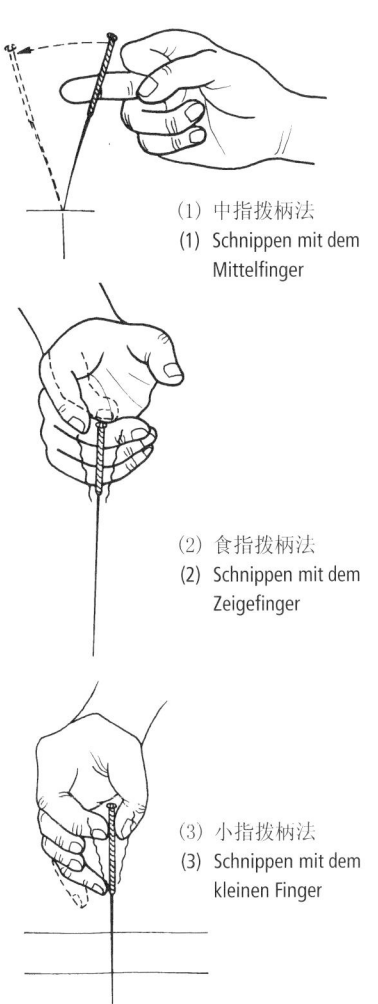

(1) 中指拨柄法

(1) Schnippen mit dem Mittelfinger

(2) 食指拨柄法

(2) Schnippen mit dem Zeigefinger

(3) 小指拨柄法

(3) Schnippen mit dem kleinen Finger

图2-27　指拨法

Abb. 2-27　Fingerschnipptechnik

Ergänzende Techniken zur Manipulation

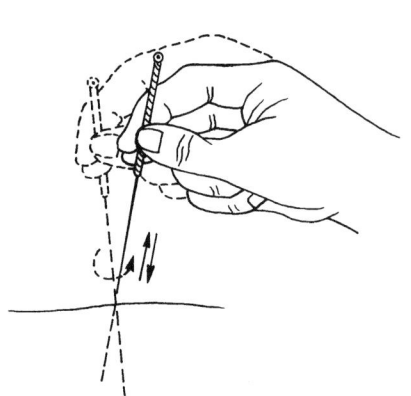

图2-28 动法
Abb. 2-28 Schütteltechnik

8. 摇法

用手指执持针柄，将针身左右摇摆。于出针时可以摇大针孔，便于出针泄气。

2.3.8 Schwingen

Die Finger halten den Nadelkörper und schwingen ihn von links nach rechts. Beim Herausziehen der Nadel wird die Nadel geschwungen, um ein Austreten von Qi hervorzurufen.

【操作方法】
以指捻针柄，摇动针体，边摇动边出针，摇时要上下、左右摆摇。于出针时用摇法，使针孔扩大，而后疾出针（见图2-29）。

Methode: Die Finger drehen den Griff der Nadel und versetzen beim Herausziehen der Nadel den Nadelkörper in Schwingung. Die Nadel sollte auf und ab und von links nach rechts geschwungen werden. Beim Herausziehen wird die Nadel geschwungen, um das Nadelloch zu vergrößern. Danach wird sie schnell entfernt (siehe Abb. 2-29).

【临床应用】
加强针感的刺激强度，起到行气泄邪作用，出针时摇大针孔，有泻实清热作用。

Klinische Anwendung: Diese Methode verstärkt das deqi und fördert den Qi-Fluss, um pathogene Faktoren auszuleiten. Das Schwingen der Nadel zur Vergrößerung des Nadellochs wirkt unterstützend, um Übermaß-Faktoren und Hitze auszuleiten.

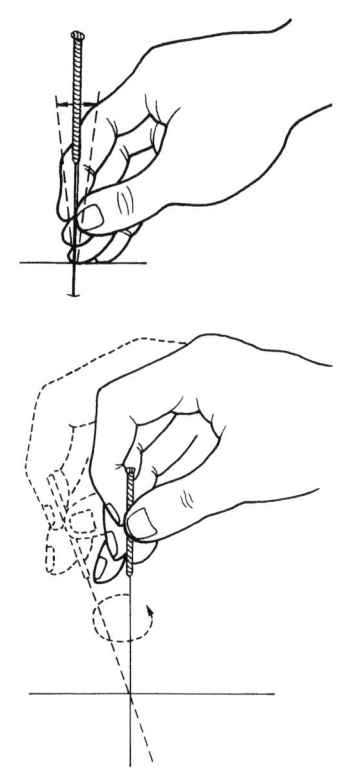

图2-29 摇法
Abb. 2-29 Schwingen

9. 摆法

用手指执持针柄，将针身左右摇摆，可以催气行气。

2.3.9 Schwenktechnik

Die Finger halten den Nadelgriff und schwenken ihn von links nach rechts, um das deqi und den Fluss des Leitbahn-Qi zu fördern.

【操作方法】
针刺得气后将针提起少许，用拇、示二指持针柄，左右来回频频轻微摆动针身（见图2-30）。

Methode: Wenn das deqi erreicht ist, wird die Nadel ein wenig angehoben, zwischen Daumen und Zeigefinger gehalten und leicht und regelmäßig von links nach rechts geschwenkt (siehe Abb. 2-30).

【临床应用】

主要用于催气行气。针刺后气不至，微摆动针身，可使气速至；气至后摆之，可使气向远处流行，常用以加强和扩散针感。

Klinische Anwendung: Diese Methode wird eingesetzt, um den Fluss des Qi zu steigern. Wenn nach dem Nadelstich das deqi ausbleibt, kann ein leichtes Schwenken der Nadel ein deqi herbeiführen. Wenn ein deqi spürbar ist, kann das Schwenken der Nadel ein Fließen des Qi in distale Regionen fördern. Diese Methode findet oft Einsatz, um das deqi zu verstärken und zu zerstreuen.

【按注】

摆是左右摆动，不宜上下左右同时摆摇。摆时要轻缓，不要用力猛摆。

Anmerkung: Die Nadel wird von links nach rechts geschwenkt, aber nicht gleichzeitig von links nach rechts und auf und ab. Das Schwenken der Nadel ist leicht auszuführen.

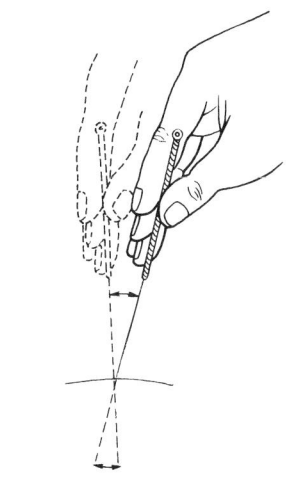

图2-30　摆法
Abb. 2-30　Schwenken

10.　摆散法

针刺结节附近，得气后摆动针体使感觉放散，以消结节。

2.3.10　Schwenken, um zu zerstreuen

Bei der Nadelung in der Nähe von Knötchen wird das „Schwenken, um zu zerstreuen" eingesetzt, bei dem man den Nadelkörper bewegt, um das deqi zu verbreiten und die Knoten aufzulösen.

【操作方法】

针刺刺在结节肿物附近，在针下气至后，以右手拇、示二指扶针柄，向左右在45°角以内似钟摆式的缓慢的摆动，使感觉放散（见图2-31）。

Methode: Wenn die Nadel nahe bei Schwellungen um die Knoten eingestochen wird und sich ein deqi einstellt, wird

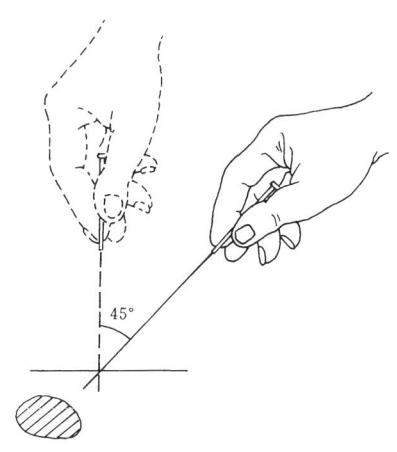

图2-31　摆散法
Abb. 2-31　Schwenken, um zu zerstreuen

Ergänzende Techniken zur Manipulation

der Nadelgriff zwischen Daumen und Zeigefinger der rechten Hand gehalten und vor und zurück wie ein Uhrpendel im Winkel von 45 Grad bewegt, um das deqi zu verteilen (siehe Abb. 2-31).

【临床应用】
多用于拨散结节肿物。

Klinische Anwendung: Um feste Ansammlungen zu zerstreuen und Knoten aufzulösen.

11. 盘法

将针作圆形盘转，可加大刺激量，用于腹部肌肉松弛之处。

2.3.11　Kreisen

Die Nadel wird kreisförmig bewegt, um die Stimulation zu verstärken und die Muskeln im Abdomen zu entspannen.

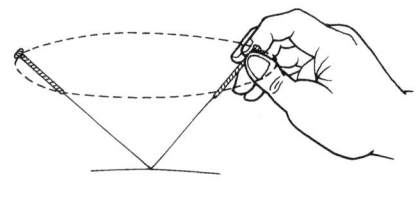

图2-32　盘法
Abb. 2-32　Kreisen

【操作方法】
在腹部，将针身倾斜与皮肤呈5°～40°角，作圆盘形转动3～5周(见图2-32)。

Methode: Die Nadel wird auf dem Abdomen kreisförmig mit einem Winkel von 5 bis 40 Grad zwischen dem Nadelkörper und der Haut gedreht. Mit der Nadel werden 3 bis 5 Kreise gedreht (siehe Abb. 2-32).

【临床应用】
调气和气，并可加强针感，治肚腹疼痛、腹胀、消化不良等症。

Klinische Anwendung: Um den Fluss des Qi zu steigern, Qi zu harmonisieren und das deqi zu verstärken, zur Behandlung abdomineller Schmerzen, von Diarrhö und Dyspepsie.

12. 震颤法

持针时，边以手指颤动针身，使之轻微颤动。

2.3.12　Vibrieren

Beim Halten der Nadel schüttelt die Hand leicht den Nadelkörper, um Vibrationen zu erzeugen.

【操作方法】

针刺入一定深度后，右手持针柄，用小幅度、快频率的提插、捻转手法，使针身轻微震颤（见图2-33）。

Methode: Nachdem die Nadel in eine bestimmte Tiefe in den Akupunkturpunkt eingestochen worden ist, wird sie von der rechten Hand gehalten und beim Heben, Senken und Drehen/Rotieren in schneller Frequenz und in kleinem Umfang manipuliert, um sie zum Vibrieren zu bringen (siehe Abb. 2-33).

【临床应用】

本法可促使针下得气，起到催气作用，还可增强针刺感应。

Klinische Anwendung: Um das deqi und den Qi-Fluss zu fördern und das deqi zu verstärken.

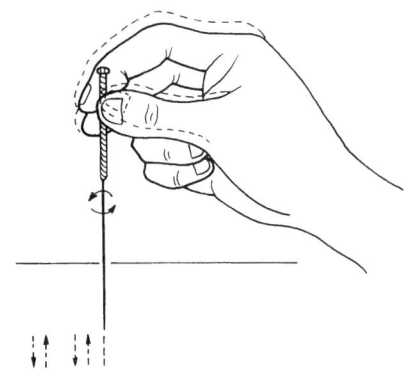

图2-33 震颤法

Abb. 2-33 Vibrieren

13. 捣法

针在穴原位不断提捣，犹如雀之啄食一般的一种快速小幅度的提插捻转法。

2.3.13 Zustoßen

Die eingestochene Nadel wird an der gleichen Stelle schnell gehoben und gesenkt wie ein Vogel, der Futter aufpickt. Die Nadel wird schnell und in kleinem Umfang gehoben, gesenkt und gedreht.

【操作方法】

针刺达穴内一定深度后，在原处轻出重入，不断提捣，捣时应以腕关节的震颤为主，使针尖原位上下小幅度提插和旋转，使针身不进不退，但又如进如退，如雀啄食般的运动（见图2-34）。

Methode: Nachdem die Nadel in eine bestimmte Tiefe eingestochen worden ist, wird sie ein wenig gehoben und mit Nachdruck in die gleiche Stelle abgesenkt, hauptsächlich durch Bewegen aus dem Handgelenk heraus. Die Spitze der Nadel wird in kleinem Umfang im Akupunkturpunkt gehoben, gesenkt und nach oben und unten gedreht. Die Nadel wird nicht ganz herausgezogen und neu eingestochen, sondern scheint sich zu bewegen wie das Picken eines Spatzes (siehe Abb. 2-34).

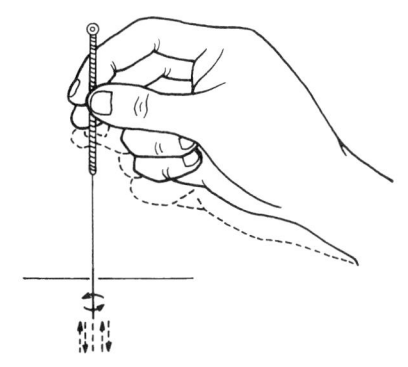

图2-34 捣法

Abb. 2-34 Zustoßen

Ergänzende Techniken zur Manipulation

毫 针 刺 法

【临床应用】

捣法主要用来催气、行气，有加强针感，使气留针下不去的作用。

Klinische Anwendung: Die Methode wird benutzt, um das Eintreffen und Fließen des Qi zu fördern, das deqi zu verstärken und zu übertragen, so dass das Qi unterhalb der Nadel bleibt.

【按注】

捣时不能提插幅度过大、间断而行针，捻转宜小，微有旋转即可。贵在连续不断地提捣，以腕的震颤为主而行针。捣与提插不同，捣是在原位上下行针，虽有提插，但幅度小，频率快，深度不变，一般每分钟可捣150～300次。提插则是在上下大幅度的升降，有明显的深度变化。

捣法与震颤法相类似，而有震颤运动。但震颤法以手指的颤动为主，强调需"细细动摇"，因此较为轻柔；捣法则以腕的震颤为主，要求"如雀啄食"，因此较为强烈。两者有手技轻重之别。

Anmerkung: Die Technik des Zustoßens sollte sanft und kontinuierlich ohne Unterbrechung in einem geeigneten Umfang ausgeführt werden. Das Drehen der Nadel erfolgt nur geringfügig. Es ist wichtig, dass das Zustoßen ohne Unterbrechung ausgeführt werden muss und die Nadel hauptsächlich durch das Schütteln des Handgelenkes manipuliert wird. Im Vergleich zu den Techniken des Hebens und Senkens ist das Zustoßen durch kleinen Umfang, hohe Frequenz und das Beibehalten der Stichtiefe an derselben Stelle charakterisiert. Im Allgemeinen stößt die Nadel 150–300 Mal in der Minute zu. Die Techniken des Hebens und Einstechens nach oben und nach unten werden hingegen mit großem Umfang und mit deutlichem Wechsel der Stichtiefe ausgeführt.

Das Zustoßen ist dem Vibrieren ähnlich. Beim Vibrieren ist jedoch der vibrierende Teil der Finger und das Vibrieren sollte sanft sein, beim Zustoßen ist der vibrierende Teil das Handgelenk, das sich bewegt wie ein pickender Spatz. Daher ist die Wirkung stärker. Der Unterschied zwischen den beiden Techniken liegt in der angewendeten Kraft.

14. 捻推法

当气行不远，可用本法捻推针柄，可以行气。

2.3.14 Drücken durch Drehen

Wenn das Qi nicht in die distalen Regionen gelangen kann, wird diese Methode angewendet, bei der durch Drehen des Nadelkopfes der Fluss des Qi erhöht wird.

【操作方法】

气行不远时，用拇、示二指将针由得气位轻轻提起，针尖朝向意欲行气的方向，拇指向前均匀而有力地捻推针柄，拇指达到指腹后横纹时，即轻轻退回，然后再用力向前推第二次，如此连推数次或十数次（见图2-35）。

Methode: Wenn das Qi zu schwach ist, um in distale Regionen zu gelangen, heben Daumen und Zeigefinger die Nadel sanft an. Die Spitze der Nadel wird in die Richtung, die das Qi nehmen soll, ausgerichtet. Der Daumen dreht den Nadelgriff nach vorne bis zu den posterior gelegenen transversalen Linien an der Kuppe des Daumens, dann wird die Nadel sanft zurückgedreht. Dieser Vorgang wird mehrmals oder etwas über zehnmal ausgeführt (siehe Abb. 2-35).

【临床应用】

行气催气。

Klinische Anwendung: Um den Qi-Fluss zu erhöhen.

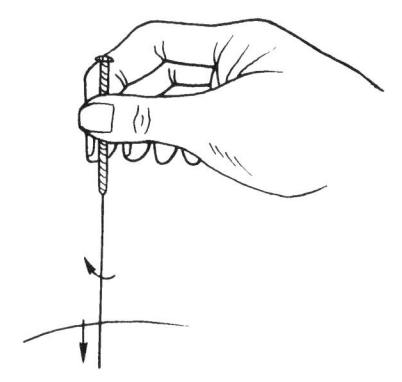

图2-35　捻推法
Abb. 2-35　Drücken durch Drehen

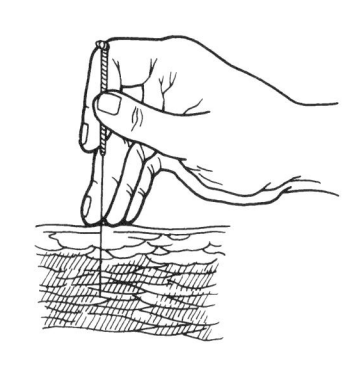

15. 按法

将针下插豆许，促使感应增强。

2.3.15 Drücken

Die Nadel ein wenig tiefer drücken, um das deqi zu verstärken.

【操作方法】

将针下按如豆许，但不作提插状（见图2-36）。

Methode: Die Nadel wird ein wenig tiefer gedrückt, aber sie wird nicht eingesenkt oder angehoben (siehe Abb. 2-36).

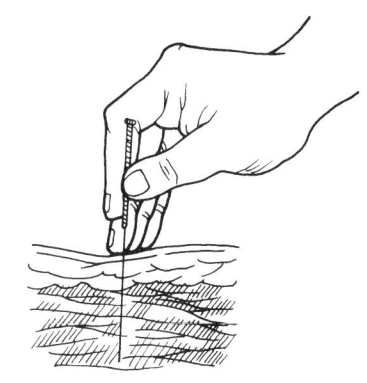

图2-36　按法
Abb. 2-36　Drücken

【临床应用】

加强针感，并可催气、补气。

Klinische Anwendung: Um das deqi zu verstärken, deqi auszulösen und das Qi zu tonisieren.

16. 压法

针刺后，用指压针尾使针下沉之法。

2.3.16 Pressen/Drücken

Auf das Ende der Nadel nach dem Einstechen pressen/drücken.

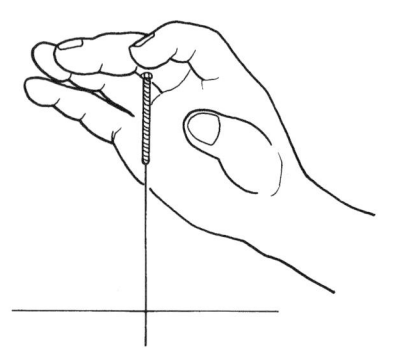

图2-37　压法
Abb. 2-37　Pressen/Drücken

【操作方法】

针刺得气后，用示指、中指或环指紧压针尾，使针体下沉(见图2-37)。

Methode: Nachdem sich ein deqi eingestellt hat, wird mit dem Zeige-, Mittel- oder Ringfinger auf das Ende der Nadel gedrückt, damit der Nadelkörper tiefer einsinken kann (siehe Abb. 2-37).

【临床应用】

用于针刺得气后的行气、导气和加强刺激。

Klinische Anwendung: Um den Qi-Fluss und das deqi zu verstärken und die Stimulation zu vergrößern.

17. 敲法

针刺后用指敲动针尾使针尖随敲而渐进。

2.3.17 Klopfen

Nachdem die Nadel eingestochen worden ist, wird mit den Fingern auf den Kopf der Nadel geklopft, um die Nadel nach innen zu drücken.

【操作方法】

针刺得气后，再用中指或示指对准针尾敲动，使针尖随敲动而渐进(见图3-38)。

Methode: Wenn ein deqi spürbar ist, wird auf den Kopf der Nadel mit dem Zeige- oder Mittelfinger geklopft (siehe Abb. 2-38).

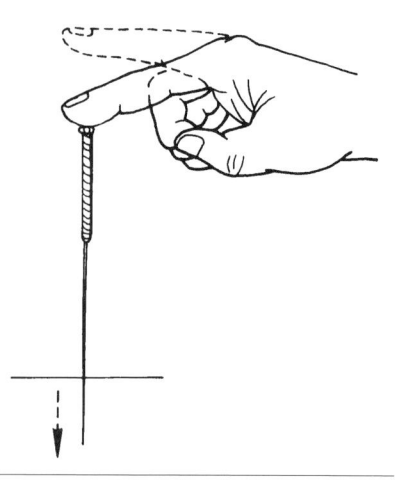

图2-38　敲法
Abb. 2-38　Klopfen

【临床应用】
用于针刺得气后的行气、导气，使针感不消失并得到
加强和扩散。

Klinische Anwendung: Um den Qi-Fluss anzuregen, nachdem sich ein deqi eingestellt hat, damit sich das deqi weiter verstärkt bzw. bestehen bleibt.

18. 飞法

手指执持针柄，将针身搓捻，一捻一放，放时手指张
开如飞鸟状。

2.3.18　Fliegen

Die Finger halten den Nadelgriff, die Nadel wird gedreht und dann losgelassen wie beim Wegfliegen eines Vogels.

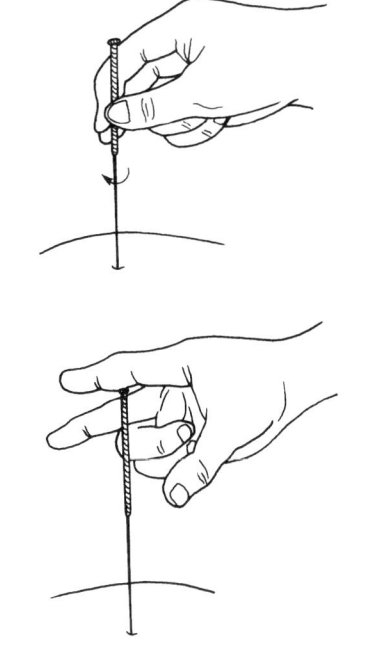

【操作方法】
针后不得气者，用右手拇、示二指执持针柄，细细捻
搓数次，然后张开两指，一搓一放，反复数次，状如
飞鸟展翅，故称飞（见图2-39），也可单飞（见图
2-40）。

Methode: Wenn sich beim Nadeln kein deqi einstellt, ergreifen Daumen und Zeigefinger der rechten Hand den Nadelgriff und drehen ihn mehrmals, um ihn dann loszulassen. Dieser Vorgang wird mehrere Male wiederholt wie beim (wiederholten) Wegfliegen eines Vogels (siehe Abb. 2-39). Das Fliegen kann auch einmalig eingesetzt werden (siehe Abb. 2-40).

图2-39　飞法
Abb. 2-39　Fliegen

【临床应用】
本法的作用在于催气、行气，并使针刺感应增强。
Klinische Anwendung: Um das deqi und den Qi-Fluss zu verstärken und die Stimulation zu vergrößern.

【按注】
飞法在临床上尚有搓飞法和扇飞法两种：
(1) 搓飞法，即边搓捻针身，边放手张开（见图
　　2-41）。
(2) 扇飞法，即拇、示指持针，其余三指呈扇状震
　　飞，如鸟在空中留飞之状（见图2-42）。

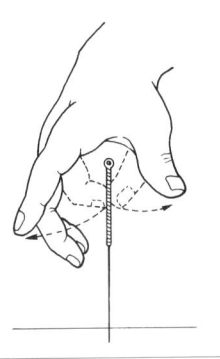

图2-40　单飞法
Abb. 2-40　Einmaliges Fliegen

Ergänzende Techniken zur Manipulation

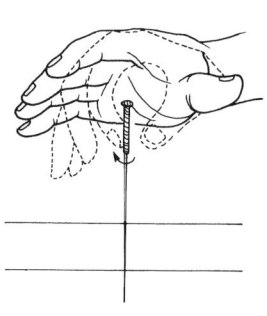

图2-41　搓飞法

Abb. 2-41　Fliegen mit Reiben

Anmerkung:

- Es gibt zwei weitere Methoden des „Fliegens" in der klinischen Praxis: „Fliegen mit Reiben" und „Fliegen mit Fächern".
- „Fliegen mit Reiben": Fliegen und Reiben werden gleichzeitig eingesetzt (siehe Abb. 2-41).
- „Fliegen mit Fächern": Die Nadel wird von Daumen und Zeigefinger gehalten. Die restlichen Finger bewegen sich wie ein Fächer, wobei sie das Fliegen eines Vogels am Himmel imitieren (siehe Abb. 2-42).

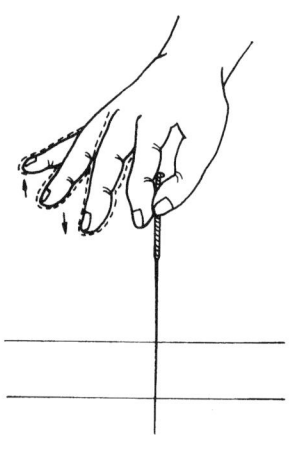

图2-42　扇飞法

Abb. 2-42　Fliegen mit Fächern

19. 倒法

进针得气后，将针扳倒，侧卧而行针的方法，又称卧针法。

2.3.19　Biegen

Wenn ein deqi nach dem Einstechen eingetreten ist, wird die Nadel zu einer Seite gebogen, um das deqi zu manipulieren.

【操作方法】

针刺得气后，将针提到浅层，扳倒针身，针尖指向病所，行捻转方法或其他手法，使针感向病所传导（见图2-43）。

Methode: Nach dem Eintreten des deqi wird die Nadel in eine höhere Schicht angehoben und gebogen, um den Qi-Fluss zum Ort der Erkrankung zu leiten und durch Drehen oder andere Methoden das deqi zum selben Ort zu leiten (siehe Abb. 2-43).

【临床应用】

常用于导气、行气，使针感传向病所。

Klinische Anwendung: Diese Methode wird eingesetzt, um den Fluss des Qi zu fördern und das deqi zum Ort der Erkrankung zu leiten.

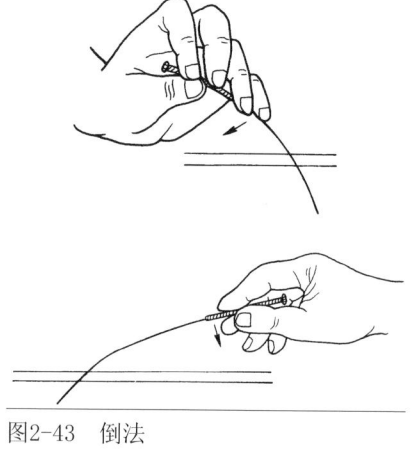

图2-43　倒法

Abb. 2-43　Biegen

20. 剔法

针刺得气后，用指将针尖向经脉循行的两侧拨剔。

2.3.20 Herauskratzen

Nach dem Eintreten des deqi wird die Spitze der Nadel zu beiden Seiten der Leitbahn hin gerichtet.

【操作方法】

针刺得气后，将右手示、中、拇指紧捏针柄，稍斜针体，将针尖向经脉循行的两侧拨剔，如将物从缝中剔出一般（见图2-44）。

Methode: Nach dem Eintreten des deqi wird die Nadel von Daumen, Zeige- und Mittelfinger der rechten Hand gehalten und ein wenig geneigt. Die Spitze der Nadel richtet sich abwechselnd auf beide Seiten der Leitbahn als wollte man etwas seitlich der Leitbahn herauspicken (siehe Abb. 2-44).

【临床应用】

加强刺激，行气、导气并可使针感顺经脉而行之。

Klinische Anwendung: Um die Stimulation zu verstärken und den Fluss von Qi und deqi zu verstärken und dahin zu führen, sich entlang der Leitbahn zu verteilen.

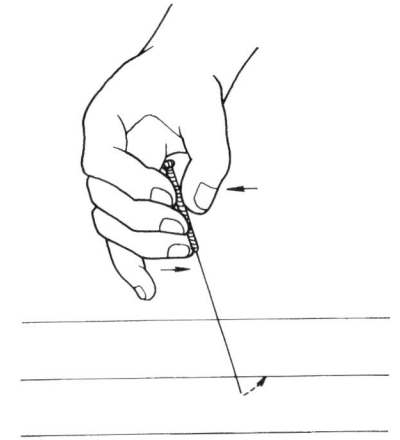

图2-44　剔法
Abb. 2-44　Herauskratzen

21. 努法

用拇、示二指捏住针柄，中指按压拨动针身，可控制针下感应向单向扩散。

2.3.21 Fixiertes Nadelschnippen

Die Nadel wird zwischen Daumen und Zeigefinger gehalten und mit dem Mittelfinger gedrückt, um die Weiterleitung von deqi in eine Richtung zu kontrollieren.

【操作方法】

努法要在针刺得气基础上施行，得气后将针稍提，用拇、示二指夹持针柄，中指按压拨动针身或侧压针身使针身弯曲成弯弓之状。想使针感向上扩散，可将针体向下向后按；想使针感向下扩散，可将针体向上向前按（见图2-45）。

Methode: Nach dem Eintreten des deqi wird die Nadel ein wenig angehoben. Daumen und Zeigefinger halten den

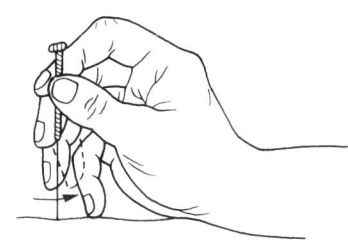

(1) 中指按压针身
(1) Drücken des Nadelkörpers mit dem Mittelfinger

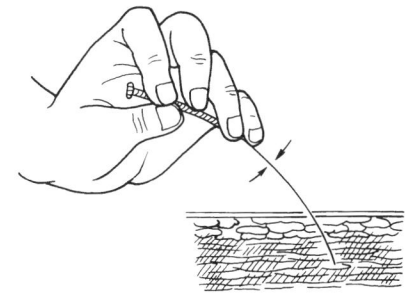

(2) 使针身弯曲成弯弓之状
(2) Die Nadel wie einen Bogen biegen

图2-45　努法
Abb. 2-45　Fixiertes Nadelschnippen

Ergänzende Techniken zur Manipulation

Nadelgriff, der Mittelfinger drückt und schnippt den Nadelkörper oder biegt die Nadel zur Seite wie einen Bogen. Um das deqi nach oben zu leiten, wird die Nadel nach unten und hinten gebogen. Um das deqi nach unten zu leiten, wird die Nadel nach oben und vorne gebogen (siehe Abb. 2-45).

【临床应用】

加强刺激，行气、导气，并可使针感随经脉而行。

Klinische Anwendung: Um die Stimulation zu verstärken, den Qi-Fluss zu vergrößern, Qi zu lenken und dafür zu sorgen, dass sich das deqi entlang der Leitbahn ausbreitet.

【按注】

努法有行气引气作用，可促使经气沿经络循行经路扩散，针感沿一定方向感传。并可使气达病所：努法可促进针下之气沿经络直达病所。为此，应手不离针或按压，或捻动，使针下之气不失，并沿术者期望的方向感传而直达于患病之所。

Anmerkung: Fixiertes Nadelschnippen ist hilfreich, um den Qi-Fluss zu verstärken und zu leiten, um das Leitbahn-Qi anzuregen, sich entlang der Leitbahn zu verteilen, und um das deqi anzuleiten, sich in eine bestimmte Richtung und zum Ort der Erkrankung hin auszubreiten. Das fixierte Nadelschnippen kann das Qi nach unten führen. Zu diesem Zweck sollten die Finger helfen, die Nadel zu drücken oder zu drehen, so dass das deqi unter der Nadel verbleibt, um es dann dahin zu führen, sich in die gewünschte Richtung und direkt zum Ort der Erkrankung auszubreiten.

22. 搬垫法

一手将针柄搬向一方，另一手之示指垫在针体与被针穴位皮肤之间而称之。

2.3.22 Biegen und als Kissen dienen

Eine Hand biegt die Nadel zu einer Seite, der Zeigefinger der anderen Hand unterstützt den Nadelkörper dabei wie ein Kissen.

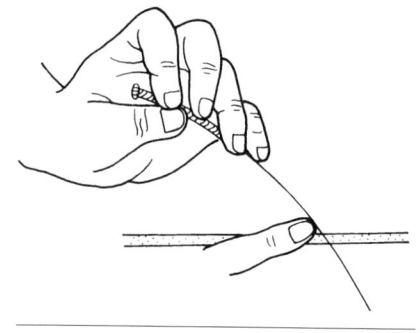

图2-46 搬垫法

Abb. 2-46 Biegen und als Kissen dienen

【操作方法】

搬是针下得气后患者颇感舒适，一手将针柄搬向一方；垫是将另一手手指垫在针体与被针穴位皮肤之间，顶住有感觉的部位，以加大感觉（见图2-46）。

Methode: Das Biegen wird eingesetzt, nachdem ein deqi spürbar ist und sich der Patient angenehm entspannt fühlt. Der Akupunkteur biegt die Nadel mit einer Hand zu einer Seite, als Kissen dient ein Finger der anderen Hand, der das Areal zwischen dem Nadelkörper und der Haut über dem genadelten Akupunkturpunkt abstützt, um so das deqi zu verstärken (siehe Abb. 2-46).

【临床应用】

行气导气以达病所。

Klinische Anwendung: Um das Qi zu verstärken und zum Ort der Erkrankung zu leiten.

23. 搜法

搜即搜寻经气之意。

2.3.23 Suchen

Suchen bedeutet nach dem Leitbahn-Qi zu suchen.

【操作方法】

针刺之后，若不得气，可分别向上、下、左、右四方针刺搜寻经气，以得气为度（见图2-47）。

Methode: Die Nadel wird auf und ab, nach links und rechts geführt, um so lange das Leitbahn-Qi aufzusuchen, bis sich ein deqi einstellt (siehe Abb. 2-47).

【临床应用】

催气，可用于通经接气。

Klinische Anwendung: Diese Methode wird eingesetzt, um den Qi-Fluss und das deqi zu fördern.

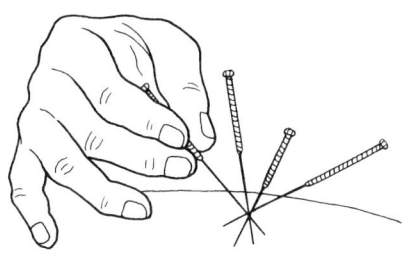

图2-47　搜法
Abb. 2-47　Suchen

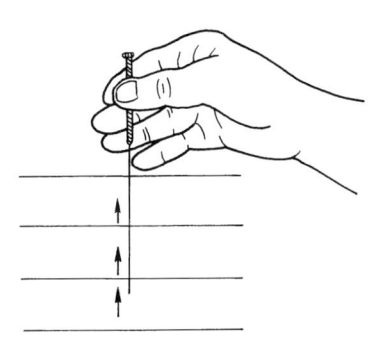

图2-48　退法

Abb. 2-48　Zurückziehen

24.　退法

将针由深出浅，出针时用。

2.3.24　Zurückziehen

Die Nadel wird aus einer tiefen in eine oberflächliche Schicht gehoben und dann zurückgezogen.

【操作方法】

行针时，将针一步步向后退之，或于出针时将针后退（见图2-48）。

Methode: Während der Nadelmanipulation wird die Nadel allmählich und kontinuierlich zurückgezogen. Oder die Nadel wird beim Zurückziehen ganz herausgezogen (siehe Abb. 2-48).

【临床应用】

行针中的手法，或出针。

Klinische Anwendung: Dies ist eine Technik für die Manipulation oder das Zurückziehen der Nadel.

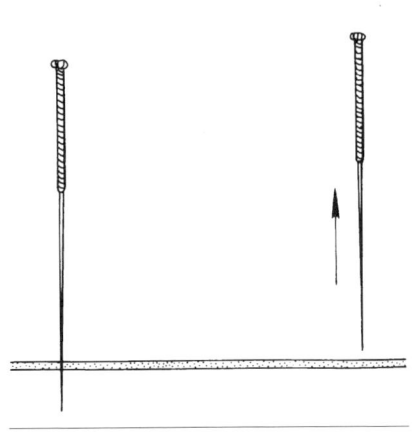

图2-49　留法

Abb. 2-49　Zurückhalten der Nadel

25.　留法

当退针外出，针尖到达皮下时，留针片刻方出针，避免出针太猛太快损伤组织。

2.3.25　Zurückhalten der Nadel

Die Nadelspitze wird unter die Haut zurückgezogen, einen Moment festgehalten und dann herausgezogen, um das Gewebe nicht zu irritieren.

【操作方法】

当退针外出时，针尖在皮下或浅层时，留针片刻后再出针（见图2-49）。

Methode: Die Nadel wird in eine oberflächliche Region gehoben, einen Moment dort belassen und dann herausgezogen (siehe Abb. 2-49).

【临床应用】

出针时用，以免损伤组织或出血。

Klinische Anwendung: Um beim Herausnehmen der Nadel eine Beschädigung des Gewebes oder ein Bluten zu vermeiden.

26. 提法

将针上提少许，使针下感应减弱或消失。

2.3.26 Heben

Die Nadel wird ein wenig angehoben, um das deqi zu ver-ringern oder zu unterbinden.

【操作方法】

将针上提少许，以减弱针感，但不作提插手法（见图 2-50）。

Methode: Die Nadel wird ein wenig angehoben um das deqi abzuschwächen, Heben und Senken werden dabei vermieden (siehe Abb. 2-50).

【临床应用】

减弱感应。

Klinische Anwendung: Reduzierung des deqi.

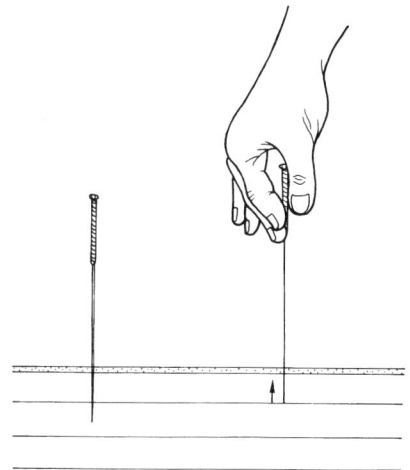

图2-50 提法
Abb. 2-50 Heben

27. 拔法

针尖已退至皮下，松活不滞涩，如拔毫毛一样，将针拔出，以避免出针时疼痛。

2.3.27 Ziehen

Die Nadelspitze wird unter die Haut zurückgezogen, bis die Nadel locker sitzt und nicht stagniert. Dann wird die Nadel herausgezogen, wie man ein Haar aus dem Körper zieht, um Schmerzen durch das Herausnehmen zu ver-meiden.

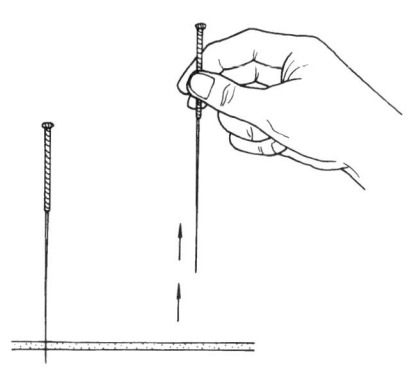

图2-51 拔法
Abb. 2-51 Ziehen

【操作方法】

将针缓缓退至皮下，觉皮下松动不滞涩后，再如拔毛状将针拔出（见图2-51）。

Methode: Die Nadel wird sanft bis unter die Haut zurück-gezogen. Wenn es sich weich und locker unter der Haut anfühlt, wird die Nadel herausgezogen, als ob man ein Körperhaar herauszieht (siehe Abb. 2-51).

【临床应用】

避免出针时的疼痛和出血。

Klinische Anwendung: Um Schmerzen und Blutungen, verursacht durch das Herausziehen, zu vermeiden.

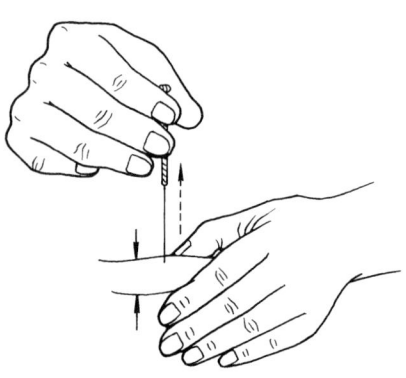

图2-52　拔法
Abb. 2-52　Ziehen

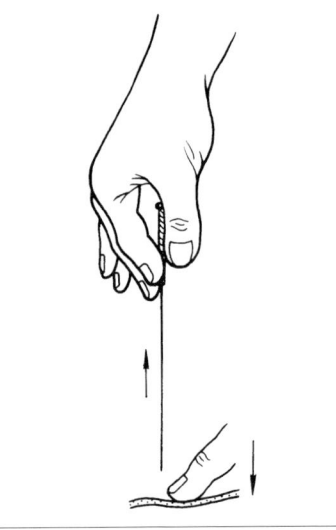

图 2-53　扪法
Abb. 2-53　Drücken des Akupunkturpunktes

【按注】

另有一种拔法是先用左手拇、示二指夹压针穴两边，然后用右手拇、示二指握紧针柄，用力将针拔出（见图2-52）。

Anmerkung: Eine andere Methode besteht darin, den Akupunkturpunkt zwischen Daumen und Zeigefinger der linken Hand einzuklemmen, Daumen und Zeigefinger der anderen Hand halten den Nadelgriff und ziehen ihn schnell heraus (siehe Abb. 2-52).

28.　扪法

出针后用手指按压针孔，减轻出针后的痛感，防止气泄。

2.3.28　Drücken des Akupunktur- punktes

Man drückt den genadelten Akupunkturpunkt nach dem Herausziehen, um Schmerzen zu mildern und ein Ausströmen des Qi zu verhindern.

【操作方法】

出针后用手指按压针孔并可稍加按摩（见图2-53）。

Methode: Den genadelten Akupunkturpunkt nach dem Herausnehmen der Nadel drücken oder massieren (siehe Abb. 2-53).

【临床应用】

闭气补虚，防止出血或可止血。

Klinische Anwendung: Um ein Ausströmen von Qi zu verhindern, um bei Kraftlosigkeit zu tonisieren und um Blutungen zu vermeiden oder zum Stillstand zu bringen.

第四节　常用补泻手法
2.4 Allgemeine Techniken zum Tonisieren und Sedieren

1.　提插补泻法

本法是以提插方法来行补泻，故名。

2.4.1 Techniken zum Tonisieren und Sedieren durch Heben und Senken

Diese Methode wird durch Heben und Senken ausgeführt. Daher der Name.

【操作方法】

针刺后在得气基础上，将针由浅而深，插多提少，反复重插轻提，以下插为主者是补法；反之，将针由深而浅，提多插少，反复重提轻插，以上提为主者是泻法（见图2-54）。

Methode: Nach dem Eintreten des deqi wird die Nadel wiederholt von der oberflächlichen zur tiefen Schicht manipuliert, indem sie tiefer gesenkt und weniger gehoben wird. Dies ist die tonisierende Technik. Das gegenteilige Vorgehen wird als sedierende Technik bezeichnet (siehe Abb. 2-54).

【临床应用】

补虚泻实。

Klinische Anwendung: Um bei Schwäche zu tonisieren und bei Übermaß zu sedieren.

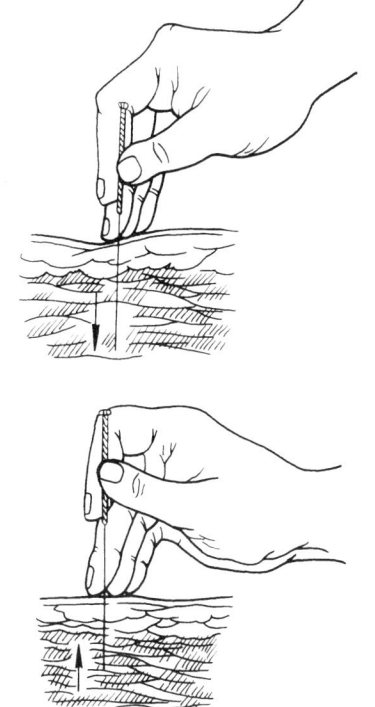

图2-54　提插补泻法

Abb. 2-54　Techniken zum Tonisieren und Sedieren durch Heben und Senken

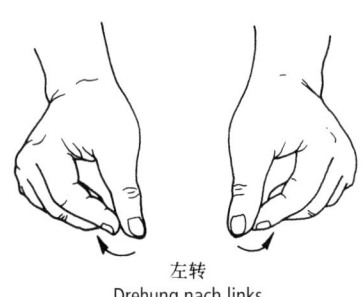

左转
Drehung nach links

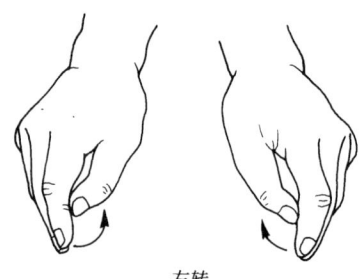

右转
Drehung nach rechts

图2-55　捻转补泻法

Abb. 2-55　Techniken zum Tonisieren und Sedieren durch Drehen/Rotation

2. 捻转补泻法

本法是以捻转来行补泻，故名。

2.4.2 Techniken zum Tonisieren und Sedieren durch Drehen/Rotation

Diese Methode wird durch Drehen ausgeführt.

【操作方法】

是指在针下气至基础上，以拇指和示指末节的指腹部来回转针，有进有退，从用力轻重、角度大小、速度快慢、左捻或右捻为主的不同手法而区分补泻，也就是说左捻针，即拇指向前，示指向后为补；右捻针，即拇指向后，示指向前为泻（见图2-55）。

Methode: Nachdem ein deqi gefühlt wurde, drehen die Kuppen von Daumen und Zeigefinger die Nadel vor und zurück. Die Manipulationen zum Tonisieren und Sedieren unterscheiden sich durch das Ausmaß von Kraft, Winkel, Geschwindigkeit und Drehung nach links oder rechts. Eine Drehung nach links mit der Nadel, bei der der Daumen nach vorne und der Zeigefinger nach hinten drücken, bedeutet Tonisierung, eine Drehung der Nadel nach rechts, bei der der Daumen nach hinten und der Zeigefinger nach vorne drücken, bedeutet Sedierung (siehe Abb. 2-55).

【临床应用】

补虚泻实。

Klinische Anwendung: Um bei Schwäche zu tonisieren und bei Übermaß zu sedieren.

3. 徐疾补泻法

是掌握毫针进针、出针以及行针的快慢为补泻的针刺手法。

2.4.3 Techniken zum Tonisieren und Sedieren durch variable Geschwindigkeit

Die manipulierenden Techniken zum Tonieren und Sedieren zeichnen sich durch unterschiedliche Geschwindigkeit beim Einstechen, Herausziehen und bei der Manipulation der Nadel aus.

毫 针 刺 法

【操作方法】

以缓慢地进针，快速地出针，为补法；反之，快速地
进针，缓慢地出针，为泻法(见图2-56)。

Methode: Langsames Einstechen und schnelles Herausziehen bedeutet Tonisierung, während schnelles Einstechen
und langsames Herausziehen Sedierung bedeutet (siehe
Abb. 2-56).

【临床应用】

补虚泻实。

Klinische Anwendung: Um bei Schwäche zu tonisieren
und bei Übermaß zu sedieren.

【按注】

临床上也用三进一退与一进三退之法，此亦是徐进疾
出，疾进徐出之意，可参考之(见图2-57)。

Anmerkung: Klinisch werden auch die Techniken des dreifachen Einstechens und einfachen Herausziehens und des
einfachen Einstechens und dreifachen Herausziehens eingesetzt. Sie werden auch ausgeführt als langsames Einstechen und schnelles Herausziehen und schnelles Einstechen
und langsames Herausziehen (siehe Abb. 2-57).

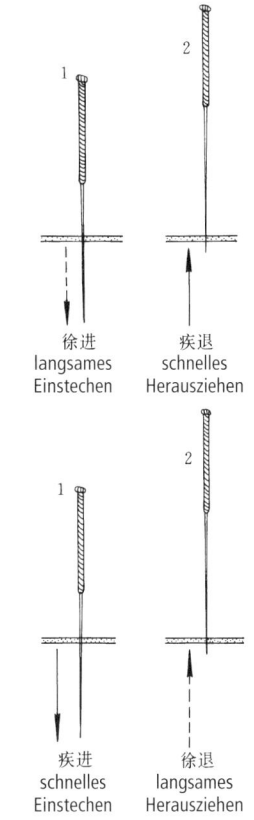

图2-56 徐疾补泻法

Abb. 2-56 Techniken zum Tonisieren und
Sedieren durch variable Geschwindigkeit

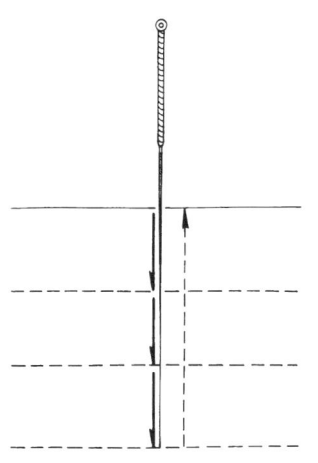

(1) 三进一退

(1) Dreifaches Einstechen und einfaches
Herausziehen

(2) 一进三退

(2) Einfaches Einstechen und dreifaches
Herausziehen

图2-57 三进一退和一进三退

Abb. 2-57 Dreifaches Einstechen und einfaches Herausziehen, einfaches Einstechen und
dreifaches Herausziehen.

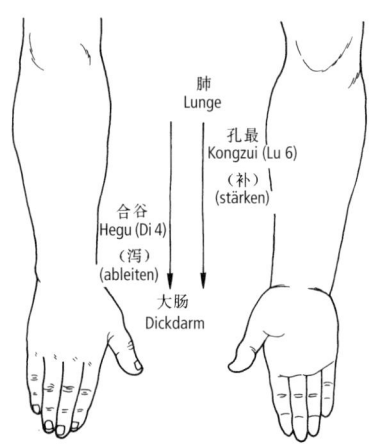

图2-58　迎随补泻

Abb. 2-58　Techniken zum Tonisieren und Sedieren durch Entgegenstehen und Folgen

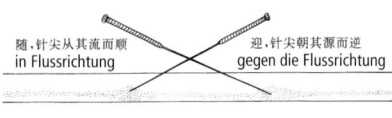

随，针尖从其流而顺
in Flussrichtung

迎，针尖朝其源而逆
gegen die Flussrichtung

图2-59　迎经气流向而刺为泻，顺经气流向而刺为补

Abb. 2-59　Ein Ausrichten der Nadelspitze in Flussrichtung des Leitbahn-Qi bewirkt ein Tonisieren. Die gegenteilige Praxis bedeutet Sedieren

4.　迎随补泻法

本法是以针向顺逆经脉循行的方向来行补泻的方法。

2.4.4　Techniken zum Tonisieren und Sedieren durch Entgegenstehen und Folgen

Diese Techniken können eine tonisierende oder sedierende Wirkung erzeugen, indem die Nadelstichrichtung so ausgerichtet wird, dass sie dem Leitbahnverlauf folgt oder ihm entgegensteht.

【操作方法】
针刺得气后，针尖顺其经脉，随而济之为补法；针尖逆其经脉，迎而夺之为泻法（见图2-58, 2-59）。

Methode: Nach dem Eintreten des deqi bewirkt ein Ausrichten der Nadelspitze in Flussrichtung des Leitbahn-Qi ein Tonisieren. Die gegenteilige Praxis bedeutet Sedieren (siehe Abb. 2-58, 2-59).

【临床应用】
疏泻病气。

Klinische Anwendung: Um pathogene Faktoren zu zerstreuen.

5.　呼吸补泻法

是指在用针刺手法时，配合患者的呼吸以区分补泻的方法。

2.4.5　Techniken zum Tonisieren und Sedieren durch Orientierung an der Atmung

Diese Technik kombiniert das Einstechen und Herausziehen der Nadel mit der Atmung des Patienten, um zwischen tonisierender und sedierender Manipulation zu unterscheiden.

【操作方法】

即当患者吸气时进针、转针，呼气时退针、出针为泻法；反之，当患者呼气时进针、转针，吸气时退针、出针为补（见图2-60）。

Methode: Die Nadel beim Einatmen des Patienten einzustechen und sie beim Ausatmen herauszuziehen bedeutet Sedieren. Die gegenteilige Praxis bedeutet Tonisieren (siehe Abb. 2-60).

【临床应用】

顺气，补虚泻实。

Klinische Anwendung: Um den geschmeidigen Fluss des Qi zu fördern, um bei Schwäche zu tonisieren und bei Übermaß zu sedieren.

6.　九六补泻法

九六补泻，是根据《易经》理论，以奇数1，3，5，7，9为阳，偶数2，4，6，8，10为阴，选9，6两数，与捻转或提插方法相结合，在天、地、人三部行针的一种补泻方法。

2.4.6　9-6-Methode

Nach dem *Yi Jing* (Buch der Wandlungen weisen ungerade Zahlen (wie 1, 3, 5, 7, 9) Yang-Charakter, gerade Zahlen (wie 2, 4, 6, 8, 10) Yin-Charakter auf. Man kombiniert die beiden Zahlen 9 und 6 mit den Methoden des Drehens oder Hebens und Senkens in den drei Ebenen Himmel, Erde, Mensch. Dies ist eine Methode zum Tonisieren und Sedieren.

【操作方法】

具体操作时，首先必须掌握"六"为阴属泻、"九"为阳属补（见图2-61）。

Methode: Die Sechs bedeutet Sedieren und die Neun Tonisieren. Dies muss in der praktischen Ausübung bedacht werden (siehe Abb. 2-61).

【临床应用】

以九数为补，以六数为泻。

Klinische Anwendung: Die Zahl Neun bedeutet Tonisieren, während die Sechs Sedieren bedeutet.

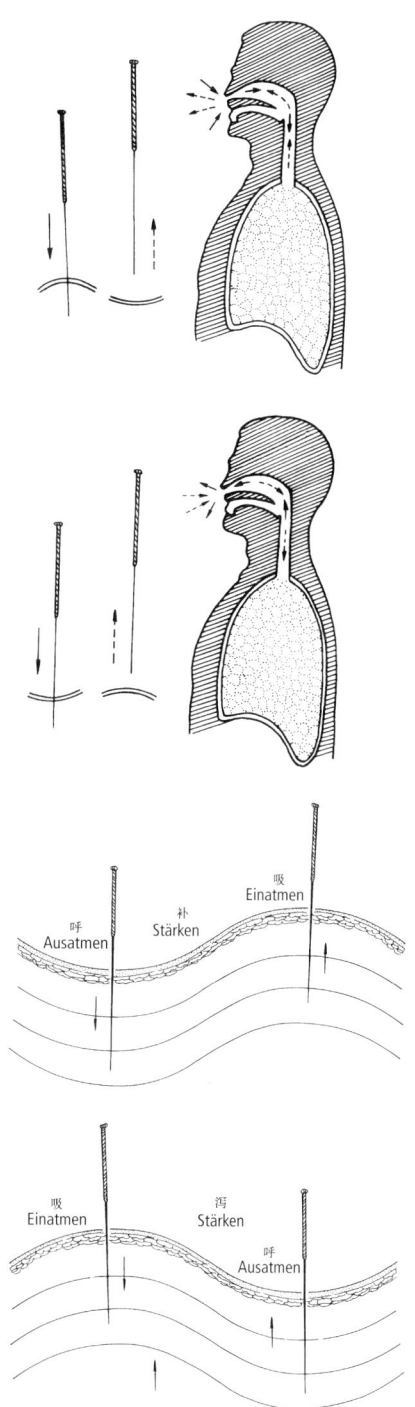

图2-60　呼吸补泻

Abb. 2-60　Techniken zum Tonisieren und Sedieren durch Orientierung an der Atmung

Allgemeine Techniken zum Tonisieren und Sedieren

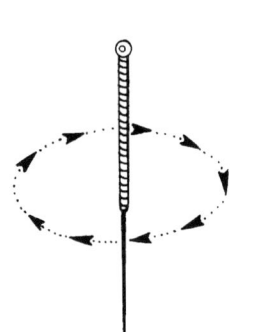

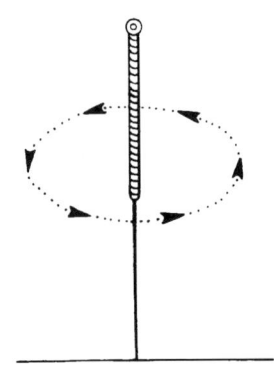

图2-61　九六补泻

Abb. 2-61　9-6-Methode

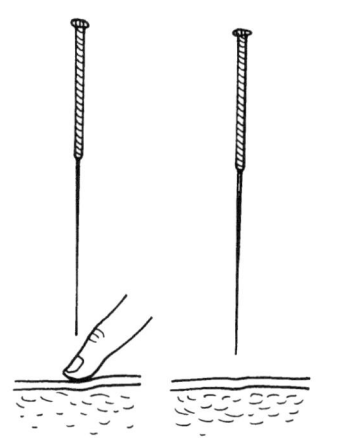

图2-62　开阖补泻

Abb. 2-62　Techniken zum Tonisieren und Sedieren durch Öffnen und Schließen des genadelten Akupunkturpunktes

7. 开阖补泻法

是指针刺补泻过程中，在出针当时按不按针孔以区分补法或泻法的操作方法。

2.4.7 Techniken zum Tonisieren und Sedieren durch Öffnen oder Schließen des genadelten Akupunkturpunktes

Bei dem tonisierenden oder sedierenden Nadeln unterscheidet man Tonisieren und Sedieren durch Öffnen und Schließen des genadelten Akupunkturpunktes.

【操作方法】

出针后速按针孔者为补法；出针时摇大针孔，出针后不按针孔者为泻法（见图2-62）。

Methode: Zudrücken des genadelten Akupunkturpunktes bedeutet Tonisieren, während das Vergrößern des genadelten Akupunkturpunktes durch Nadelschwenken Sedieren bedeutet (siehe Abb. 2-62).

【临床应用】

以合为补，以开为泻。

Klinische Anwendung: Schließen bedeutet Tonisieren während Öffnen Sedieren bedeutet.

8. 平补平泻法

是指针刺入一定深度得气后，缓慢均匀地提插、捻转即可出针。

2.4.8 Techniken zum ausgewogenen Tonisieren und Sedieren

Nachdem sie in eine bestimmte Tiefe eingestochen wurde, wird die Nadel durch Heben, Senken und Drehen sanft manipuliert, dann wird sie herausgezogen.

【操作方法】

针刺入一定深度并得气后，行缓慢而均匀的提插捻转之法，以加强刺激（见图2-63）。

Methode: In einer bestimmten Tiefe wird die Nadel langsam und gleichmäßig durch Heben, Senken und Drehen manipuliert um die Stimulation zu verstärken (siehe Abb. 2-63).

【临床应用】

主要适用于临床虚实不明显的一般病证。

Klinische Anwendung: Um Krankheiten ohne offensichtliche Manifestationen von Schwäche oder Übermaß zu behandeln.

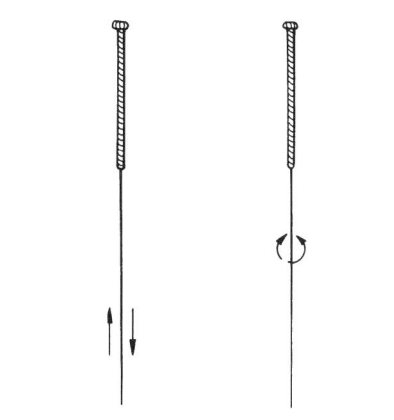

图2-63 平补平泻

Abb. 2-63 Techniken zum ausgewogenen Tonisieren und Sedieren

第五节 复式针刺手法
2.5 Komplexe Nadeltechniken

1. 烧山火法

本法是由徐疾、提插（或捻转）、九六、开阖四种补法，有时配合呼吸而成的组合手法。因其能产生火热感而得名。

2.5.1 Hitze-erzeugende Technik

Diese Technik ist eine Kombination aus Schnell-Langsam, Heben-Senken, 9-6-Methode, Öffnen-Schließen unter gelegentlicher Einbeziehung von Atemmethoden. Da sie starke Hitze erzeugen kann, wird sie auch als „Feuer, das den Gebirgswald abbrennt" bezeichnet.

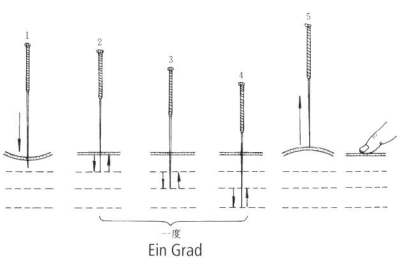

图2-64 烧山火

Abb. 2-64 Hitze-erzeugende Technik

【操作方法】

依穴位可刺的深度，分作浅、中、深三层或浅、深两层操作。针刺先浅后深，每层（部）依次各作紧按慢提（或用捻转）法九数，然后退针至浅层，称为一度。如此反复施术数度，使之能引起温热感（见图2-64）。

Methode: Die Nadel wird eingestochen und in der oberflächlichen, mittleren und tiefen Schicht oder von der oberflächlichen in die tiefe Ebene manipuliert, je nach der angenommenen Tiefe des ausgesuchten Akupunkturpunktes. Die Nadel wird neun Mal durch schnelles Einstechen und langsames Heben (oder Drehen) von der oberflächlichen bis in die tiefe Schicht auf jeder Ebene manipuliert, dann in die oberflächliche Ebene zurückgezogen, die mit einem Grad bezeichnet wird. Diese Art und Weise zu nadeln kann mehrere Male wiederholt werden, um Hitze-Sensationen auszulösen (siehe Abb. 2-64).

【临床应用】
为大补之法，用于虚证寒证。

Klinische Anwendung: Dies ist eine Methode der intensiven Tonisierung, anwendbar bei Leere- und Kälte-Syndromen.

【按注】
本法的操作要点是：提、按用力的轻重一定要分明，切实做到紧按(用力插针)、慢提(轻轻上提)，重在紧按插针上下功夫，以便使阳气入深，而产生热感。

Anmerkung: Charakteristisch für diese Methode ist der genaue Krafteinsatz beim Heben und Senken durch langsames Heben und schnelles Drücken, so dass Yang-Qi in die tieferen Schichten gelenkt werden kann, um Hitze-Empfindungen hervorzurufen.

2. 透天凉法

本法是由徐疾、提插（或捻转）、九六、开阖四种泻法，有时配合呼吸而成的组合手法，因其能产生寒凉感而得名。

2.5.2 Kälte-erzeugende Technik

Diese Technik ist eine Kombination aus Langsam-Schnell, Heben-Senken, 9-6-Methode, Öffnen-Schließen unter gelegentlicher Einbeziehung von Atemmethoden. Da die Technik Kälte-Sensationen hervorrufen kann, wird sie auch als „das Kühlende des Himmels einströmen lassen" bezeichnet.

【操作方法】
针刺入后直插深层，依穴位的可刺深度分作浅、中、深三层或浅、深两层操作。先深后浅，依次在每一层中各施紧提慢按（或捻转）六数（一进三退两次，或一进二退三次），称为一度。如此反复施术数度，使之产生凉感（见图2-65）。

Methode: Wenn die Nadel in die tiefe Schicht eingestochen wurde, wird sie in der oberflächlichen, mittleren und tiefen Schicht bzw. in der tiefen und der oberflächlichen Ebene manipuliert, charakteristischerweise durch schnelles Heben oder Drehen und langsames Drücken (insgesamt sechs Mal: ein Einstechen und dreifaches Zurückziehen zwei Mal ausgeführt oder ein Einstechen und zweifaches Zurückziehen drei Mal ausgeführt). Dies wird auch als ein Grad bezeichnet. Die Methode wird mehrfach ausgeführt, um eine kühlende Sensation zu erzeugen (siehe Abb. 2-65).

【临床应用】
为大泻之法，用于实证热证。

Klinische Anwendung: Dieses ist eine stark sedierende Technik, die eingesetzt wird, um bei der Behandlung von Übermaß-Syndromen Hitze zu reduzieren.

【按注】
本法的操作要点在于按、提用力的轻重一定要分明，切实做到紧提(用力上提)、慢按(轻轻下按)，重在紧提上下功夫，以使邪气外出，达到泻热生凉的目的。应用烧山火或透天凉法，以选用肌肉比较丰厚处的穴位为宜。

Anmerkung: Die Manipulation muss durch schnelles Heben und langsames Drücken ausgeführt werden, will man Kälte-Sensationen erzeugen, um Hitze auszuleiten. Die Methoden, mit denen man Hitze oder Kälte hervorrufen kann, sollten an Akupunkturpunkten, die in dicken Muskelschichten lokalisiert sind, ausgeführt werden.

3. 阳中隐阴法

本法是在同一穴上，先行补法，后行泻法，补泻兼施，先补后泻的复式手法。

2.5.3 Das Yin versteckt sich im Yang

Die Methode wird beim Nadeln eines einzelnen Akupunkturpunktes eingesetzt, zuerst mit der tonisierenden, dann mit der sedierenden Technik.

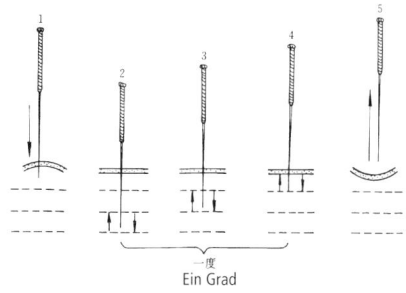

图2-65　透天凉法
Abb. 2-65　Kälte-erzeugende Technik

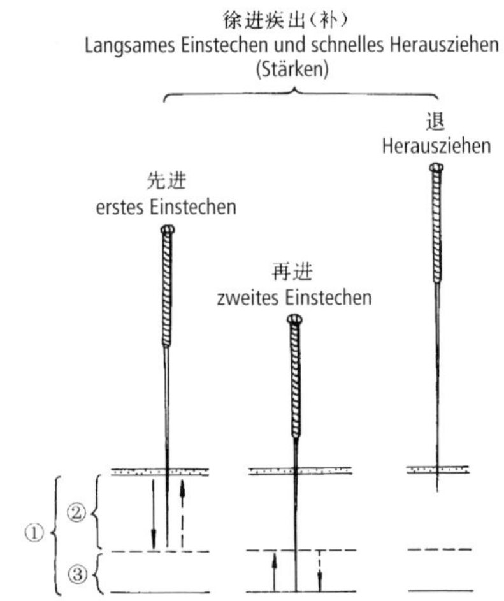

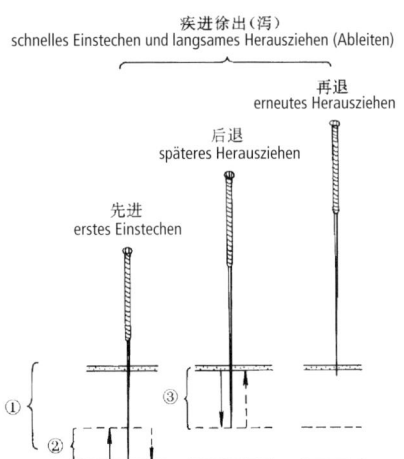

图2-66　阳中隐阴法

Abb. 2-66　Das Yin versteckt sich im Yang

图2-67　阴中隐阳法

Abb. 2-67　Das Yang versteckt sich im Yin

【操作方法】

视穴位的可刺深度，分浅（5分）、深（1寸）两层操作。先在浅层行补法——紧按慢提九数，再进入深层行泻法——紧提慢按六数（见图2-66）。

Methode: Die Nadel wird eingestochen und in der oberflächlichen (5 fen) und tiefen (1 cun) Ebene manipuliert. Die Technik des Tonisierens wird zunächst in der oberflächlichen Region ausgeführt (neun Mal schnelles Senken und langsames Heben) und dann die sedierende Technik in der tiefen Ebene (sechs Mal schnelles Heben und langsames Senken) (siehe Abb. 2-66).

【临床应用】

阳中隐阴是一种先补后泻的方法，用于治疗先寒后热的病证。

Klinische Anwendung: Das Yin versteckt sich im Yang ist dadurch gekennzeichnet, dass man zunächst tonisiert und dann sediert. Die Methode eignet sich, um Krankheiten zu behandeln, bei denen auf Kälte Fieber folgt.

4.　阴中隐阳法

本法是在同一穴上，先行泻法、后行补法、补泻兼施、先泻后补的复式手法。

2.5.4　Das Yang versteckt sich im Yin

Die Methode wird beim Nadeln eines einzelnen Akupunkturpunktes eingesetzt. Zuerst setzt man die sedierende, dann die tonisierende Technik ein, oder eine Kombination der Techniken zur Tonisierung und Sedierung oder zuerst eine Technik des Tonisierens und dann des Sedierens.

【操作方法】

与阳中隐阴相反，进针后先在深层行泻法——紧提慢按行六数，再退到浅层行补法——紧按慢提行九数，是一种先泻后补的方法（见图2-67）。

Methode: Die Nadel wird durch sedierende Technik in der tiefen Schicht manipuliert (sechs Mal schnelles Heben und langsames Senken), dann in die flache Schicht (neun Mal schnelles Senken und langsames Heben) zur Ausführung der tonisierenden Technik zurückgezogen. Diese Methode ist gekennzeichnet durch Sedieren gefolgt von Tonisieren, im Gegensatz zum Vorgehen bei der Methode „Das Yin versteckt sich im Yang" (siehe Abb. 2-67).

【临床应用】

先泻后补可治先热后寒之证。

Klinische Anwendung: Die Methode eignet sich, um Krankheiten zu behandeln, bei denen auf Fieber Kälte folgt.

【按注】

阳中隐阴和阴中隐阳两法主要是由提插的徐疾不同、用针速度和紧慢不同以及用力轻重不同，亦可结合捻转法组合而成，均属于补泻兼施法，适用于虚实夹杂之证。

Anmerkung: Diese beiden Methoden, die durch die Geschwindigkeit des Hebens und Senkens, die unterschiedliche Manipulation der Nadel und eingesetzten Stärke charakterisiert sind, können zusammen mit anderen Methoden zur Anwendung kommen, anwendbar bei Syndromen, die sich durch Leere oder Übermaß verkomplizieren.

5. 子午捣臼法

子午捣臼是一种捻转提插相结合的针刺手法，子午指左右捻转，捣臼指上下提插。

2.5.5 Links-Rechts-Drehung, Senken-Heben-Methode („Zi Wu")

Diese Methode ist eine Kombination aus den Techniken des Drehens, Hebens und Senkens.

【操作方法】

是进针得气后，先紧按慢提九数，再紧提慢按六数，同时结合左右捻转，反复施行（见图2-68）。

Methode: Wenn das deqi eintritt, werden zunächst neun Mal schnelles Senken und langsames Heben ausgeführt, gefolgt von sechs Mal schnellem Heben und langsamem Senken und Drehen. Diese Technik wird mehrfach ausgeführt (siehe Abb. 2-68).

【临床应用】

本法导引阴阳之气，补泻兼施，又有消肿利水作用，可用于水肿，气胀等证。

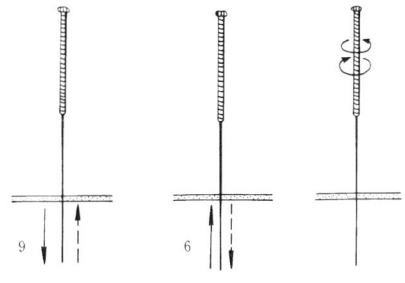

图2-68　子午捣臼法

Abb. 2-68　Links-Rechts-Drehung, Senken-Heben-Methode

Klinische Anwendung: Diese Methode zielt darauf ab, das Qi von Yin und Yang zu leiten, gleichzeitig zu tonisieren und abzuleiten. Sie wirkt auch zur Unterdrückung von Schwellungen und verhindert Ansammlungen von Flüssigkeiten. Sie kann auch zur Behandlung von Ödemen und Flatulenz o.ä. eingesetzt werden.

6. 龙虎交战法

龙虎交战是通过左右反复交替捻转以镇痛的手法。龙，指左转；虎，指右转；左转右转两法反复交替进行称"交战"。

2.5.6 Der Drache kämpft mit dem Tiger

Die Methode sieht wiederholtes Wechseln des Drehens von links nach rechts vor, um effektiv Schmerzen zu beseitigen. „Drache" bedeutet nach links zu drehen; „Tiger" nach rechts. Mit der Bezeichnung „Kämpfen" ist wiederholtes alternierendes Drehen von links nach rechts gemeint.

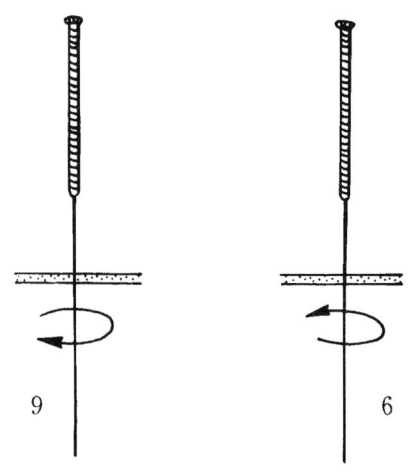

图2-69 龙虎交战法

Abb. 2-69 „Der Drache kämpft mit dem Tiger"

【操作方法】
方法是进针得气后，先以左转为主，即以拇指向前用力捻转九数；再以拇指向后用力捻转六数；如此反复施行多次，也可分浅、中、深三层重复进行（见图2-69）。

Methode: Nach dem Einstechen und Eintreten des deqi wird die Nadel zunächst nach links (der Daumen dreht neun Mal nach vorne) und dann nach rechts gedreht (der Daumen dreht sechs Mal rückwärts). Diese Methode kann mehrfach ausgeführt werden, oder jeweils in den oberflächlichen, mittleren oder tiefen Stichebenen (siehe Abb. 2-69).

【临床应用】
为镇痛之法，镇痛效果尤佳。

Klinische Anwendung: Diese Technik beseitigt effektiv Schmerzen.

【按注】
子午捣臼与龙虎交战两法均以捻转为主，左转为"子"为"龙"（阳），右为"午"为"虎"（阴）。

Anmerkung: Die oben erwähnten zwei Methoden werden hauptsächlich durch Drehen ausgeführt. Die Drehung nach links bezeichnet „zi" und „Drachen (Yang), die Drehung nach rechts bezeichnet „wu" und „Tiger" (yin).

7. 进气法

进气法主要是在深层施行补法，似有进气之感。

2.5.7 Methode, das Qi hineinzuschieben

Dieses ist eine tonisierende Methode in den tiefen Stichebenen.

【操作方法】

进针后刺入深层（9分），得气后施行补法，如紧按慢提九数。然后将针卧倒，针尖向上（向心）让针下感应上行（见图2-70）。

Methode: Nach dem Einstechen der Nadel in die tiefe Stichebene (9 fen) und dem Eintreten von deqi wird die Nadel mit tonisierenden Techniken manipuliert (neun Mal schnelles Senken und langsames Heben). Sodann wird sie flach heruntergedrückt, um die Nadelspitze nach oben zeigen zu lassen (Richtung Herz) und so das deqi nach oben zu lenken (siehe Abb. 2-70).

【临床应用】

治疗腰背肘膝痛、浑身走注痛。

Klinische Anwendung: Um Schmerzen in Rücken, Hüfte, Ellenbogen und Knie wie auch allgemein im Körper wandernde Schmerzen zu behandeln.

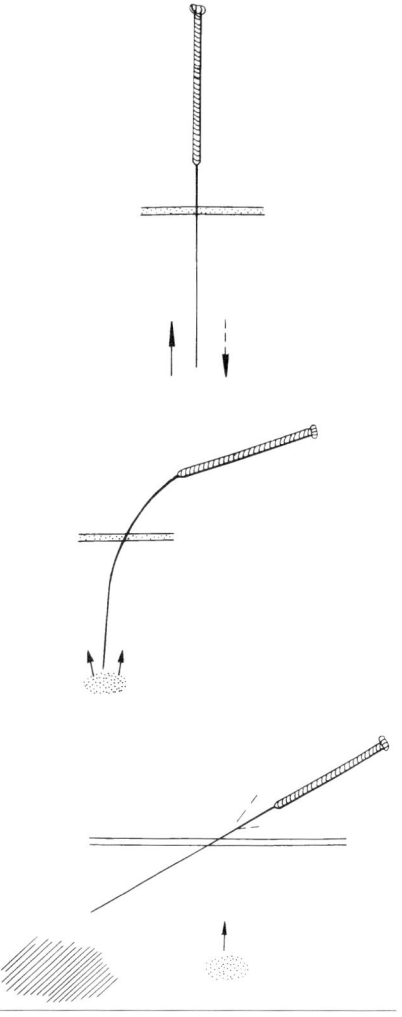

图2-70　进气法

Abb. 2-70　Methode, das Qi hineinzuschieben

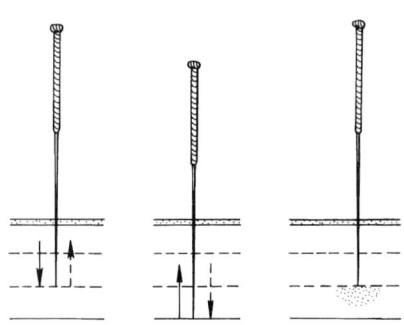

图2-71　留气法

Abb. 2-71　Methode, um das Qi zu bewahren

8. 留气法

留气法由徐疾和提插法组合而成，似有气留针下之感。

2.5.8　Methode, um das Qi zu bewahren

Diese Methode besteht aus langsam-schnellem Nadeln und Heben-Senken-Manipulation, um das Qi unterhalb der Nadel zu erhalten.

【操作方法】

进针后刺入中层(7分)，得气后施行补法，如紧按慢提九数，然后将针直插至深层，再提针回原处，使气留针下而消积聚(见图2-71)。

Methode: Nach dem Einstechen in die mittlere Stichebene (7 fen) und dem Eintreten von deqi wird die Nadel mit tonisierenden Techniken manipuliert (wie zum Beispiel neun Mal schnelles Senken und langsames Heben), dann in die tiefe Stichebene vorgestoßen und in die ursprüngliche Ebene gehoben, um das Qi zu erhalten und Stagnation zu zerstreuen (siehe Abb. 2-71).

【临床应用】

消散积聚。

Klinische Anwendung: Zur Auflösung abdomineller Schwellungen.

9. 抽添法

抽，指上提；添，指按纳。本法操作时要浅、深、上、下提插搜寻，一提再提，一按再按，所以名为"抽添"。

2.5.9　Methode des mehrmaligen Hebens und Senkens

Diese Methode beinhaltet das mehrmalige Heben und Senken der Nadel in den tiefen, oberflächlichen, oberen und unteren Regionen.

【操作方法】

是进针后先提插或捻转九数以促使得气，再向周围作多向提插，然后再下直刺按纳（见图2-72）。

Methode: Nach dem Einstechen wird die Nadel neun Mal gehoben und gesenkt oder gedreht, um das deqi zu fördern, dann gehoben und gesenkt in verschiedenen Richtungen und schließlich senkrecht gestochen und gesenkt (siehe Abb. 2-72).

【临床应用】

用治瘫痪及疮癣等皮肤病。

Klinische Anwendung: Um Lähmungen, Wunden und Hauterkrankungen zu behandeln.

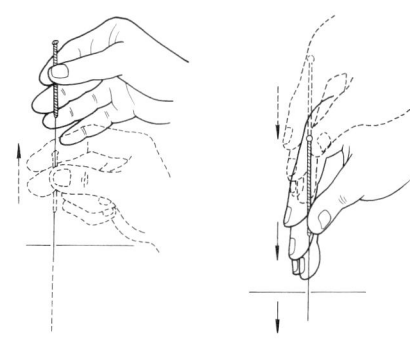

图2-72 抽添法

Abb. 2-72 Methode des mehrmaligen Hebens und Senkens

10. 运气法

本法与进气法相似，也是补泻手法与行气法的结合，故名。

2.5.10 Methode, um das Qi zu aktivieren

Diese Methode ähnelt der bereits beschriebenen „Methode, das Qi hineinzuschieben" und ist eine Kombination von tonisierenden und sedierenden sowie Qi-fördernden Techniken.

【操作方法】

先进针直刺作提插或捻转6次，得气后将针斜向病所，深吸气五口，使气至病所（见图2-73）。

Methode: Die Nadel wird senkrecht eingestochen und dann sechs Mal gehoben und gesenkt oder gedreht. Nach dem Eintreten des deqi wird die Nadel schräg auf den Krankheitsherd ausgerichtet und der Patient wird gebeten, fünf Mal tief zu atmen damit das Qi an den Ort der Erkrankung fließt (siehe Abb. 2-73).

【临床应用】

行气止痛。

Klinische Anwendung: Um den Fluss des Qi zu fördern und Schmerzen zu beseitigen.

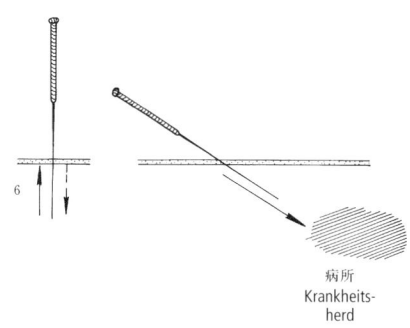

图2-73 运气法

Abb. 2-73 Methode, um das Qi zu aktivieren

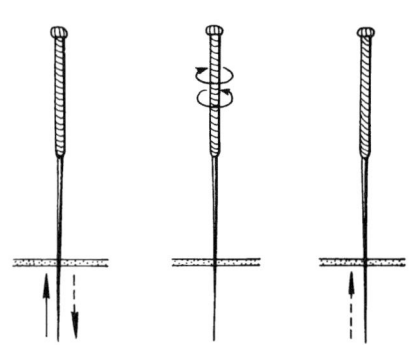

图2-74　提气法
Abb. 2-74　Methode, das Qi zu heben

11. 提气法

提气法是由提插法、搓法、提针相结合的手法，是由补泻手法与行气法配合而成。

2.5.11　Methode, das Qi zu heben

Diese Methode kombiniert Heben, Senken, drehende und hebende Techniken mit sedierenden, tonisierenden und Qi-fördernden Methoden.

【操作方法】

先在人部紧提慢按六阴数泻之，可行6，12，18……不等，根据针下气至情况决定泻法次数。待气至后再左右捻针，催行经气，同时轻轻将针上提，而使经气集中，营卫之气汇聚于针下（见图2-74）。

Methode: Die Nadel wird mit einfachem oder mehrfachem Verwenden der Zahl Sechs (Yin-Zahl) manipuliert. Sechs, zwölf oder achtzehn Mal erfolgt schnelles Heben und langsames Senken entsprechend der vorhandenen Stärke des deqi. Ist das deqi erreicht, wird die Nadel gedreht, um die Zirkulation des Leitbahn-Qi anzuregen. Gleichzeitig wird die Nadel sanft gehoben, um das Leitbahn-Qi zu konzentrieren und Ying-Qi und Wei-Qi unter der Nadel anzusammeln (siehe Abb. 2-74).

【临床应用】

扶正祛邪，疏通经气；用于营卫气血运行不畅、外邪壅阻者，如肢体冷麻。

Klinische Anwendung: Um das gesunde Qi bei der Abwehr pathogener Faktoren zu tonisieren, um die Leitbahnen freizumachen und damit den Qi-Fluss zur Behandlung von stagnierendem Qi und Blut zu steigern und Hindernisse durch eingedrungene exogene pathogene Faktoren wie Kälte und Steifigkeit in den Gliedern zu beseitigen.

【按注】

(1) 使用提气之法，用力必须缓和均匀，且宜于在中层或在浅深之间进行。

(2) 如见经气不足、营卫失调之虚证，则可用提插补法，紧按慢提九阳之数为主，配合搓法，提针以行气，也有较好效果。

Anmerkungen:

- Diese Technik eignet sich zur Nadelmanipulation in der mittleren oder tiefen Schicht. Die eingesetzte Kraft sollte mäßig und ausbalanciert sein.
- Wenn das Leitbahn-Qi unzureichend ist oder ein Ungleichgewicht zwischen Ying-Qi und Wei-Qi besteht, sollten Techniken des Hebens und Senkens (hauptsächlich neun Mal schnelles Senken und langsames Heben) zusammen mit Drehtechniken eingesetzt werden, um so auch den Fluss des Leitbahn-Qi zu steigern.

12. 中气法

中者中和调和之意，积聚之病因气而得，用本法可调之。

2.5.12 Methode, um das Qi zu regulieren

Regulieren heißt hier harmonisieren. Die Methode wird bei durch Qi-Störungen verursachten Ansammlungen von pathogenen Faktoren eingesetzt.

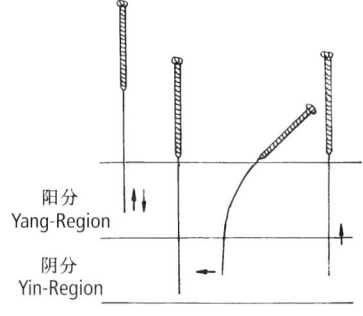

【操作方法】

视病在阴在阳，如在阳则先行运气之法，即将针刺入阳分，紧按慢提，行九阳数得气，刺入阴分，扳倒针身（约与皮肤呈45°角），针尖朝向病所，令患者呼气五口，然后扶针直立，停片刻后出针。如在阴则亦先行运气之法，即将针刺入阴分，紧提慢按，行六阴数，得气，提针至阳分，扳倒针身（约与皮肤呈45°角），针尖朝向病所，令患者吸气五口，然后扶针直立，停片刻后出针（见图2-75）。

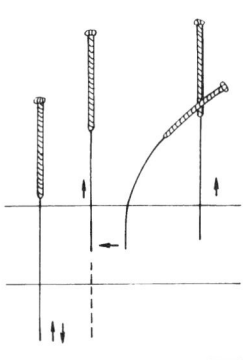

图2-75　中气法

Abb. 2-75　Methode, um das Qi zu regulieren

Methode: Ist die Erkrankung auf der Yang-Seite lokalisiert, wird die Nadel in der Yang-Region eingestochen, schnell gesenkt, neun Mal langsam gehoben und dann zur Yin-Region in Richtung auf den Krankheitsherd gestoßen. Dabei wird ein Winkel von 45 Grad zwischen Haut und Nadel gebildet. Der Patient wird gebeten, fünf Mal auszuatmen. Dann wird die Nadel aufrecht gehalten. Nach einem Moment wird sie herausgezogen. Wenn sich die Erkrankung in der Yin-Seite befindet, wird die Nadel in der Yin-Region eingestochen, schnell gehoben und sechs Mal langsam gesenkt. Nach dem Eintreten des deqi wird die Nadel in die Yang-Region gehoben und gebogen (ein Winkel von 45 Grad wird zwischen Nadel und Haut gebildet). Die Nadel zeigt auf den Krankheitsherd und der Patient wird gebeten, fünf Mal einzuatmen (siehe Abb. 2-75).

【临床应用】

主要治疗积聚，调和阴阳，在阳部施法则可引阳入阴，在阴部施法则引阴入阳。

Klinische Anwendung: Um Zusammenballungen zu zerstreuen, Yin und Yang zu regulieren, um das Yang zur Yin-Region zu leiten und umgekehrt.

13. 热补法

行本法可产生热感，故名。

2.5.13 Erwärmende und tonisierende Methode

Diese Methode kann Hitze-Empfindungen auslösen.

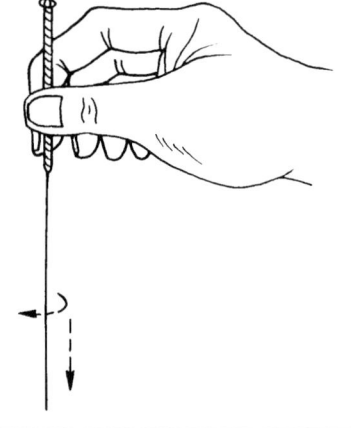

图2-76 热补法

Abb. 2-76 Erwärmende und tonisierende Methode

【操作方法】

医者左手示指或拇指紧按针穴，右手将针刺入穴内，候其气至，左手加重压力，右手拇指向前连续捻按 3～5 次，候针下沉紧，针尖拉着有感应的部位，连续重插轻提 3～5 次。拇指再向前连续捻按 3～5 次，针尖顶着产生感觉的部位守气，使针下继续沉紧，产生热感。根据病情留针后，缓慢将针拔出，急扪穴孔(见图2-76)。

Methode: Der Akupunkteur drückt den Akupunkturpunkt mit dem Daumen oder Zeigefinger der linken Hand und sticht mit der rechten Hand die Nadel in den Akupunkturpunkt ein. Wenn sich ein deqi einstellt, verstärkt die linke Hand den Druck und der Daumen der rechten Hand dreht die Nadel drei bis fünf Mal vorwärts. Wenn sich im Bereich unterhalb der Nadel Empfindungen von Schwere und Einsinken einstellen, wird die Nadel in dem Bereich, wo das deqi spürbar ist, drei bis fünf Mal mit Nachdruck abgesenkt und sanft angehoben. Der Daumen dreht die Nadel erneut drei bis fünf Mal nach vorne und die Spitze der Nadel erreicht den Bereich des deqi. Durch das Beibehalten der Sensationen von Schwere und Einsinken unter der Nadel werden Hitze-Empfindungen erzeugt. Nach einem der vorliegenden Pathologie entsprechenden Verbleiben der Nadel im Körper wird sie herausgezogen und der Akupunkturpunkt wird zugedrückt (siehe Abb. 2-76).

【临床应用】
适用于虚寒证。

Klinische Anwendung: Um Leere-Kälte-Syndrome zu behandeln.

14. 凉泻法
行本法可产生凉感，故名。

2.5.14 Kühlende und sedierende Methode

Diese Technik kann kühlende Empfindungen hervorrufen.

【操作方法】
医者左手示指或拇指紧按针穴，右手将针刺入穴内，候其气至，左手减轻压力，右手拇指向后连续捻提3～5次，候针下沉紧，提退1分左右，针尖向有感应的部位，连续轻插重提3～5次。拇指向后再连续捻提针3～5次，针尖拉着产生感应的部位守气，使针下松滑，产生凉感。根据病情留针后，急速将针拔出，不扪针孔(见图2-77)。

Methode: Der Akupunkteur drückt den Akupunkturpunkt mit dem Zeigefinger oder Daumen der linken Hand und sticht mit der rechten Hand die Nadel in den Akupunkturpunkt ein. Wenn sich ein deqi einstellt, vermindert die linke Hand den Druck, der Daumen der rechten Hand dreht die Nadel drei bis fünf Mal rückwärts. Wenn sich im Bereich unterhalb der Nadel Empfindungen von Schwere und Einsinken einstellen, wird die Nadel ein wenig zurückgezogen und die Nadelspitze wird sanft gesenkt und mit Nachdruck drei bis fünf Mal in dem Bereich, wo deqi spürbar ist, angehoben. Der Daumen dreht die Nadel erneut drei bis fünf Mal nach hinten. Die Nadelspitze verbleibt im Bereich des deqi, um den Bereich unterhalb der Nadel zu entspannen und dort Kälteempfindungen auszulösen.

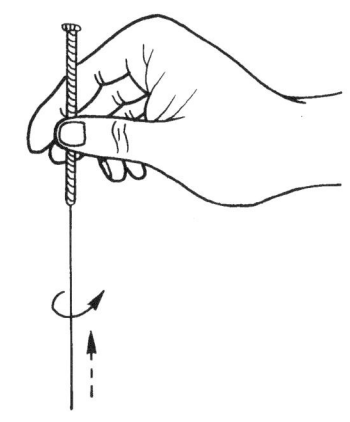

图2-77 凉泻法
Abb. 2-77 Kühlende und sedierende Methode

Nach einem der vorliegenden Pathologie entsprechenden Verbleiben der Nadel im Körper, wird die Nadel schnell herausgezogen, ohne den genadelten Akupunkturpunkt zuzudrücken (siehe Abb. 2-77).

【临床应用】
适用于实热证。

Klinische Anwendung: Um Leere-Hitze-Syndrome zu behandeln.

15. 进火补法
本法是由徐疾、呼吸、提插补法并结合摇法、刮法组成的复式手法，由于可产生热感，故名之。

2.5.15 Pyretische Stärkungsmethode
Diese Technik kann Hitze-Empfindungen auslösen. Sie ist zusammengesetzt aus Techniken des Schnell-Langsam-Nadelns, der Atmung, des Hebens und Senkens, Schüttelns und Kratzens.

【操作方法】
令患者口中呼气，随其呼气用指切速刺法，将针刺入1分，候有感应，则用针尖拉着有感应的部位，连续的紧按慢提3次，每进针1分，则按上法连续操作3次，以取得针下温热感。如无热感，则令患者做鼻吸口呼的自然呼吸3次，使针尖颤动而针下有热感至。如有热感，则慢慢将针拔出，急按针孔（见图2-78）。

Methode: Der Patient wird gebeten auszuatmen und die Nadel wird sodann 1 fen tief eingestochen. Wenn sich deqi einstellt, wird die Nadel im Gebiet des deqi drei Mal schnell gesenkt und langsam gehoben. Jedes Mal wird die Nadel 1 fen abgesenkt. Dieser Vorgang wird drei Mal wiederholt, um Hitze-Empfindungen unter der Nadel hervorzurufen. Wenn sich keine derartigen Empfindungen einstellen, wird der Patient gebeten, drei Mal durch die Nase ein- und durch den Mund auszuatmen, damit sich im Akupunkturpunkt ein Zittern einstellt, um so Hitze-Empfindungen auszulösen. Wenn sich diese dann einstellen,wird die Nadel langsam zurückgezogen und der genadelte Akupunkturpunkt wird schnell zugedrückt (siehe Abb. 2-78).

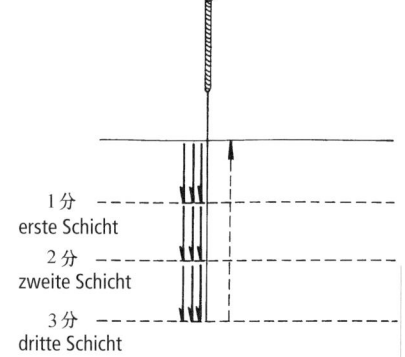

1分
erste Schicht

2分
zweite Schicht

3分
dritte Schicht

(1) 每进针1分，紧按慢提3次
(1) Dreimal Pressen mit Nachdruck und langsames Heben in jeder Schicht
(2) 连续操作3次
(2) Dreimal Ausführung ohne Unterbrechung
(3) 缓慢拔针，急按针孔
(3) Langsames Zurückziehen der Nadel und schnelles Zudrücken des genadelten Akupunkturpunktes

图2-78 进火补法
Abb. 2-78 Tonisierende Methode durch Auslösen von Hitze

【临床应用】

本法较烧山火法刺激量轻，临床功用及主治范围与之
基本相同，可参考。

Klinische Anwendung: Diese Methode stimuliert stärker als das Hitze-induzierende Nadeln und wird bei denselben Indikationen eingesetzt.

【按注】

(1) 本法可按天、人、地三部操作。

(2) 有时不利用呼吸和提插三数，亦可取得热感。

(3) 留针与否可根据病情而定。

(4) 如反复操作仍无热感，可用"接气通经"法，按
所刺经脉的行针时间，结合呼吸次数进行实际操
作，而不必拘泥呼吸3次。

Anmerkungen:

- Diese Methode kann in den Ebenen von Himmel, Erde und Mensch eingesetzt werden.

- Manchmal können Hitze-Empfindungen ohne die Zuhilfenahme von Atmung, Heben und Senken erzeugt werden.

- Das Verbleiben der Nadel im Körper orientiert sich am Zustand des Patienten.

- Wenn keine Hitze-Empfindungen hervorgerufen werden können, kann die Methode „Das Qi fließen lassen, um die Leitbahnen freizumachen" eingesetzt werden. Je nach der Zeit, in der die Nadel in der Leitbahn manipuliert wird, ist in der klinischen Anwendung die Atemhäufigkeit nicht auf dreimaliges Atmen beschränkt.

16.　进水泻法

本法是徐疾、呼吸、提插泻法，并结合摇法或刮法的
复式手法，由于可产生凉感，故名。

2.5.16　Sedierende Methode durch Auslösen von Kältesensationen

Diese Technik erzeugt kühlende Empfindungen und setzt sich aus Schnell-Langsam-Nadeln, Atmung, Heben-Senken-Manipulation und Schüttel- oder Kratztechniken zusammen.

毫 针 刺 法

【操作方法】
令患者口中吸气，随其吸气，用舒张押手法，缓慢的不捻不转的将针进至穴位深层（地部），候针下有感应时，将针提退1分，在1分上下的范围内连续的慢按紧提3次，每提退1分，则按上法连续操作3次，以取得针下凉感。如有麻凉或触电样感觉，则将针急速拔出，不闭针孔（见图2-79）。

Methode: Wenn der Patient einatmet, wird die Nadel mittels einer freien Technik ohne Drehen in die tiefe Schicht eingestochen. Die Nadel wird ein wenig zurückgezogen, wenn das deqi spürbar ist, es folgt ein langsames Senken und dreimaliges schnelles Heben der Nadel (1 fen auf und ab), um ein Kälteempfinden unter der Nadel auszulösen. Wenn die Nadel um 1 fen zurückgenommen worden ist, wird sie mit der oben beschriebenen Methode drei Mal manipuliert, um Kälteempfindungen auszulösen. Die Nadel wird danach schnell zurückgezogen, ohne den genadelten Punkt zuzudrücken (siehe Abb. 2-79).

【临床应用】
本法较透天凉手法刺激量轻，临床功用及主治范围与之基本相同，可参考。

Klinische Anwendung: Genau wie bei der Kälte-induzierenden Technik.

【按注】
进水泻法，是徐疾、呼吸、提插泻法，并结合摇法组成的复式手法。由于本法在操作时或起针后经常产生凉感，故命名为"进水泻法"。实际上，进水泻法是在透天凉手法基础上简化而发展成的针刺手法。

Anmerkung: Da diese Methode Kälteempfindungen auslösen kann, wird sie wörtlich auch als hydraulische Infusionsmethode zum Sedieren bezeichnet. Sie ist eine komplexe Methode aus Langsam-Schnellem-Nadeln, Atmung, Heben-Senken-Ableitungstechnik und Schütteltechnik. Tatsächlich stellt diese Nadelmethode eine Vereinfachung der Kälte-induzierenden Technik dar.

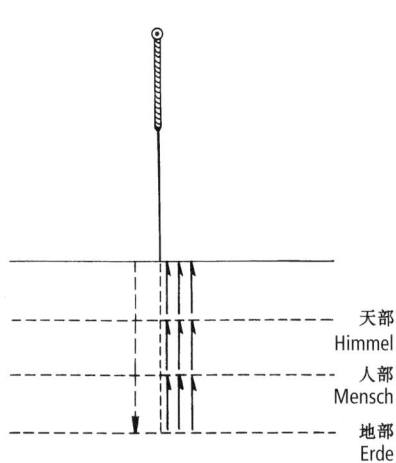

天部
Himmel

人部
Mensch

地部
Erde

(1) 1次缓慢将针进至地部
(1) Langsames Einstechen bis zur Erde
(2) 每部慢按紧提3次
(2) Dreimal in jeder Schicht langsam drücken und heben mit Nachdruck
(3) 分三部急提至天部
(3) Schnelles Heben bis zum Himmel

图2-79 进水泻法
Abb. 2-79 Sedierende Methode durch Auslösen von Kälte

17. 青龙摆尾法

青龙摆尾法，是以针尖方向行气为主，并结合摇针行气、九六补法组成的复式手法。手法形似龙摆尾，故名。

2.5.17 „Der blau-grüne Drache wedelt mit dem Schwanz"

Diese Methode zeichnet sich durch das Leiten von Qi mit der Nadelspitze in Kombination mit Schütteln und der 6-9-Stärkungsmethode aus. Das Ausführen der Methode ähnelt der Bewegung eines wedelnden Drachenschwanzes.

【操作方法】

将针斜向浅刺，或先深后浅，针尖刺向病所，得气后，再将针柄缓缓摆动，好像手扶船舵或左或右以正航向一样，以推动经气向远端传导（见图2-80）。

Methode: Die Nadel wird schräg in die oberflächliche Schicht oder zuerst in die tiefe Ebene und dann in die oberflächliche Schicht eingestochen. Die Spitze der Nadel weist in Richtung auf die Lokalisation der betreffenden Erkrankung. Nach dem Eintreten des deqi wird der Nadelgriff langsam von rechts nach links gedreht – ähnlich wie ein Steuermann das Ruder bewegt –, um das Leitbahn-Qi in die distale Region zu lenken (siehe Abb. 2-80).

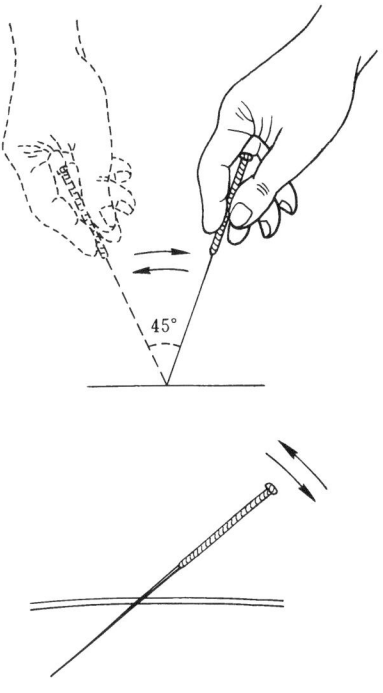

图2-80　青龙摆尾法

Abb. 2-80　„Der blau-grüne Drache wedelt mit dem Schwanz"

【临床应用】

行气为主，兼能补虚。有温通气血，推动经气流行的作用。临床用于积聚、瘿瘤瘰疬、关节痹痛等病证，因气血瘀滞、经气不通者。

Klinische Anwendung: Diese Methode zielt darauf ab, das Qi zu leiten, Schwäche zu tonisieren und die Leitbahn zu erwärmen, um die Zirkulation von Qi und Blut zu fördern. Klinisch wird sie eingesetzt, um verschiedene abdominelle Schwellungen zu behandeln, Arthralgien und andere Probleme, die durch eine Stagnation von Qi und Blut und Blockaden in den Leitbahnen entstehen.

18.　白虎摇头法

白虎摇头法，是由提插、捻转、呼吸三种方法组成，并结合直立针身而摇的复式手法，手法形似虎之摇头，故名。

2.5.18　„Der weiße Tiger schüttelt seinen Kopf"

Diese Technik kombiniert Heben-Senken, Drehen und Atemmethoden. Sie wird mit einer aufgerichteten Nadel ausgeführt, ihre Ausführung ähnelt dem Kopfschütteln eines Tigers.

【操作方法】

直刺捻转进针，直达深层(地部)，得气后将针快速左右摇动，如手摇铃一样，边摇边提针。与此同时，于所针腧穴经脉的一端，用左手指按压，让此端经脉关闭，使经气沿经脉向另一端传导运行，直达病所(见图2-81)。

Methode: Nachdem die Nadel senkrecht und tief in die Muskulatur eingestochen wurde, wird sie wie beim Anschlagen einer Glocke schnell hin und her geschwenkt und dann angehoben. Zur gleichen Zeit wird eine Seite der genadelten Leitbahn mit den Fingern der linken Hand gedrückt, um das Leitbahn-Qi an dieser Seite zu versiegeln und es dahin zu führen, in eine andere Richtung zum Krankheitsherd zu fließen (siehe Abb. 2-81).

【临床应用】

本法以行气为主，兼能泻实。

Klinische Anwendung: Um das Leitbahn-Qi zum Fließen zu bringen und Übermaß-Faktoren zu reduzieren.

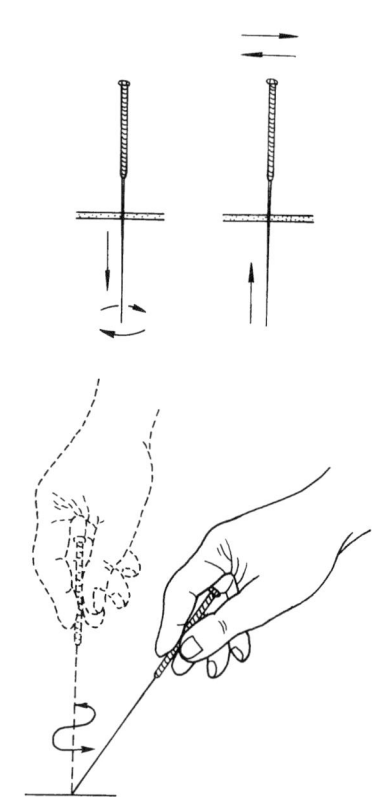

图2-81　白虎摇头

Abb. 2-81　„Der weiße Tiger schüttelt seinen Kopf"

19. 苍龟探穴法

本法是徐疾补法与针向行气法组合而成的复式手法，因其形似龟之探穴而名之。

2.5.19 „Die schwarze Schildkröte kundschaftet die Höhle aus"

Diese Technik kombiniert Langsam-Schnelles-Nadeln und die gerichtete Förderung des Qi-Flusses. Die Ausführung der Technik mutet an wie eine Schildkröte, die ihre Höhle auskundschaftet.

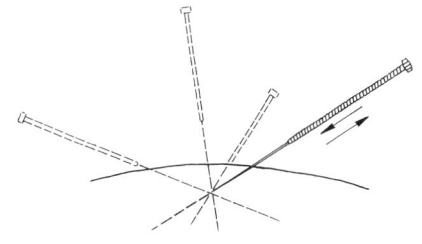

图2-82　苍龟探穴
Abb. 2-82　„Die schwarze Schildkröte kundschaftet die Höhle aus"

【操作方法】

将针刺入穴位后，先退至浅层，然后更换针尖方向，前后左右多向透刺，浅、中、深三层逐渐加深，如龟入土深穴四方钻剔（见图2-82）。向不同方向探刺以寻找最佳针刺感应，或加大刺激量以增强得气感。

Methode: Nach dem Einstechen in den ausgewählten Akupunkturpunkt wird die Nadel in die oberflächliche Ebene zurückgezogen und dann in der oberflächlichen, mittleren und tiefen Schicht in verschiedene Richtungen gestochen, wie eine Schildkröte, die ihre Höhle auskundschaftet (siehe Abb. 2-82). Das Stechen in verschiedene Richtungen kann das größte wünschenswerte deqi erzielen oder die Stimulation verstärken, um so das deqi zu vergrößern.

【临床应用】

本法有行气和探索针刺感应，以及疏通经络、推行经气的作用，可使感应由浅入深并扩散至四周。

Klinische Anwendung: Die Methode fördert effektiv die Zirkulation von Qi und deqi, macht die Leitbahnen frei und führt das deqi aus der oberflächlichen Schicht in die tiefe Ebene oder in andere mögliche Richtungen.

【按注】

临床还有五脏交经之法，即按五行生克理论定经定穴，将针刺入穴内，使针下得气后将针扳倒，一左一右慢慢拨动，似苍龙摆尾之状。本法特点是取穴以五行相生相克理论为指导，如见肝之病，当先实脾，故取脾经之穴。得气后再行青龙摆尾之法，使气布散，交会五脏经脉使其相平（见图2-83）。

Anmerkung: Klinisch existiert eine so genannte Fünf-Zang-Leitbahn-Überbrückungsmethode. Dies bezieht sich auf die Auswahl von Akupunkturpunkten nach den Bewe-

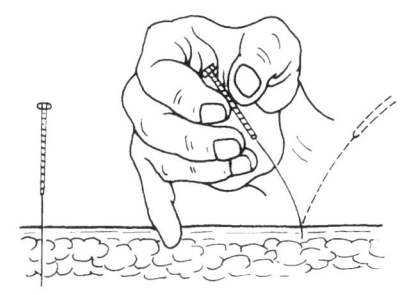

图2-83　五脏交经
Abb. 2-83　„Fünf-Zang-Leitbahn-Überbrückungsmethode"

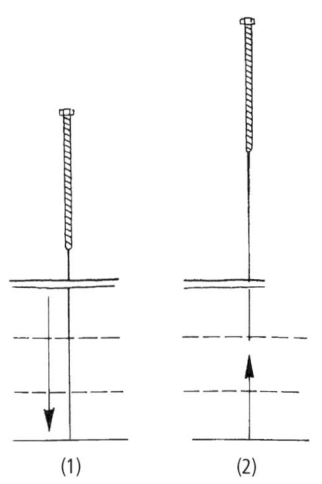

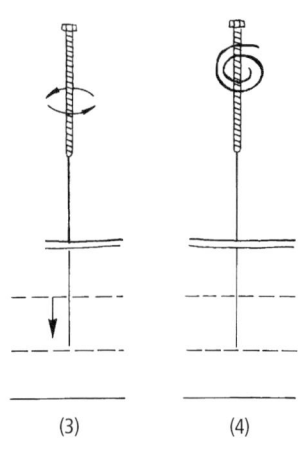

（1）刺入深层
(1) Einstechen in die tiefe Schicht
（2）上提至浅层
(2) Heben der oberflächlichen Schicht
（3）提插捻转
(3) Drehen mit Heben und Senken
（4）二捻一放
(4) Doppeltes Drehen und einfaches Fliegen

图2-84　赤凤迎源（针示）

Abb. 2-84　„Der rote Phoenix fliegt der
Quelle entgegen" (Nadelungsdemonstration)

gungen der Fünf Wandlungsphasen. Wenn die Nadel in den Akupunkturpunkt eingestochen worden ist, wird sie sie gebogen und von links nach rechts geschnippt, ähnlich der Methode „Der blau-grüne Drache wedelt mit dem Schwanz". Diese Art der Punktewahl wird gemäß dem Erzeugungs- und Unterdrückungszyklus zwischen den Fünf Wandlungsphasen getroffen. So sollte zum Beispiel die Behandlung einer Lebererkrankung zunächst bei einer Tonisierung der Milz ansetzen. Daher werden Akupunkturpunkte auf der Milzleitbahn ausgewählt. Wenn das deqi spürbar ist, wird die Technik „Der blau-grüne Drache wedelt mit dem Schwanz" eingesetzt, um das Qi zu verteilen und die Leitbahnen der fünf Zang-Organe zusammenzubringen und sie in Harmonie zu halten (siehe Abb. 2-83).

20.　赤凤迎源法

赤凤迎源法，是徐疾泻法与飞法行气的结合，因其操作有如赤凤展翅飞旋之状，故名之。

2.5.20　„Der rote Phoenix fliegt der Quelle entgegen"

Diese Methode kombiniert Langsam-Schnelles-Nadeln mit der Nadelmanipulation des Fliegens. Sie mutet an wie ein Phoenix, der seine Schwingen ausbreitet und wird daher so bezeichnet.

【操作方法】

先将针直刺入深层，得气后再上提至浅层，候气摇针，再插入中层，然后用提插捻转，结合一捻一放，形如赤凤展翅飞旋，以达通行经气的作用（见图2-84，2-85）。

Methode: Nachdem die Nadel in die tiefe Schicht eingestochen wurde und das deqi eingetreten ist, wird die Nadel in die oberflächliche Schicht nach oben gehoben, geschüttelt, um auf das Qi zu warten, und dann in die mittlere Schicht eingestochen. Dann wird die Nadel gehoben und gesenkt und dabei gedreht, danach losgelassen. Dies ähnelt dem kreisenden Fliegen eines Phönix und dient dazu die Zirkulation des Leitbahn-Qi zu fördern (siehe Abb. 2-84, 2-85).

【临床应用】

行气、守气，保持针刺感应，有疏通经络、行气的作用。因本法的进退针规则是先深后浅，符合徐疾泻法，故兼有泻实作用。临床可用于各种疼痛病证。

Klinische Anwendung: Die Methode wird eingesetzt, um die Qi-Zirkulation anzuregen und das Qi zu bewahren, das deqi zu erhalten, die Leitbahnen freizumachen und den Fluss des Leitbahn-Qi zu fördern. Da die Technik durch tiefes Nadeln gefolgt von flachem Nadeln gekennzeichnet ist, stimmt sie mit der Schnell-Langsam-Ableitungstechnik überein und erzielt so einen sedierenden Effekt. Klinisch wird sie eingesetzt, um verschiedene Schmerzbilder zu behandeln.

第六节　其他针法
2.6 Weitere Nadelungs-
techniken

除以上介绍的各种针刺手法外，历代针家尚留下诸多宝贵手法。现择临床较为常用的几种介绍如下。

Neben den oben erwähnten Techniken existieren noch weitere Nadelungstechniken. Die folgenden sind einige häufig gebrauchte Techniken.

1. 刺营卫法

人体营卫之气的运行，卫气行于皮肤，先充络脉，散布在浅表；营气行于经隧，处于深里。因此，《难经》主张刺卫者宜浅，刺营者宜深。

2.6.1 Ying und Wei nadeln

Betrachtet man die Zirkulation von Ying-Qi und Wei-Qi im Körper, fließt das Wei-Qi in der Haut, zirkuliert in den Netzgefäßen und verteilt sich in der oberflächlichen

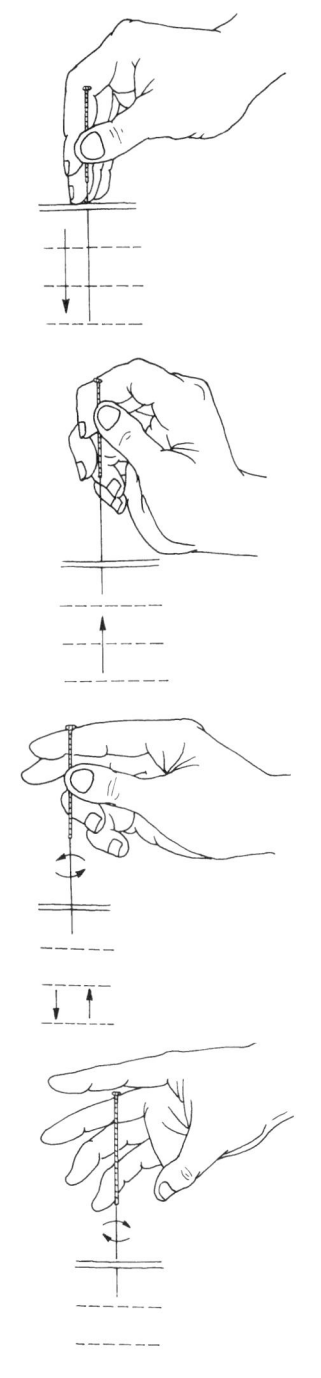

图2-85　赤凤迎源（手示）

Abb. 2-85　„Der rote Phoenix fliegt der Quelle entgegen" (Handhaltungen)

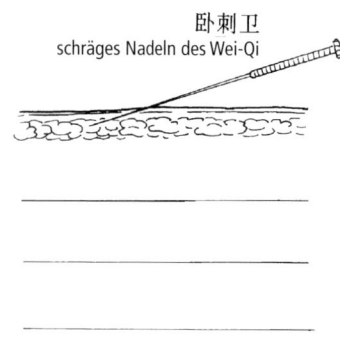

卧刺卫
schräges Nadeln des Wei-Qi

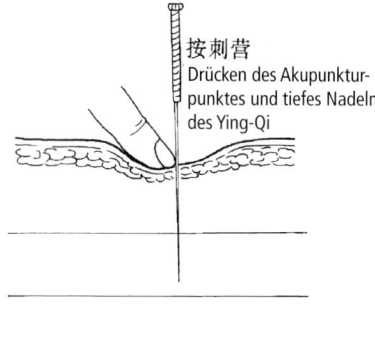

按刺营
Drücken des Akupunktur-
punktes und tiefes Nadeln
des Ying-Qi

图2-86 《难经》刺营卫法
Abb. 2-86 Methode, Ying-Qi und Wei-Qi zu
nadeln, gemäß dem *Nanjing*

Schicht, während das Ying-Qi in den Leitbahnen zirkuliert und in den tieferen Schichten fließt. Daher wird im *Nanjing* flaches Nadeln für das Wei-Qi und tiefes Nadeln für das Ying-Qi angeregt.

【操作方法】

(1) 针刺卫阳部分，只宜浅刺，用沿皮横刺，以免伤及深层营气；当针营阴时，不能损伤在表的卫阳之气，就采用先用左手按压穴位，使浅层的卫气散开，然后针刺(见图2-86)。

(2) 刺卫方法：右手持针速刺至皮下，用捻转和提插等方法刺激第一针感层，或用平刺法，达到应有针感后起针。

刺营法：左手按压皮肤，使血散开，右手持针刺入皮下，再直刺至深部或疼痛之所，达到应有针感后起针(见图2-87)。

Methode:

- Das Nadeln des Wei-Qi sollte flach und mit transversalen Stichrichtungen erfolgen, um das Ying-Qi in der tiefen Schicht nicht zu berühren. Beim Nadeln des Ying-Qi sollte das Wei-Qi in der Oberfläche nicht verletzt werden. Vor dem Nadeleinstich wird der Akupunkturpunkt mit der linken Hand gedrückt, um das Wei-Qi in der oberflächlichen Schicht zu verteilen, dann wird die Nadel eingestochen (siehe Abb. 2-86).

- Beim Nadeln des Wei-Qi wird die Nadel schnell mit der rechten Hand in die Haut eingeführt, gedreht, abgesenkt und gehoben, um in der ersten Schicht das deqi zu stimulieren. Oder man verwendet eine normale Manipulationstechnik, um das gewünschte deqi auszulösen.

- Beim Nadeln des Ying-Qi wird der Akupunkturpunkt zunächst mit der linken Hand gedrückt, um Qi und Blut zu verteilen, dann wird die Nadel mit der rechten Hand senkrecht in die tiefe Schicht oder in das schmerzende Areal eingestochen. Wenn ein ausreichendes deqi eingetreten ist, wird die Nadel zurückgezogen (siehe Abb. 2-87).

【临床应用】
调营卫之气。

Klinische Anwendung: Um das Nähr-Ying-Qi und Abwehr-Wei-Qi zu regulieren.

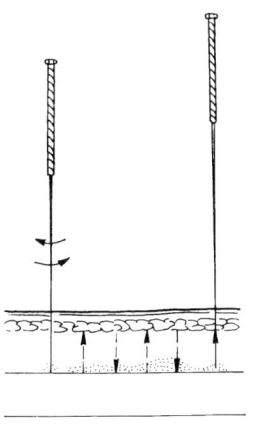
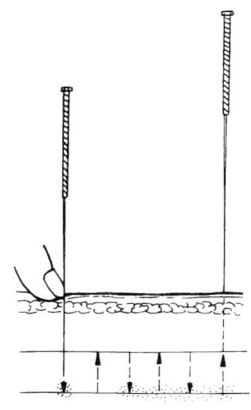

(1) 刺卫法
(1) Nadeln von Wei-Qi

(2) 刺营法
(2) Nadeln von Ying-Qi

图2-87　刺营卫法
Abb. 2-87　Nadeln von Ying-Qi und Wei-Qi

2.　单刺术

本法是一针单刺、手法简单而刺激轻微的手法。

2.6.2　Einfaches Nadeln

Dieses ist eine einfache Nadelungsmethode für eine sanfte Stimulation.

【操作方法】
针刺达肌层间，立即将针拔出（见图2-88）。

Methode: Nach dem Einstechen in die Muskulatur wird die Nadel schnell herausgezogen (siehe Abb. 2-88).

【临床应用】
轻微刺激，用于小儿及无受针经验或身体极度衰弱者。

Klinische Anwendung: Da eine sanfte Stimulation erzeugt wird,eignet sich die Methode, um Kinder oder extrem geschwächte Patienten und Personen, die keine Erfahrung mit Akupunktur haben, zu behandeln.

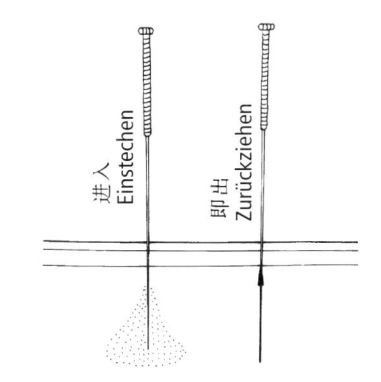

图2-88　单刺术
Abb. 2-88　Einfaches Nadeln

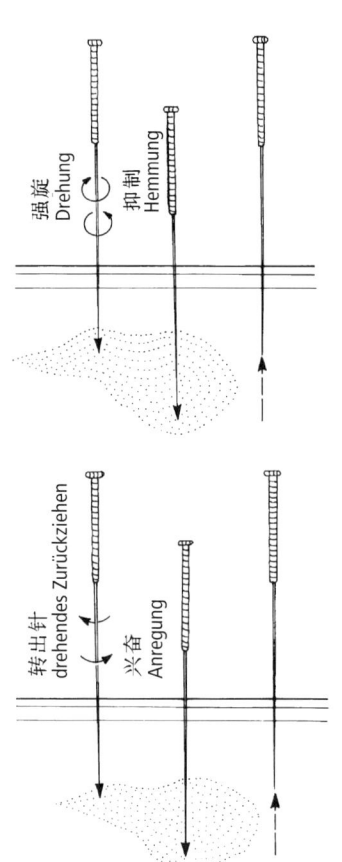

图2-89　旋捻术

Abb. 2-89　Drehendes Nadeln

3. 旋捻术

本法是一种以旋转为主的稍强的刺激手法。

2.6.3　Drehendes/Rotierendes Nadeln

Eine Technik des Nadelns mit starker Nadeldrehung.

【操作方法】

在针刺入时或刺入后或拔出之际，右手的拇、示二指将针左右旋转（捻转），是一种稍强的刺激手法（见图2-89）。

Methode: Nachdem die Nadel eingestochen oder zurückgezogen worden ist, wird sie schnell mit Daumen und Zeigefinger der rechten Hand gedreht (siehe Abb. 2-89).

【临床应用】

用于抑制（强烈捻转）或兴奋（轻缓捻转）为目的的针法。

Klinische Anwendung: Um abzumildern (intensives Drehen) oder anzuregen (sanftes Drehen)

4. 雀啄术

本法是一种以急速提插为主的似麻雀啄食般的刺激手法。

2.6.4　„Spatzen-Pick-Methode"

Eine Methode des sehr schnellen Hebens und Senkens, die aussieht wie ein pickender Spatz.

【操作方法】

在针尖到达一定深度后，将针体上提下插，如雀之啄食状，频频急速上下运动（见图2-90）。

Methode: Nach dem Einstechen in die erforderliche Tiefe wird die Nadel sehr schnell angehoben und abgesenkt, wie ein Spatz beim Picken (siehe Abb. 2-90).

【临床应用】

专用于以刺激为目的，在提插之缓急强弱中，不仅能起抑制作用，亦能应用于兴奋为目的者。

Klinische Anwendung: Die Technik dient ausschließlich der Stimulation. Mit dem kontrollierten Heben und Senken kann sie sowohl hemmende als auch anregende Wirkung haben.

5. 屋漏术

本法也以提插为主，如雀啄术而分段行之，状如雨水入破屋滴漏之状而名之。

2.6.5 Wassertropfen-Nadelmethode

Diese Methode ist ein Teil aus der „Spatzen-Pick-Methode", bei der das Heben und Senken wie das Tropfen des Wassers von einem Dach ausgeführt wird.

【操作方法】

与雀啄术之适应证稍有不同，即针体之1/3刺入，微行雀啄术，再行1/3，仍行雀啄术，在退针之际，亦如刺入时，每退1/3行雀啄术而出针（见图2-91）。

Methode: Die Technik unterscheidet sich etwas von der „Spatzen-Pick-Methode". Die auf ein Drittel eingestochene Nadel wird durch die „Spatzen-Pick-Methode" manipuliert, ein weiteres Drittel tiefer gestochen und wieder mit derselben Technik manipuliert; dann wird die Nadel zwei Mal um ein Drittel nach oben zurückgezogen und auf dieselbe Art und Weise manipuliert (siehe Abb. 2-91).

【临床应用】

专用于强刺激为目的的手法，用于抑制、诱导。

Klinische Anwendung: Diese Technik wird zur starken Stimulation mit hemmender oder anregender Wirkung eingesetzt.

6. 震颤术

本法以震颤为主，故名之。

2.6.6 Vibrations-Nadelmethode

Eine Methode, die durch Vibration gekennzeichnet ist.

【操作方法】

在针刺后行轻微上下的震颤，或在针柄上抓搔数次，或用示指频频轻叩，摇动针柄上端（见图2-92）。

Methode: Die Nadel wird in leichte Vibrationen nach oben und unten versetzt, indem durch Kratzen oder Schnippen des Griffes mit dem Zeigefinger der obere Teil des Griffes geschüttelt wird (siehe Abb. 2-92).

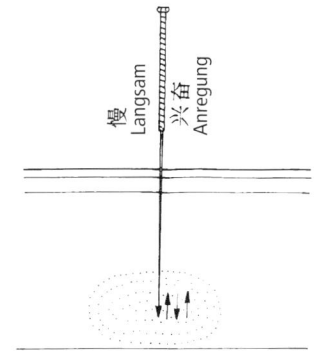

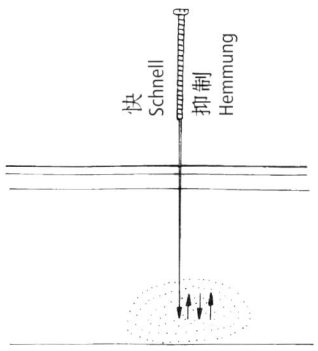

图2-90 雀啄术

Abb. 2-90 „Spatzen-Pick-Methode"

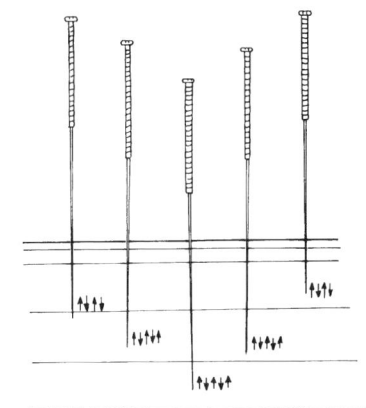

图2 91 屋漏术

Abb. 2-91 Wassertropfen-Nadelmethode

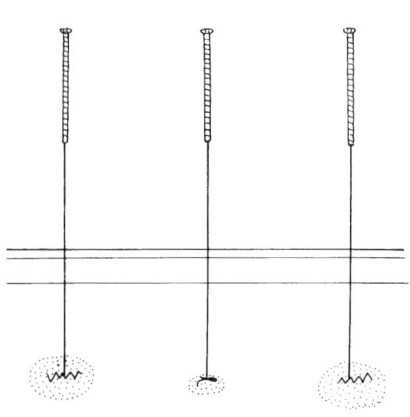

图2-92　震颤术

Abb. 2-92　Vibrations-Nadelmethode

【临床应用】

专用于血管、肌肉、神经之弛缓不振者，起兴奋作用。

Klinische Anwendung: Zur Anregung von Blutgefäßen, Muskeln und Nerven bei mangelnder Elastizität.

7.　乱针术

本法以针刺入后施术无一定规律而名。

2.6.7　Unregelmäßige Nadelmethode

Diese Art des Nadelns bedeutet, dass die Manipulation der Nadel nach dem Einstechen keinen bestimmten Regeln folgt.

【操作方法】

在针刺入一定深度后，立即拔至皮下，再行刺入，或快或慢，或向前向后，向左向右，随意徐进（见图2-93）。

Methode: Nach dem Einstechen in eine bestimmte Tiefe wird die Nadel unmittelbar bis unter die Haut zurückgezogen und dann langsam oder schnell abgesenkt, nach vorne oder hinten, nach links oder rechts, je nach Belieben (siehe Abb. 2-93).

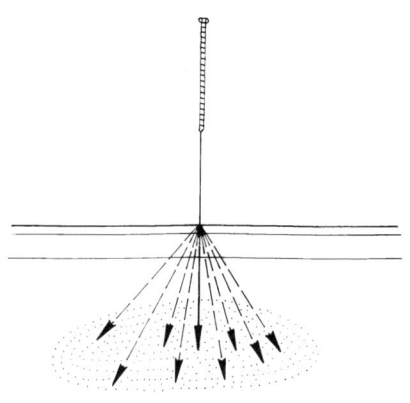

图2-93　乱针术

Abb. 2-93　Unregelmäßige Nadelmethode

【临床应用】

属强刺激，专用于诱导及解除充血、瘀血。

Klinische Anwendung: Zur starken Stimulation, um das Auflösen von Blutstagnation und Blutkongestion einzuleiten und auszuführen.

8. 间歇术

本法因行针和留针间歇进行而名之。

2.6.8 Intermittierende Nadelmethode

Diese Methode ist durch intermittierendes Verweilen und Manipulieren der Nadel gekennzeichnet

【操作方法】

针刺入一定深度后，时而捻转提插数次，留置片刻，再提插捻转数次，再留置之，重复数次（见图2-94）。

Methode: Nach dem Einstechen in eine gewisse Tiefe wird die Nadel mehrfach gedreht, gehoben und gesenkt. Dann eine Weile belassen und erneut gedreht, gehoben und gesenkt. Nach einem weiteren Moment des Belassens wird der vorangegangene Ablauf mehrere Male wiederholt (siehe Abb. 2-94).

【临床应用】

用于血管扩张或肌肉弛缓时，以兴奋为目的，如用强刺激，亦可作为抑制法。

Klinische Anwendung: Zur Behandlung von Angiektasie oder Muskelschwäche wird diese Technik benutzt, um einen Reiz zu setzen. Wenn die Stimulation stark ist kann sie auch zur Inhibition eingesetzt werden.

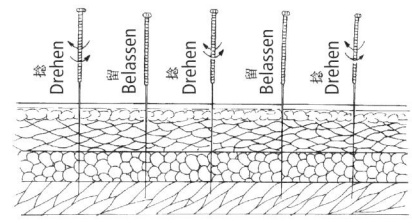

图2-94 间歇术
Abb. 2-94 Intermittierende Nadelmethode

9. 滞针留针法

本法针刺入后，医者故意将针单向捻搓，使针尖与周围肌纤维缠住滞紧的方法。

2.6.9 Nadelmethode, bei der die Nadel verbleibt

Die Nadel wird in eine Richtung gedreht als wolle man die Muskelfasern aufrollen.

【操作方法】

针刺入肌层后，行单向捻搓，使针尖与周围组织纤维缠住滞紧，然后再行其他手法或补泻（见图2-95）。

Methode: Nach dem Einstechen in die Muskulatur wird die Nadel in eine Richtung gedreht, um die Muskelfasern aufzurollen, begleitet von tonisierenden oder sedierenden Techniken (siehe Abb. 2-95).

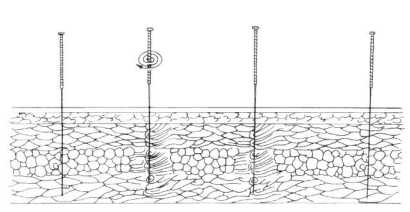

图2-95 滞针留针法
Abb. 2-95 Nadelmethode, bei der die Nadel verbleibt

【临床应用】

强刺激用于体壮实证者为主，结合补泻也可用于虚证。

Klinische Anwendung: Starke Stimulation wird für Patienten mit starker Konstitution bei Übermaß-Syndromen eingesetzt. In Kombination mit sedierenden und tonisierenden Techniken kann eine starke Stimulation auch eingesetzt werden, um Leere-Syndrome zu behandeln.

10. 关闭辅助行气法

本法顾名思义是一种协助行气的方法。

2.6.10 Schließen-Öffnen-Ergänzungstechnik, um den Qi-Fluss zu erhöhen

Die Methode fördert den Qi-Fluss.

【操作方法】

即运用左手来辅助右手进行提插或捻转的行气方法。当行针时，欲气前行，而气反向后行，这时可用左手拇指按压针后部位，以控制经气的向后行。欲气后行则可按压在针前部位，如气向两边者，可按压在旁，以使气循经前行（见图2-96）。

Methode: Die linke unterstützt die rechte Hand beim Heben, Senken oder Drehen der Nadel, um den Qi-Fluss anzuregen. Um zu verhindern, dass beim Manipulieren der Nadel das Qi zurückfließt, wenn es nach vorne fließen soll, drückt der Daumen der linken Hand die Rückseite der Nadel, um das Qi am Zurückfließen zu hindern. Wenn das Qi stattdessen nach hinten fließen soll, wird die Vorderseite der Nadel gedrückt. Wenn das Qi zu beiden Seiten fließt, wird eine Seite gedrückt, um das Qi entlang der Leitbahn nach vorne zu leiten (siehe Abb. 2-96).

【临床应用】

辅助行气。

Klinische Anwendung: Um den Qi-Fluss zu steigern.

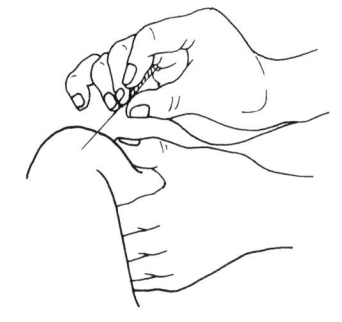

图2-96 关闭辅助行气法

Abb. 2-96 Schließen-Öffnen-Ergänzungstechnik, um den Qi-Fluss zu erhöhen

第三章 《内经》论刺法

3 Beschreibung von Nadeltechniken im *Neijing*

《内经》中关于刺法的论述颇多，涉及到针刺的器具、持针的方法、刺法的种类、得气与调气的原则、补泻手法、针刺量度及病证的针刺方法等。

在《灵枢·官针》篇记载的各种刺法，主要讨论九针用来治疗不同的病证，其中有以九针应九变的"九刺"；另根据病变的深浅、大小等不同，提出刺浅、刺深和发针多少，以及运用不同的针刺角度，以适应十二经的各种病证的"十二刺"（其中有的内容是关于选穴方面的）；"五刺"是针对五脏有关病变而提出的；"三刺"是指毫针刺入皮肤后，分浅中深等三种不同深度的分层刺法。

Im *Neijing* wird viel Raum darauf verwendet, Nadelwerkzeuge, Prinzipien für Nadeltechniken, deqi, Qi-Regulation sowie verschiedene Methoden zum Zweck des Tonisierens und Sedierens dazustellen.

In den Aufzeichnungen über Nadeltechniken im Kapitel „Offizielle Nadeln" im *Lingshu* werden hauptsächlich die Techniken der neun Nadeln für neun unterschiedliche pathologische Entwicklungen diskutiert. Bei den „12 Nadelungstechniken" (darunter finden sich auch Hinweise auf die Punktauswahl) werden verschiedene, die zwölf Leitbahnen betreffende Krankheiten behandelt. Diese Krankheiten werden nach Tiefe und Ausmaß differenziert, um bei der Behandlung die Stichtiefe, die Anzahl der Nadeln und den Stichwinkel bestimmen zu können. Die „Fünf Arten der Nadelung" werden für die Behandlung von Störungen der fünf Zang-Organe vorgeschlagen; „Drei Arten der Nadelung" beziehen sich auf das Nadeln in der flachen, mittleren und tiefen Region nach dem Einstechen der Nadeln in die Haut.

第一节 九刺法
3.1 Neun Nadelungstechniken

本处是专门讨论《内经》九类不同性质的病变应用九种不同的刺法。

Dieser Abschnitt stellt die neun Arten von Erkrankungen dar, die mit den im *Neijing* beschriebenen neun Nadelungstechniken behandelt werden sollen.

1. 输刺

本法因突出针刺本经输穴和背俞穴的作用故名，是一种五脏有病时的针治方法。

3.1.1 Shu-Nadelung

Diese Methode bedeutet, den Shu-Bach-Punkt und den Shu-Rücken-Punkt der jeweiligen Leitbahn zu nadeln.

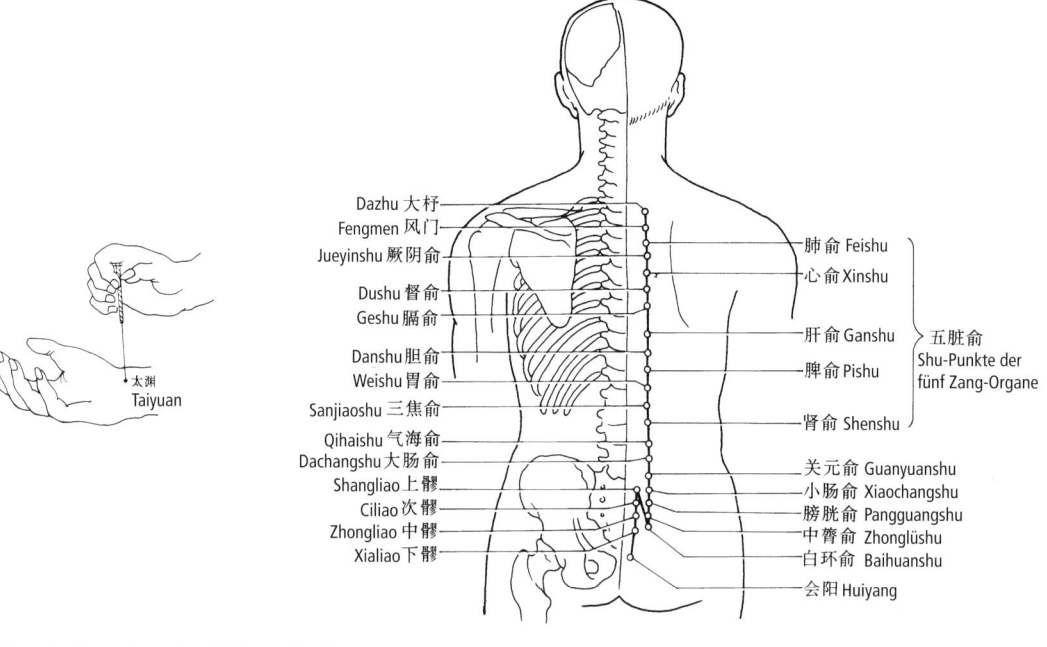

Dazhu 大杼
Fengmen 风门
Jueyinshu 厥阴俞
Dushu 督俞
Geshu 膈俞
Danshu 胆俞
Weishu 胃俞
Sanjiaoshu 三焦俞
Qihaishu 气海俞
Dachangshu 大肠俞
Shangliao 上髎
Ciliao 次髎
Zhongliao 中髎
Xialiao 下髎

太渊
Taiyuan

肺俞 Feishu
心俞 Xinshu
肝俞 Ganshu
脾俞 Pishu
肾俞 Shenshu

五脏俞
Shu-Punkte der
fünf Zang-Organe

关元俞 Guanyuanshu
小肠俞 Xiaochangshu
膀胱俞 Pangguangshu
中膂俞 Zhonglüshu
白环俞 Baihuanshu
会阳 Huiyang

图3-1 输刺
Abb. 3-1 Shu-Nadelung

【操作方法】

当五脏有病时，可取有关经脉的肘膝关节以下的荥穴和输穴（见表3-1），以及背部相关的五脏俞（如肺俞、心俞、肝俞、脾俞、肾俞，见图3-1）。

Methode: Um Krankheiten der fünf Zang-Organe zu behandeln, können Punkte wie die Ying-Quell-Punkte, Shu-Bach-Punkte, lokalisiert distal des Ellenbogens und des Knies auf der betroffenen Leitbahn (siehe Tabelle 3-1), ausgewählt werden, und die Rücken-Shu-Punkte der fünf Zang-Organe (wie z.B. Feishu (Bl 13), Xinshu (Bl 15), Ganshu (Bl 18), Pishu (Bl 20) und Shenshu (Bl 23) (siehe Abb. 3-1).

【临床应用】

治疗五脏疾病。

Klinische Anwendung: Zur Behandlung von Erkrankungen der fünf Zang-Organe.

Tabelle 3-1   Ying-Quell-Punkte und Shu-Bach-Punkte der fünf Zang-Organe

Leitbahn	Ying-Quell-Punkt	Shu-Bach-Punkt
Lunge	Yuji (Lu 10)	Taiyuan (Lu 9)
Perikard	Laogong (Pe 8)	Daling (Pe 7)
Herz	Shaofu (He 8)	Shenmen (He 7)
Milz	Dadu (Mi 2)	Taibai (Mi 3)
Leber	Xingjian (Le 2)	Taichong (Le 3)
Niere	Rangu (Ni 2)	Taixi (Ni 3)

2. 远道刺

本法因上病下取、循经远道取穴，故名，是一种六腑有病时的针治方法。

3.1.2 Distale Nadelung

Man behandelt das Obere, indem man unten nadelt, oder man wählt die im distalen Teil der Leitbahn lokalisierten Akupunkturpunkte. Diese Methode wird eingesetzt, um Erkrankungen der sechs Fu-Organe zu behandeln.

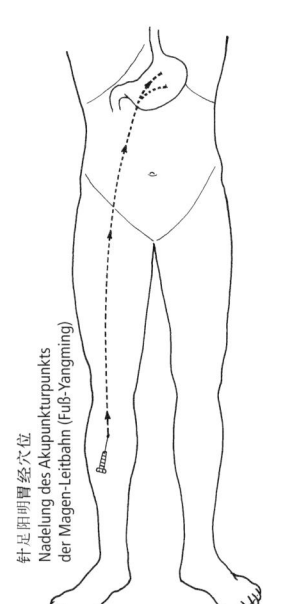

针足阳明胃经穴位
Nadelung des Akupunkturpunkts
der Magen-Leitbahn (Fuß-Yangming)

图3-2 远道刺

Abb. 3-2 Distales Nadeln

【操作方法】

当六腑有病时，可取六腑在足三阳经的下合穴刺之。此即"病在上，取之下"和"合治内府"之意，如胃病取足三里、胆病取阳陵泉等。现就广义上来看，凡头面、躯干、脏腑的病证，四肢肘膝关节以下的穴位都可采用（见图3-2）。

Methode: Die Erkrankungen der sechs Fu-Organe werden behandelt, indem man die unteren He-Meer-Punkte auf den drei Yang-Leitbahnen des Fußes nadelt. Dies nennt man „die Krankheit oben behandeln, indem man den unteren Teil des Körpers akupunktiert" und „der He-Meer-Punkt wirkt zur Behandlung der Fu-Organe". So können z.B. Erkrankungen des gastrointestinalen Traktes durch Nadeln von Zusanli (Ma 36) behandelt werden und Erkrankungen der Gallenblase durch Nadeln von Yanglingquan (Gb 34) usw. Akute Erkrankungen des Kopfes, Rumpfes und der Innenorgane können alle durch Nadelung von Akupunkturpunkten distal des Ellenbogens und des Knies behandelt werden (siehe Abb. 3-2).

【临床应用】

治疗六腑疾病。

Klinische Anwendung: Zur Behandlung von Erkrankungen der sechs Fu-Organe.

【按注】

府输原指六腑在足三阳经的下合穴，一般适宜于治疗六腑的疾病。

Anmerkung: Fu Shu bezieht sich auf die unteren He-Meer-Punkte der sechs Fu-Organe, die auf den drei Yang-Leitbahnen des Fußes lokalisiert sind und bei der Behandlung von Erkrankungen, an denen die sechs Fu-Organe beteiligt sind, eine Wirkung zeigen.

3. 经刺

本法主要治疗经脉本身的病变，并单独取用病经的腧穴治疗，故称经刺。

3.1.3 Leitbahn-Nadelung

Diese Methode wird eingesetzt, um Störungen in der Leitbahn selbst zu behandeln. Die ausgewählten Akupunkturpunkte sind alle auf der Leitbahn, die pathologische Veränderungen aufweist, lokalisiert. Daher der Name Leitbahn-Nadelung.

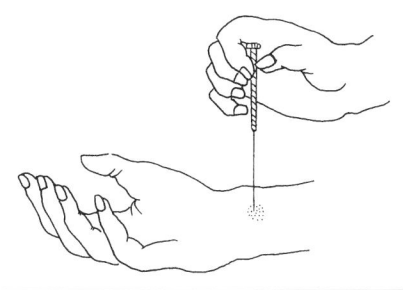

图3-3　经刺
Abb. 3-3　Leitbahn-Nadelung

【操作方法】

是专刺本经经脉所过之处中气血瘀滞不通、有积聚现象的地方（如瘀血、硬结、压痛等），并单独取用病经的腧穴治疗（见图3-3）。

Methode: Mit dieser Methode behandelt man die Stagnation von Qi und Blut sowie begleitende Phänomene von Ansammlungen (wie Blutstase, Sklerosis und Druckschmerz) im Verlauf der Leitbahn. Es werden nur Akupunkturpunkte auf der erkrankten Leitbahn genadelt (siehe Abb. 3-3).

【临床应用】

治本经本身的病变。

Klinische Anwendung: Um die Störungen der betreffenden Leitbahn zu behandeln.

4. 络刺

本法以刺血络为主，故称之。

3.1.4 Kollaterales Nadeln

Diese Technik wird hauptsächlich eingesetzt, um die kleinen Gefäße zu nadeln.

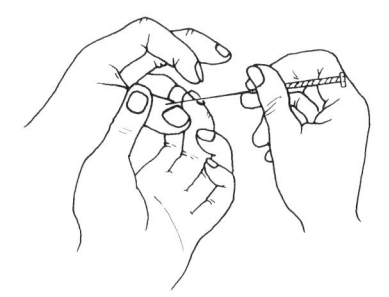

图3-4　络刺
Abb. 3-4　Kollaterales Nadeln

【操作方法】

本法是浅刺体表瘀血的细小络脉使其出血的方法（见图3-4）。

Methode: Man nadelt die kleinen Gefäße oberflächlich, um Blutungen auszulösen (siehe Abb. 3-4).

【临床应用】

用于治疗实证、热证。

Klinische Anwendung: Um Übermaß- und Hitze-Syndrome zu behandeln.

【按注】

由于这种刺法以刺血络为主，故称络刺，又称刺络，目前临床上应用的各种浅刺放血法，如三棱针（古称锋针）、皮肤针或滚筒刺重刺出血法等均属于本法范围。

Anmerkung: Da man mit dieser Methode hauptsächlich die kleinen Gefäße akupunktiert, wird sie kollaterales Nadeln genannt.

Die Methode wird im Allgemeinen eingesetzt, um Blut zu lassen, wie etwa mit der Dreikantnadel (bekannt als scharfe Nadel in historischer Zeit), der intrakutanen Nadel oder durch intensives Punktieren mit einem Rollnadelinstrument zum Blutenlassen. All diese Methoden gehören zum kollateralen Nadeln.

5. 分刺

本法是指针刺直达肌肉的一种刺法。

3.1.5 Muskuläres Nadeln

Diese Methode bedeutet, die Nadel direkt in den Muskel zu stechen.

【操作方法】

分肉是指附着于骨骼部的肌肉，针刺时直达此肌肉部便成（见图3-5）。

Methode: Die Nadel wird hauptsächlich direkt in den knochennahen Muskel gestochen (siehe Abb. 3-5).

【临床应用】

用于治疗肌肉的痹证、痿证或陈旧伤等。

Klinische Anwendung: Mit dieser Methode behandelt man Muskelschmerzen, Schwellungen oder alte Wunden.

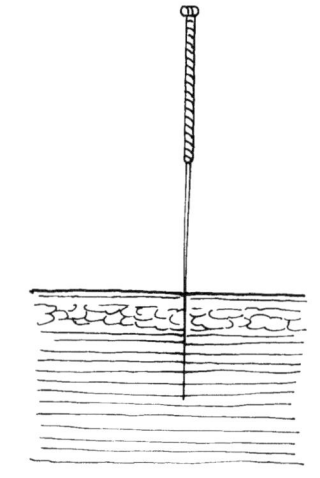

图3-5 分刺

Abb. 3-5 Muskuläres Nadeln

6. 大泻刺

本法为排除、泻出血和水之法，故名。

3.1.6 Große Ausleitungsnadelung

Mit dieser Methode beseitigt man stagnierendes Blut und Flüssigkeiten (Aszites) bzw. leitet sie aus. Daher der Name.

【操作方法】

在脓肿、血肿、水肿处，行以切开引流或针刺以排泄脓血和泻水的刺法（见图3-6）。

Methode: Diese Methode wird angewendet, um zu schneiden oder zu punktieren, so dass Eiter and Blut, Wasseransammlungen sowie Abszesse, Hämatome oder Ödeme ausgeleitet werden (siehe Abb. 3-6).

【临床应用】

用于放血排脓泻水。

Klinische Anwendung: Um Eiter und Wasseransammlungen auszuleiten.

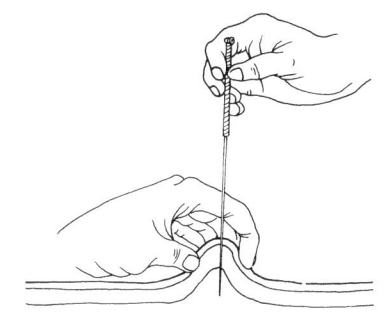
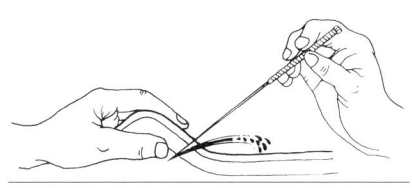

图3-6　大泻刺

Abb. 3-6　Große Ausleitungsnadelung

7. 毛刺

本法因浅刺在皮毛，故称毛刺。

3.1.7 Kutanes Nadeln

Diese Technik bedeutet, flach in die Haut zu nadeln. Daher der Name.

【操作方法】

浅刺在皮肤表浅之部位，不入肌肉层（见图3-7）。

Methode: Man nadelt flach in die Haut und nicht tief in die Muskulatur (siehe Abb. 3-7).

【临床应用】

治浮痹及在皮肤表浅之病证。

Klinische Anwendung: Um Taubheit in der Hautschicht und oberflächliche Erkrankungen zu behandeln.

【按注】

过去用针，现代临床上所用的皮肤针、滚筒刺之类的工具，也就是受此法的启示，改进而成的，治疗范围也有扩大。

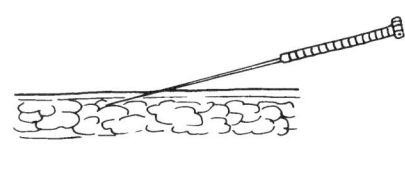

图3-7　毛刺

Abb. 3-7　Kutanes Nadeln

Anmerkung: In der Vergangenheit benutzte man die Pfeil-kopfnadel. In der heutigen klinischen Praxis werden Ku-tannadel und Rollnadelinstrumente verwendet, die von der Vergangenheit inspiriert und ihr gegenüber verbessert wurden. So konnte die Indikationsbreite erweitert werden.

8. 巨刺

本法是一种左病刺右、右病刺左的方法。（"巨"字可能是"互"字的误传）

3.1.8 Kontralaterales/ gegenüberliegendes Nadeln

Diese Methode bedeutet, die linke Seite zu nadeln, um rechts zu behandeln und umgekehrt.

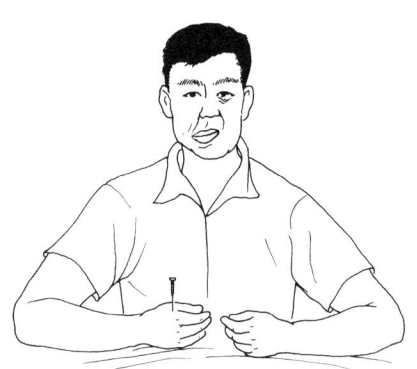

图3-8 巨刺

Abb. 3-8 Kontralaterales Nadeln

【操作方法】
左边的病变取右边的穴位来治疗，右边的病变取左边的穴位来治疗，由于经脉脉气左右可互为交通，故此法也能治病（见图3-8）。

Methode: Man behandelt Störungen auf der linken Seite, indem man die rechte Seite nadelt und umgekehrt. Da sich das Qi in den Leitbahnen von links nach rechts austauscht, kann diese Methode Erkrankungen behandeln (siehe Abb. 3-8).

【临床应用】
左病右治，右病左治。

Klinische Anwendung: Man behandelt Störungen auf der linken Seite, indem man die rechte Seite nadelt und umgekehrt.

【按注】
与"巨刺"类似的还有一种"缪刺"，也是"左病右取，右病左取"之法。当邪在络，未传入经脉，脉象也未有变化时可用"缪刺"之法（见图3-9）。

Anmerkung: Das Miu-Nadeln ist dem kontralateralen Nadeln vergleichbar (Man behandelt Störungen auf der linken Seite, indem man die rechte Seite nadelt und umgekehrt.). Es wird eingesetzt, um Erkrankungen zu behandeln, die sich gerade in den kleinen Gefäßen zu entwickeln beginnen (siehe Abb. 3-9).

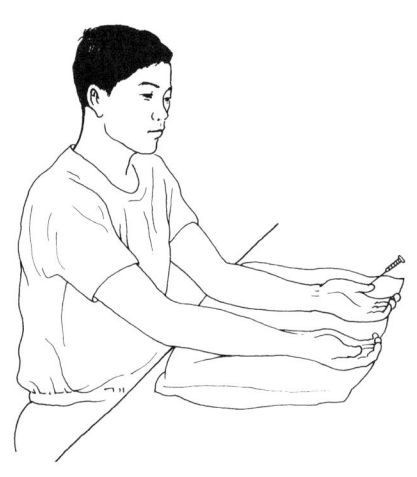

图3-9 缪刺

Abb. 3-9 Miu-Nadelung

9. 淬刺

本法是一种将针烧红后刺入体表的方法，故名之。

3.1.9 Kauterisierendes Nadeln

Diese Methode bezeichnet das Nadeln mit kauterisierten Nadeln.

【操作方法】

将针在火上烧红，烧针部分占针体的1/3～1/2，迅速将烧红部分针体刺入穴内（见图3-10，3-11）。

Methode: Die Nadel wird zur Hälfte oder zu einem Drittel bis zur Rötung erhitzt und dann sofort in den Akupunkturpunkt eingeführt (siehe Abb. 3-10, 3-11).

【临床应用】

用来治疗寒痹、瘰疬、阴疽等病证。

Klinische Anwendung: Mit dieser Methode werden Schmerzen durch Kälte, Skrofulose und Karbunkel behandelt.

附：九针

九针是《内经》记载的金属针具，也是我国最早记载的针灸针具、它包括针、员针、针、锋针、铍针、员利针、毫针、长针和大针，其形状大小和作用见下面图与表（见图3-12，表3-2）。

Anhang: „Neun Nadeln"

Der Begriff „Neun Nadeln" bezieht sich auf die aus Metall hergestellten Nadeln, die im Neijing erwähnt werden. Sie sind die ältesten bekannten Akupunkturinstrumente in China: Pfeilkopfnadel, Rundspitzennadel, Stumpfspitzennadel, Scharfkantige Nadel, Schwertformnadel, Rundscharfe Nadel, filiforme Nadel, lange Nadel, große Nadel (siehe Abb. 3-12, Tabelle 3-2)

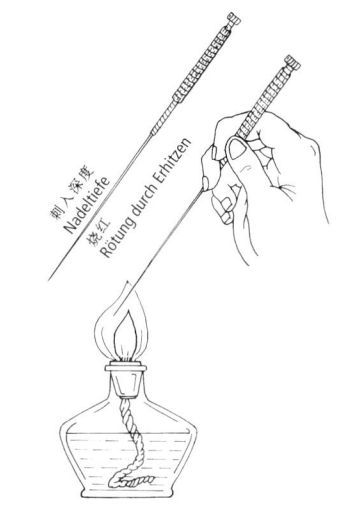

图3-10　烧针法

Abb. 3-10　Methode, die Nadel zu erhitzen

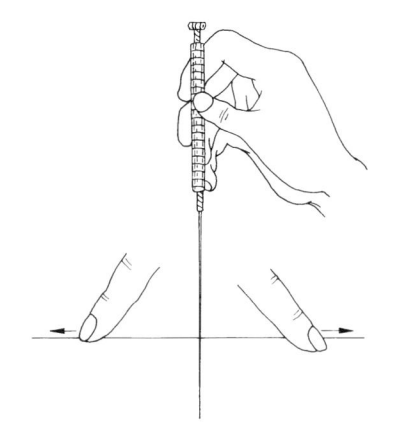

图3-11　淬刺

Abb. 3-11　Kauterisierendes Nadeln

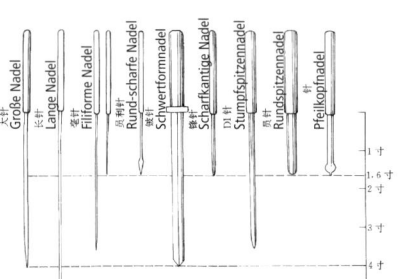

图3-12 九针图
Abb. 3-12 „Neun Nadeln"

Tabelle 3-2 „Neun Nadeln"

Name	Größe	Form	Anwendungsbereich
Pfeilkopfnadel	1,6 cun	Großer Kopf und scharfe Spitze	Hauterkrankungen ohne feste Lokalisation Kopf- und Körperhitze
Rundspitzen- nadel	1,6 cun	Runder Körper und ovale Spitze	Pathogene Faktoren zwischen dem Fleisch, die Oberfläche reiben, ohne die Haut zu verlet- zen
Stumpfspit- zennadel	3,5 cun	Großer Körper, runde und leicht scharfe Spitze	Erkrankungen der Leitbahnen und Mangel an Qi; Stärkung durch Massieren der Leitbahn, um pathogene Faktoren auszuleiten
Scharfkantige Nadel	1,6 cun	runder Körper, dreikantige und scharfe Spitze	Karbunkel, hartnäckige Erkrankungen, Hitze klären durch Bluten lassen
Schwertform- nadel	4 cun lang, 2,5 breit	schwertförmig, scharf	eitrige Schwellungen, Schnitte, um Eiter auszuleiten
Rund-scharfe Nadel	1,6 cun	rund und scharf, etwas größerer Kopf, kleiner Körper	Karbunkel und plötzli- che Obstruktionen; tiefes Nadeln
Filiforme Nadel	3,6 cun	filiform wie eine Pinien- nadel	Kälte- und Hitze- schmerzen kurzer Verbleib der Nadel
Lange Nadel	7 cun	längster Körper, scharfe Spitze	Pathogene Faktoren in tieferen Regionen und distale obstruktive Probleme tiefes Nadeln
Große Nadel	4 cun	scharf mit etwas runder Spitze	Ödeme, Obstruktionen der Gelenke, Nadelung zur Reduzierung von Ödemen, später behan- delt man mit kauteri- sierter Nadel Skrofulose, Abszesse etc.

第二节　十二刺法
3.2 Zwölf Nadelungs-
techniken

本处是专门讨论《内经》十二节刺，以应治十二经的病证，因而其刺法也有十二种。

Dieses sind die Nadeltechniken, die im *Neijing* für die Behandlung von 12 Erkrankungen vorgestellt werden.

1. 偶刺

本法为一针刺在前，一针刺在后，前后阴阳对偶的针法，故名之。

3.2.1　Symmetrisches Nadeln

Eine Nadel wird an der Körpervorderseite, eine andere an der Körperrückseite eingestochen. Daher der Name.

【操作方法】
此法以一手按前心，相当胸部募穴等处，一手按其后背，相当于相应的背俞处，当前后有压痛处进针。这种一前一后，阴阳对偶的针法，称为偶刺，又称"阴阳刺"（见图3-13）。

Methode: Eine Hand drückt den vorderen Mu-Punkt auf der Brust, die andere Hand den korrespondieren Shu-Punkt auf dem Rücken. Die Nadeln werden in den empfindlichen Bereich, der vorne und hinten gefühlt werden kann, eingestochen. Eine derartige Vorne-Hinten-Nadeltechnik wird als symmetrisches Nadeln bezeichnet, auch „Yingyang-Nadelung" genannt (siehe Abb. 3-13).

【临床应用】
临床对脏腑病痛以胸腹部募穴和背俞穴相配同刺，即属本法。

Klinische Anwendung: Diese Methode findet Einsatz bei der Behandlung viszeraler Erkrankungen durch die Kombination von Mu- (Körpervorderseite) und Shu- (Rücken) Punkten.

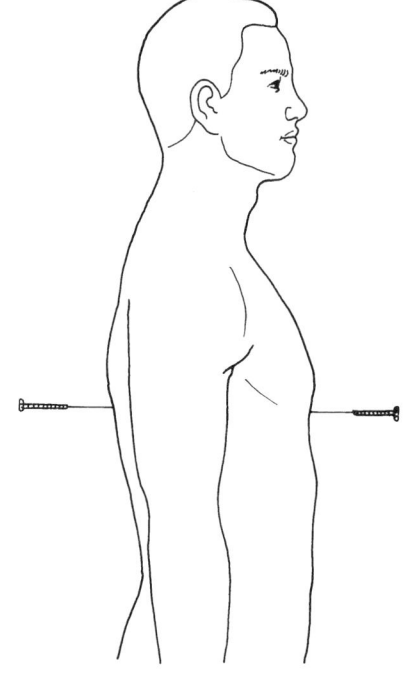

图3-13　偶针
Abb. 3-13　Symmetrisches Nadeln

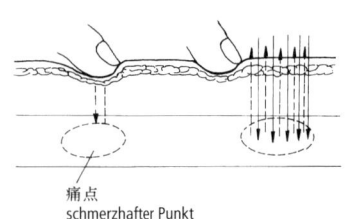

痛点
schmerzhafter Punkt

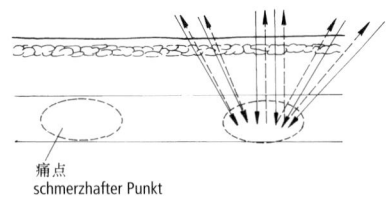

痛点
schmerzhafter Punkt

图3-14 报刺
Abb. 3-14 Trigger-Nadelung

2. 报刺

本法为针刺出针后再重复刺的一种方法，"报"亦"复"的意思。

3.2.2 Trigger-Nadelung

Die Methode bedeutet das erneute Einstechen, nachdem die Nadel herausgezogen worden ist. „Trigger" weist auf die Wiederholung hin.

【操作方法】

根据患者所报之处下针，施行手法后，询问患者针处是否痛止，另再在其他痛处下针(见图3-14)。

Methode: Man nadelt die Region, die vom Patienten als schmerzhaft empfunden wird.
Während die Nadel manipuliert wird, fragt man den Patienten, ob der Schmerz in der genadelten Region gestoppt wurde. Dann werden andere empfindliche Stellen genadelt (siehe Abb. 3-14).

【临床应用】

此法是治游走性病痛的针刺方法。

Klinische Anwendung: Um im Körper wandernde Erkrankungen zu behandeln.

3. 恢刺

本法刺后可恢复机体原来的活动功能，故名之。

3.2.3 Nadelung zur Rehabilitation

Die Methode hilft, die Funktionen in den betroffenen Bereichen wiederherzustellen. Daher der Name.

【操作方法】

先从旁刺入，得气后，令患者作关节功能活动，不断更换针刺方向，以疏通经气，舒缓筋急(见图3-15)。

Methode: Die Nadel wird neben das Gelenk eingeführt. Nach dem Eintreten von deqi wird der Patient gebeten, das Gelenk zu bewegen. Man wechselt mehrfach die Richtung des Nadelns, um die Leitbahnen freizumachen und Spasmen in den Sehnen aufzulösen (siehe Abb. 3-15).

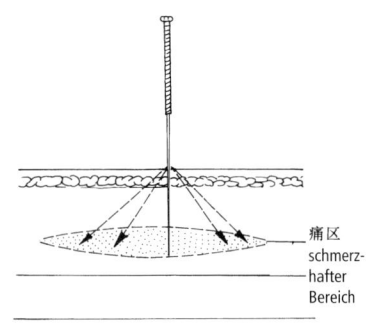

痛区
schmerz-
hafter
Bereich

图3-15 恢刺
Abb. 3-15 Nadelung zur Rehabilitation

4. 齐刺

本法三针一齐刺，以治寒气小深者。或曰三刺，三刺者，治痹气小深者也。

3.2.4　Aufreihendes Nadeln

Diese Methode bedeutet, dass drei Nadeln zusammen gestochen werden, um Kälte in geringer Tiefe zu vertreiben. Sie heißt auch „Dreifaches Nadeln" und wird bei Bi-Syndromen in geringer Tiefe eingesetzt.

【操作方法】
这种针法是正中先刺1针，并于两旁各刺1针，三针齐用，故名齐刺（见图3-16）。

Methode: Eine Nadel wird in die Mitte eingestochen und zwei weitere jeweils an beiden Seiten. Drei Nadeln werden an derselben Stelle eingestochen. Daher der Name (siehe Abb. 3-16).

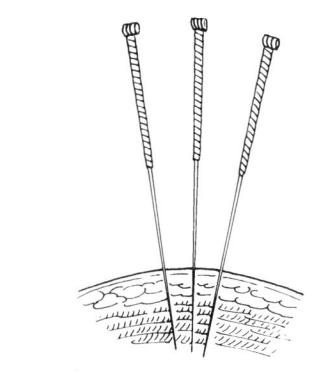

图3-16　齐刺
Abb. 3-16　Aufreihendes Nadeln

【临床应用】
治疗病变范围较小而部位较深的痹痛等证。

Klinische Anwendung: Um tief gelegenen Bi-Syndrom-Schmerz in einer begrenzten Region zu behandeln.

【按注】
这种刺法与恢刺相反，恢刺为一穴多刺或称多向刺；齐刺为三针集合，故又称三刺。

Anmerkung: Diese Methode unterscheidet sich von der Nadelung zur Rehabilitation, die sich durch mehrfaches Nadeln eines Akupunkturpunktes mit einer Nadel oder Nadeln in mehrere Richtungen auszeichnet. Das aufreihende Nadeln wird mit drei Nadeln ausgeführt, es ist auch als „Dreifaches Nadeln" bekannt.

5. 扬刺

本法五针齐而浮刺浅刺，扬有"阳"之意，阳也有浅之义也。

3.2.5　Umrundendes Nadeln

Die Methode ist charakterisiert durch das Einstechen von einer Nadel in das Zentrum und das Stechen von vier oberflächlich und flach gestochenen Nadeln darum herum. Das

113

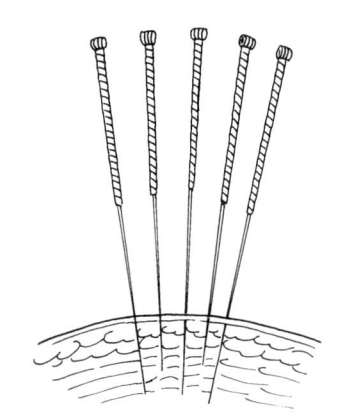

图3-17　扬刺

Abb. 3-17　Umrundendes Nadeln

chinesische Zeichen „yang" bedeutet flach, mit derselben Bedeutung von „yang" in der Yin-Yang-Theorie.

【操作方法】

是在穴位正中先刺1针，然后在上下左右各浅刺1针，刺的部位较为分散，故称扬刺（见图3-17）。

Methode: Eine Nadel wird in die Mitte gestochen und vier weitere werden darüber, darunter, links u. und rechts davon platziert. Die genadelte Region ist nicht auf eine Nadel konzentriert, deshalb wird dies umrundendes Nadeln genannt (siehe Abb. 3-17).

【临床应用】

本法适宜治疗寒气浅而面积较大的痹证。

Klinische Anwendung: Um Bi-Syndrome mit festsitzender Kälte in der Oberfläche in einem größeren Gebiet zu behandeln.

【按注】

近代梅花针叩刺法，即为扬刺法的演变产物。

Anmerkung: Das „Pflaumenblüten-Nadeln" wurde auf der Basis vom umrundenden Nadeln entwickelt.

6.　直针刺

本法是一种捏起皮肤，针直对病所的刺法。

3.2.6　Senkrechtes Nadeln

Die Haut wird zusammengedrückt und die Nadel senkrecht in den Ort der Erkrankung eingestochen.

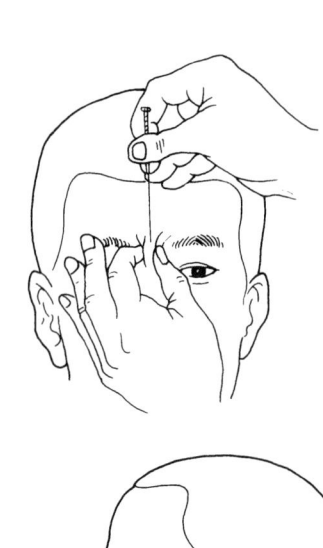

【操作方法】

先夹持捏起穴位处皮肤，然后将针沿皮下刺之（见图 3-18）。

Methode: Zusammendrücken des Akupunkturpunkts und Nadeleinstich durch die Haut (siehe Abb. 3-18).

【临床应用】

这种刺法，进针较浅、治疗浅表络脉等部位的病证。

Klinische Anwendung: Um oberflächliche Erkrankungen und Erkrankungen der kleinen Gefäße durch flaches Nadeln zu behandeln.

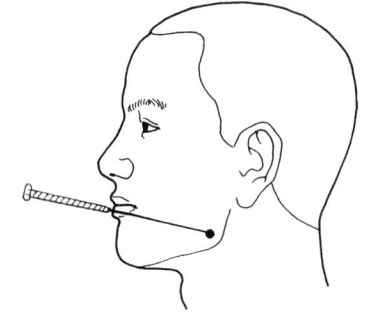

图3-18　直刺

Abb. 3-18　Senkrechtes Nadeln

【按注】

近代多称沿皮刺或横刺。

Anmerkung: Diese Methode nennt man heutzutage Nadeln durch die Haut oder transversales Nadeln.

7. 输刺

本法为从阴引阳、输泄热邪的一种方法。

3.2.7 Shu-Nadelung

Diese Methode bedeutet, das Yang vom Yin wegzuleiten, um Hitze zu zerstreuen.

【操作方法】

这种刺法是垂直刺入较深处候气，得气后慢慢将针退出（见图3-19）。

Methode: Die Nadel wird senkrecht tief eingestochen, um auf das deqi zu warten. Wenn sich deqi eingestellt hat, wird die Nadel langsam zurückgezogen (siehe Abb. 3-19).

【临床应用】

乃从阴引阳、输泄热邪的一种手法，以泻病邪。

Klinische Anwendung: Um durch das Wegleiten des Yang vom Yin pathogene Hitze zu zerstreuen.

8. 短刺

本法为在近骨处行手法的一种方法，"短"是"接近"的意思。

3.2.8 Kurze Nadelung

Diese Methode wird eingesetzt, um die Region nahe am Knochen zu nadeln. Kurz meint hier nahe.

【操作方法】

其法是慢慢进针稍稍摇动其针而深入，在近骨之处将针上下轻轻捻转（见图3-20，3-21）。

Methode: Die Nadel wird mit leichtem Vibrieren langsam in die Tiefe geführt und dann sanft gedreht, wenn sie sich in Knochennähe befindet (siehe Abb. 3-20, 3-21).

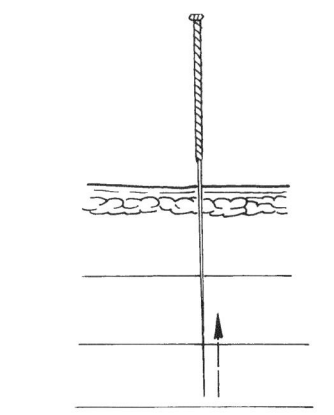

图3-19　输刺

Abb. 3-19　Shu-Nadelung

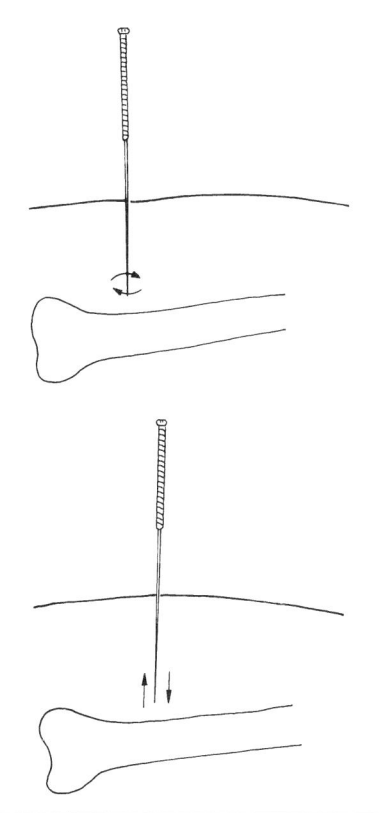

3-20　短刺

Abb. 3-20　Kurze Nadelung

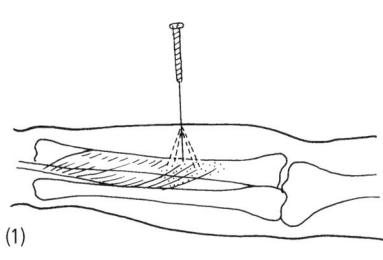

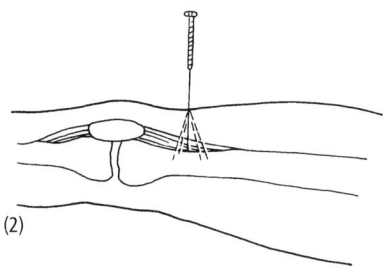

(1) 手部短刺
(1) Kurze Nadelung der Hand
(2) 足部短刺
(2) Kurze Nadelung des Fußes

图3-21　短刺（手和足）
Abb. 3-21　Kurze Nadelung (Hand und Fuß)

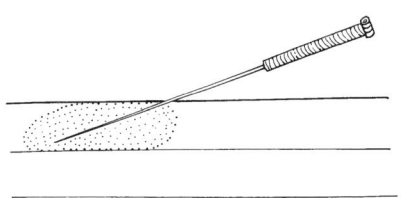

图3-22　浮刺
Abb. 3-22　Oberflächliches Nadeln

【临床应用】
治骨痹等深部病痛。
Klinische Anwendung: Um tief sitzende Erkrankungen wie obstruktive Störungen des Knochens zu behandeln.

9.　浮刺
本法是斜针浅刺的一种方法，故名。

3.2.9　Oberflächliches Nadeln
Dies ist eine Technik des schrägen oberflächlichen Nadelns.

【操作方法】
沿皮横刺或斜针浅刺（见图3-22）。
Methode: Flaches Nadeln mit quer oder schräg verlaufender Stichrichtung (siehe Abb. 3-22).

【临床应用】
浅刺勿深以治肌肉寒急。
Klinische Anwendung: Um Kältekrämpfe der Muskeln durch flaches Nadeln zu behandeln.

【按注】
浮刺和毛刺、扬刺同属浅刺法，但是毛刺为少针而浅刺，扬刺是多针而浅刺，与本法均有所不同。
Anmerkung: Oberflächliches, kutanes und umrundendes Nadeln gehören alle zum flachen Nadeln. Aber kutanes Nadeln bedeutet flaches Nadeln mit weniger Nadeln, während umrundendes Nadeln flaches Nadeln mit mehr Nadeln bedeutet.

10.　阴刺
本法是左右两侧穴位同用的刺法。

3.2.10 Yin-Nadeln
Diese Methode beinhaltet das gleichzeitige Nadeln von Akupunkturpunkten auf beiden Seiten.

【操作方法】
同一穴位、左右两侧同取之刺之（见图3-23）。

Methode: Das Nadeln einen Akupunkturpunktes gleich-zeitig auf der rechten und linken Seite (siehe Abb. 3-23).

【临床应用】

治阴寒。

Klinische Anwendung: Um Yin-Kälte zu behandeln.

【按注】

左右两侧同名穴位相配同刺，近代临床应用较为普遍。

Anmerkung: Akupunkturpunkte des gleichen Namens auf der linken und rechten Seite werden gleichzeitig genadelt.

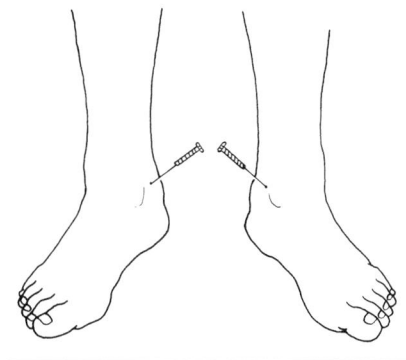

图3-23　阴刺

Abb. 3-23　Yin-Nadeln

11. 旁针刺

本法正穴刺1针，旁边再刺1针，正旁配合而刺，所以称"旁针刺"。

3.2.11 Begleitendes Nadeln

Diese Methode bedeutet, eine Nadel in den ausgewählten Akupunkturpunkt einzustechen und eine weitere in den nächstgelegenen Akupunkturpunkt. Daher die Bezeich-nung.

【操作方法】

是先直刺1针，再在近旁斜向加刺1针（见图3-24）。

Methode: Eine Nadel wird senkrecht eingestochen, eine weitere schräg nahebei (siehe Abb. 3-24).

【临床应用】

这种刺法多应用在压痛比较明显，而且固定不移，久久不愈的痹证。

Klinische Anwendung: Mit dieser Methode behandelt man hartnäckige obstruktive Syndrome mit offensicht-licher Empfindlichkeit und fixierter Lokalisation.

【按注】

这种刺法为加强局部压痛处的通经活络作用而设。

Anmerkung: Diese Methode wird eingesetzt, um die Leit-bahn freizumachen und die kleinen Gefäße über der emp-findlichen Stelle zu aktivieren.

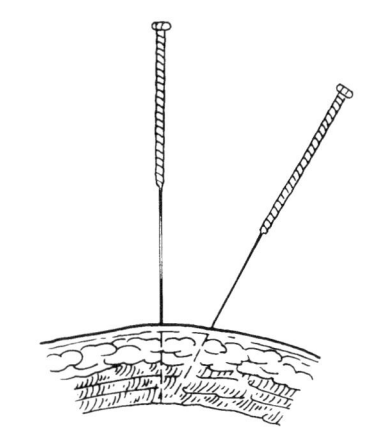

图3-24　旁针刺

Abb. 3-24　Begleitendes Nadeln

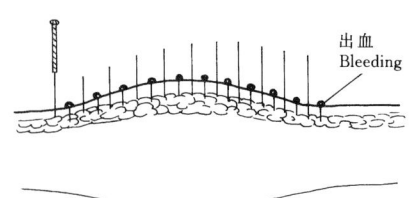

图3-25　赞刺

Abb. 3-25　Wiederholtes Kurznadeln

12. 赞刺

本法能赞助消散痈肿，故名。

3.2.12 Wiederholtes Kurznadeln

Diese Art des Nadelns kann helfen, Entzündungen und Schwellungen aufzulösen. Daher der Name.

【操作方法】
本法直入直出，刺入浅而出针快，是连续分散浅刺出血的刺法（见图3-25）。

Methode: Die Nadel wird senkrecht und flach eingestochen und sofort zurückgezogen. Dies ist eine Technik, um stetige, gestreute, flache Stiche zum Blutenlassen vorzunehmen (siehe Abb. 3-25).

【临床应用】
用治痈肿、丹毒等。

Klinische Anwendung: Um Karbunkel und Erysipele zu behandeln.

【按注】
本法是放血刺法。

Anmerkung: Diese Methode zählt zu den Techniken des Blutenlassens der Akupunktur.

第三节　五刺法
3.3 Fünf Nadelungstechniken

本处是从五脏应五体（皮、脉、筋、肉、骨）的关系分成五种刺法，故又名五脏刺。

Die fünf Nadelungstechniken basieren auf den Beziehungen zwischen den fünf Organen und den fünf Gewebearten (Haut, Blutgefäße, Sehnen, Muskeln, Knochen). Deshalb wird die Methode der fünf Nadelungstechniken auch als Fünf-Organe-Stichtechnik bezeichnet.

1. 半刺

本法浅刺于皮肤，动作快，似拔毛状，因刺极浅不是全刺故名半刺。

3.3.1 Halbes Nadeln

Halbes Nadeln bedeutet, nur in die Haut zu stechen. Daher die Bezeichnung.

【操作方法】

刺法是浅刺于皮肤，刺得浅，出针快，好像拔出毫毛一样（见图3-26）。

Methode: Die Nadel wird nur in die Haut eingestochen und schnell wieder herausgezogen, so wie man ein Körperhaar auszieht (siehe Abb. 3-26).

【临床应用】

适宜治疗风寒束表、发热咳嗽喘息等和肺脏有关的疾病以及某些皮肤病。

Klinische Anwendung: Um Wind- und Kälteattacken in der Oberfläche zu behandeln, ebenso Fieber, Keuchen und andere Erkrankungen, die die Lunge betreffen, sowie auch einige Hauterkrankungen.

【按注】

近代用皮肤针刺小儿时多用此法。

Anmerkung: Diese Methode wird heutzutage häufig bei der Behandlung von Kindern eingesetzt.

2. 豹纹刺

本法因其针刺出血点多，形如豹纹，故名。

3.3.2 Leopardenfell-Nadelung

Diese Technik zeichnet sich durch zahlreiche Punkte aus, die man bluten lässt.

【操作方法】

是一种以穴位为中心，进行散刺出血的刺法（见图3-27）。

Methode: Man wählt einen Akupunkturpunkt als Zentrum aus und nadelt vereinzelt darum herum zum Blutenlassen (siehe Abb. 3-27).

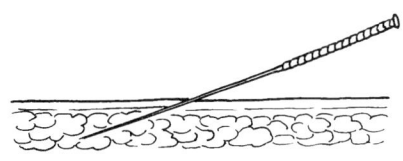

图3-26 半刺
Abb. 3-26 Halbes Nadeln

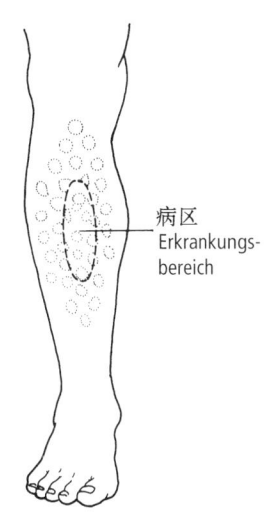

病区
Erkrankungsbereich

图3-27 豹纹刺法
Abb. 3-27 Leopardenfell-Nadelung

119

【临床应用】
能治红肿热痛等。

Klinische Anwendung: Um Schmerzen durch Schwellungen und Fieber zu behandeln.

【按注】
因为心主血脉，故本法与心气相应。

Anmerkung: Da das Herz das Blut und die Gefäße kontrolliert, reguliert diese Methode das kardiale Qi.

3. 关刺

本法多在关节附近的肌腱上进行针刺，故名。

3.3.3 Nadeln der Gelenke

Bei dieser Technik werden die Sehnen rund um die Gelenke des Körpers genadelt.

【操作方法】
这种刺法多在关节附近的肌腱上进行针刺，因为筋会于节，四肢筋肉的尽端都在关节附近，故名（见图3-28）。

Methode: Diese Methode stellt das Nadeln der Sehnen um die Gelenke in den Mittelpunkt. Da die Sehnen um die Gelenke zusammentreffen, enden die Sehnen und Muskeln der vier Extremitäten alle nahe bei den Gelenken (siehe Abb. 3-28).

【临床应用】
可治筋痹证。

Klinische Anwendung: Um obstruktive Störungen der Sehnen zu behandeln.

【按注】
必须注意不宜伤脉出血。

Anmerkung: Um die Gefäße nicht zu verletzen, sollte vorsichtig vorgegangen werden.

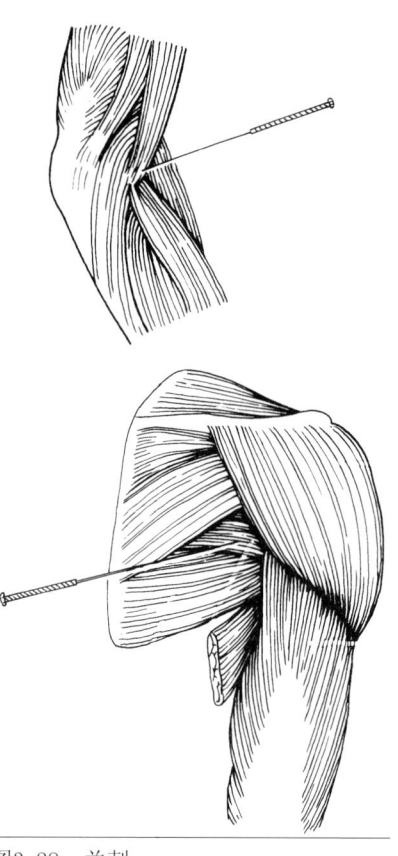

图3-28　关刺
Abb. 3-28　Nadeln der Gelenke

4. 合谷刺

古称"肉之大会为谷"，本法专刺于肌肉丰厚处，故得名。

3.3.4 Hegu-Nadelung

Diese Art des Nadelns bezieht sich auf das Nadeln der Regionen mit ausgeprägter Muskulatur. Das chinesische Zeichen „gu" bedeutet „Zusammenfluss großer Muskeln".

【操作方法】

这种刺法是在肌肉比较丰厚处，当进针后，退至浅层又依次再向两旁斜刺（见图3-29）。

Methode: Man sticht die Nadel tief in die Region mit ausgeprägter Muskulatur ein, zieht sie dann zurück auf eine oberflächliche Schicht und nadelt noch einmal schräg zu beiden Seiten (siehe Abb. 3-29).

【临床应用】

用于治疗痹证。

Klinische Anwendung: Um Bi-Syndrome zu behandeln.

【按注】

本法刺于分肉之间，脾主肌肉，故能应合脾气，临床上是一种重刺法。

Anmerkung: Diese Technik konzentriert sich auf das Einstechen der Nadel in den Muskel. Da die Muskeln durch die Milz kontrolliert werden, kann diese Methode das Milz-Qi regulieren. Klinisch gesehen ist dies eine Technik des starken Nadelns.

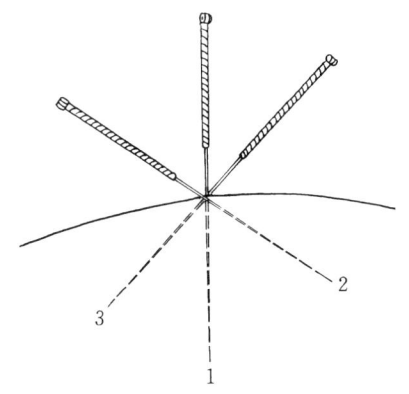

图3-29　合谷刺
Abb. 3-29　Hegu-Nadelung

5. 输刺

本刺法针直进直出，内外输通，故名。

3.3.5 Shu-Nadelung

Bei dieser Technik wird die Nadel senkrecht eingestochen und zum Zweck der Ausleitung von Innen und Außen sofort wieder zurückgezogen.

【操作方法】

这是一种直进针直出针，深刺至骨骼的一种刺法（见图3-30）。

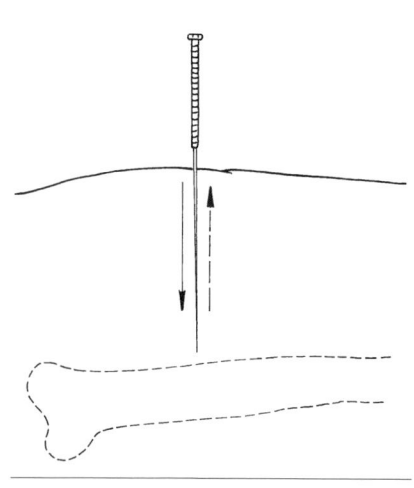

图3-30　输刺
Abb. 3-30　Shu-Nadelung

Methode: Diese Methode besteht darin, die Nadel bis auf die Tiefe der Knochen senkrecht einzustechen und sie sofort wieder zurückzuziehen (siehe Abb. 3-30).

【临床应用】
治骨痹（包括深部病证）。

Klinische Anwendung: Um obstruktive Schmerzen in den Knochen zu behandeln (einschließlich von Krankheiten, die in den tiefen Regionen lokalisiert sind).

【按注】
由于肾主骨，故本法能和肾气相应。

Anmerkung: Da die Nieren die Knochen kontrollieren, kann diese Methode das Nieren-Qi regulieren.

第四节　三刺法和导气法
3.4 Dreifach-Nadelungs- technik und Qi-leitende Technik

1. 三刺法

本法即是将皮内、皮下、分肉间分为浅、中、深三层的刺法。

3.4.1 Dreifach-Nadelungstechnik

Die Nadel wird in der oberen, mittleren und tiefen Schicht bzw. in den intradermalen, subkutanen und intramuskulären Regionen manipuliert.

【操作方法】
先刺浅，以逐邪气，而来血气；后刺深，以致阴气，再后刺极深，以下谷气（见图3-31）。

Methode: Die Nadel wird zunächst in die obere Schicht eingestochen, um pathogene Faktoren auszuleiten und die

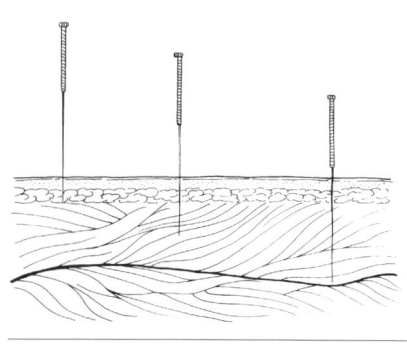

图3-31　三刺法
Abb. 3-31　Dreifach-Nadelungstechnik

Blut-Zirkulation anzuregen, dann in die mittlere Schicht um das Yin-Qi zu verteilen und schließlich in die tiefe Schicht, um das Nahrungs-Qi zum Absteigen zu bringen (siehe Abb. 3-31).

【临床应用】

用于祛除外邪，保留正气。

Klinische Anwendung: Um pathogene Faktoren zu beseitigen und das aufrechte Qi zu erhalten.

2. 导气法

本法是一种入针出针速度均匀、缓慢的针刺法。

3.4.2 Qi-leitende Technik

Diese Methode ist gekennzeichnet durch langsames Einstechen und langsames Zurückziehen.

【操作方法】

当进针至穴位一定深度后，用均匀、缓慢、平和的手法，边提插、边捻转，上提或下插、左转与右转的用力、幅度、速度相等，待针下得气即止，待留针后出针(见图3-32)。

Methode: Nachdem die Nadel in eine bestimmte Tiefe eingestochen wurde, wird sie durch Heben, Senken und Drehen gleichmäßig, langsam und sanft manipuliert, um deqi zu erhalten. Die Stärke, das Ausmaß und die Geschwindigkeit des Hebens, Senkens und Drehens sind gleich. Wenn das deqi erreicht wurde, wird die Nadel für einen Moment im Körper belassen und dann herausgezogen (siehe Abb. 3-32).

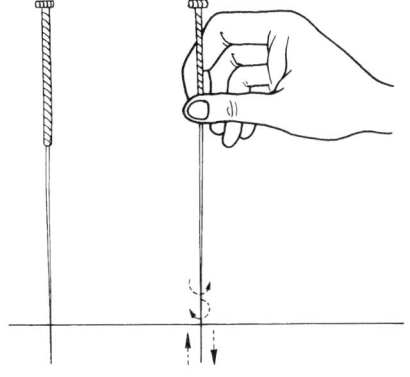

图3-32　导气法

Abb. 3-32　Qi-leitende Technik

【临床应用】

本法不具有补泻作用，专用以治疗气血逆乱、不盛不虚的各种病证。

Klinische Anwendung: Diese Methode hat keine Wirkung in Bezug auf das Sedieren oder Tonisieren, sie wird eingesetzt, um gegenläufigen Qi- und Blutfluss zu behandeln und auch alle Erkrankungen, die nicht auf Übermaß- und Mangelsyndromen beruhen.

第四章 透穴针术

4 Durchstechmethode (Penetrationsmethode)

透穴刺术是继《内经》刺法以后，毫针应用的一种新的特殊的刺法。它是用卧针沿皮刺或直立深刺，让毫针从一穴刺入，使针尖到达另一穴的部位，达到一针二穴或一针多穴的目的。

透穴刺的特点是，刺针少，而刺激穴位多。并可减轻针刺的痛苦，另外也可利用多个穴位的协同作用达到治疗的目的。此处介绍的是几种比较特殊的透穴针术。

Die Durchstechmethode ist eine besondere Nadelungstechnik für die filiforme Nadel in Anlehnung an die Nadeltechniken, die im Neijing beschrieben werden. Diese Art zu nadeln erfordert horizontales oder senkrechtes Stechen von einem Akupunkturpunkt in einen anderen, womit man erreicht, dass zwei oder mehrere Akupunkturpunkte mit einer einzigen Nadel gestochen werden.

Die Durchstechmethode ist gekennzeichnet durch den Einsatz weniger Nadeln, der Stimulation von mehr Akupunkturpunkten und der Verringerung von Einstichschmerzen. Die koordinierte Wirkung von mehreren Akupunkturpunkten ist für eine effektive Behandlung hilfreich. Mehrere spezielle Durchstechmethoden sind im Folgenden aufgeführt.

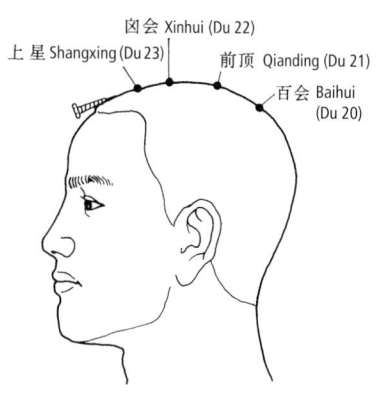

图4-1 通顶针

Abb. 4-1 Vertex-Nadelung

1. 通顶针

本术位于头之顶部，似用针通巅顶而名。

4.1.1 Vertex-Nadelung

Vertex-Nadelung bedeutet, den Scheitel des Kopfes zu nadeln. Daher der Name.

【操作方法】

从上星穴进针，沿皮斜刺过百会穴约2分。针感为全头发胀（见图4-1）。

Methode: Die Nadel wird von Shangxing (Du 23) schräg unter die Haut bis 2 fen hinter Baihui (Du 20) gestochen. Das deqi fühlt sich im gesamten Kopfbereich wie geschwollen an (siehe Abb. 4-1).

【临床应用】

为宫外孕手术、胃次全切除术、胃造口术、胃穿孔修补术、肠梗阻解除术、剖宫产术、胆囊及胆道手术、剖腹探查术、阑尾切除术、疝囊修补术的针麻穴。

Klinische Anwendung: Akupunktuanästhesie für extrauterine Gestation, subtotale Gastrorektomie, Gastrostomie, Neoplasien bei gastrischer Perforation, Lösung von intestinalen Obstruktionen, Kaiserschnitt, Operationen der Gallenblase und des ductus choledochus, exploratorische Laparotomie, Appendektomie und Beseitigung hernialer Ausbuchtungen.

2. 通冲针

本术位高、针刺如冲天状而名之。

4.1.2 Impulsives Nadeln

Impulsives Nadeln bedeutet, die höheren Regionen zu nadeln.

【操作方法】

从临泣进针，沿皮刺，过承灵穴约2分止针，针感局部胀、痛（见图4-2）。

Methode: Die Nadel wird von Linqi (Gb 15) 2 fen hinter Chenling (Gb 18) gestochen. Das deqi fühlt sich an dieser Stelle geschwollen und schmerzhaft an (siehe Abb. 4-2).

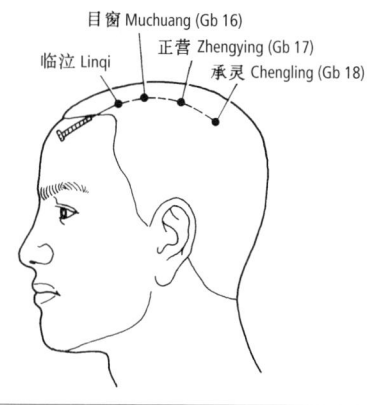

图4-2 通冲针

Abb. 4-2 Impulsives Nadeln

【临床应用】
用于治疗脑出血偏瘫、脑血栓形成、脑炎、脑膜炎、
多发性神经炎、小儿麻痹后遗症、眼病。

Klinische Anwendung: Um Lähmungen nach zerebraler
Hämorraghie, zerebrale Embolien, Zerebritis, Meningitis,
Polyneuritis, Folgen von Poliomyelitis und Erkrankungen
der Augen zu behandeln.

3. 通天针

因本术位居于上，针刺似通天而名。

4.1.3 Tongtian-Nadelung

Die Technik beinhaltet, den Scheitel des Kopfes zu nadeln.

【操作方法】
从神庭穴进针，沿皮刺，过百会穴约2分止针，针感
整个头顶发胀(见图4-3)。

Methode: Die Nadel wird unter der Haut von Shenting
(Du 24) bis 2 fen hinter Baihui (Du 20) eingestochen. Der
ganze Scheitel fühlt sich ausgedehnt an (siehe Abb. 4-3).

【临床应用】
用于治疗感冒、头痛、头晕、内耳眩晕症、神经衰
弱、神经症、癔病、癫、精神、脑出血、脑血栓形
成、脑炎、多发性神经炎、面肌痉挛、高血压、低血
压、休克、虚脱、晕厥、心力衰竭、眼病、耳病、鼻
病、皮肤病、妇科病、生殖系统疾病。

Klinische Anwendung: Erkältungen, Kopfschmerzen,
Schwindel, Neurasthenie, Neurosen, Hysterie, Apoplex,
Psychosen, zerebrale Hämorrhagie, zerebrale Embolien,
Zerebritis, Polyneuritis, fazioneurale Krämpfe, Hypertonie,
Hypotonie, Koma, Kollaps, Synkopen, Herzfehler, Erkran-
kungen der Augen, von Nase und Ohren, Dermatosen, gy-
näkologische Erkrankungen, und Erkrankungen des re-
produktiven Systems usw. zu behandeln.

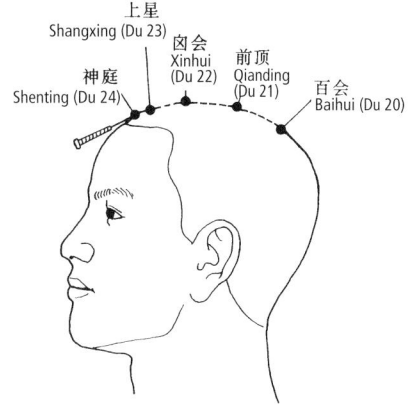

上星
Shangxing (Du 23)
囟会
Xinhui (Du 22)
前顶
Qianding (Du 21)
百会
Baihui (Du 20)
神庭
Shenting (Du 24)

图4-3　通天针
Abb. 4-3　Tongtian-Nadelung

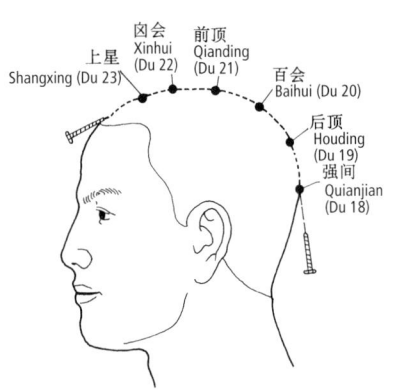

图4-4　通天针对锋刺

Abb. 4-4　Tongtianzhen-Duifengci-Nadelung

4. 通天针对锋刺

本术位居于头部，如同双剑之锋彼此相对。

4.1.4　Tongtianzhen-Duifengci-Nadelung

Diese Technik wird eingesetzt, um den Kopf zu nadeln, ähnlich wie die Klingen zweier Schwerter, die sich gegenüberstehen.

【操作方法】

从上星穴进针沿皮透至百会穴；另从强间穴进针沿皮透刺亦达百会穴。两针相对刺至百会穴，针感局部抽、胀，如上星→百会←强间（见图4-4）。

Methode: Eine Nadel wird von Shangxing (Du 23) bis Baihui (Du 20) unter derHaut gestochen, eine weitere Nadel wird unter der Haut von Qiangjian (Du 18) bis Baihui (Du 20) eingestochen.

Zwei Nadeln werden sich einander gegenüberliegend in Baihui (Du 20) eingestochen.

Das deqi ist spasmisch und wie geschwollen, genau wie das deqi über Shangxin (Du 23), Baihui (Du 20) und Qiangjian (Du 18) (siehe Abb. 4-4).

【临床应用】

主治顽固性头痛。

Klinische Anwendung: Die Methode wird hauptsächlich eingesetzt, um hartnäckige Kopfschmerzen zu behandeln.

5. 通顶旁针

本术位居于通顶针之旁，故名。

4.1.5　Tongdingpang-Nadelung

Tongdingpang-Nadelung bedeutet, die Region neben Tongtian (Bl 7) zu behandeln.

【操作方法】

从五处进针，沿皮斜刺过通天穴，针感胀、痛（见图4-5）。

Methode: Die Nadel wird von Wuchu (Bl 5) nach Tongtian (Bl 7) eingestochen. Das deqi äußert sich als Schwellungsschmerz (siehe Abb. 4-5).

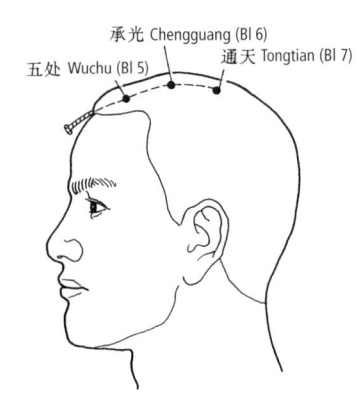

图4-5　通顶旁针

Abb. 4-5　Tongdingpang-Nadelung

【临床应用】

为甲状腺手术的针麻穴。

Klinische Anwendung: Zur Anästhesie bei Schilddrüsen-Operationen.

6. 清脑术

本术因能开窍醒脑清热定惊而名之。

4.1.6 Nadeln, um das Gehirn zu klären

Diese Methode wird eingesetzt, um den Geist zu beruhigen, Hitze auszuleiten und Ängste zu stoppen.

【操作方法】

本法由前顶透百会，曲差透五处，颔厌透曲鬓，率谷透角孙，天冲透脑空组成。每一针穴，进针后均沿皮下斜刺而达所透向穴处，针感头部胀、麻（见图4-6）。

Methode: Diese Methode besteht aus der Nadelung von Qianding (Du 21) nach Baihui (Du 20), von Quchai (Bl 4) nach Wuchu (Bl 5), von Hanyan (Gb 4) nach Qubin (Gb 7), von Shuaigu (Gb 8) nach Jiaosun (SJ 20) und von Tianchong (Gb 9) nach Naokong (Gb 19). Jede der eingestochenen Nadeln durchdringt die Haut bis zu einem anderen Akupunkturpunkt. Das deqi ist an dieser Stelle wie geschwollen und taub (siehe Abb. 4-6).

【临床应用】

主治急性头痛、高热、脑溢血、精神病、癫、抽搐、神经衰弱。

Klinische Anwendung: Hauptsächlich zur Behandlung von akuten Kopfschmerzen, hohem Fieber, zerebralen Blutungen, Psychosen, Apoplex, Konvulsionen und Neurasthenie.

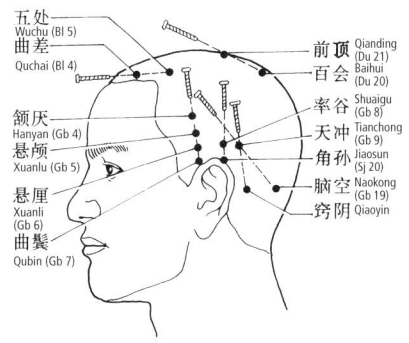

图4-6　清脑术

Abb. 4-6　Nadeln, um das Gehirn zu klären

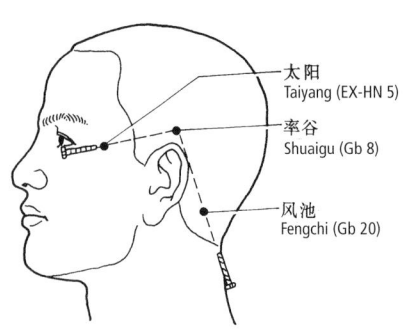

图4-7　率谷对锋刺

Abb. 4-7　Shuaigu-Duifeng-Nadelung

7.　率谷对锋刺

本术因在率谷处似双剑剑锋相对持而名之。

4.1.7　Shuaigu-Duifeng-Nadelung

Diese Technik wird ausgeführt, als würden sich die Klingen von zwei Schwertern im Punkt Shuaigu (GB 8) treffen.

【操作方法】

从太阳穴进针上透率谷穴；再从风池穴进另一针亦上透至率谷，针感侧头部抽、胀（见图4-7）。

Methode: Eine Nadel wird von Taiyang (Ex-HN 5) bis Shuaigu (Gb 8) gestochen, eine weitere von Fengchi (Gb 20) bis Shuaigu (Gb 8). Das deqi zieht über diese Seite des Kopfes und ist wie geschwollen (siehe Abb. 4-7).

【临床应用】

主治顽固性偏头痛，颈项强痛。

Klinische Anwendung: Hauptsächlich zur Behandlung von hartnäckigen Kopfschmerzen und schmerzhafter Steifigkeit des Nackens.

8.　清耳术

因本术可清耳通窍而名之。

4.1.8　Nadelung, die die Ohren klärt

Die Methode kann Hitze aus den Ohren ausleiten.

【操作方法】

一针从耳门进针，刺到听会；另一针从下关进针，刺到听宫（见图4-8）。

Methode: Eine Nadel wird von Ermen (SJ 21) nach Tinghui (Gb 2) eingestochen, eine weitere Nadel von Xiaguan (Ma 7) nach Tinggong (Dü 19) (siehe Abb. 4-8).

【临床应用】

主治耳聋、耳鸣、耳疖、耳。

Klinische Anwendung: Hauptsächlich zur Behandlung von Taubheit, Tinnitus, Ohrkarbunkel und Otorrhö.

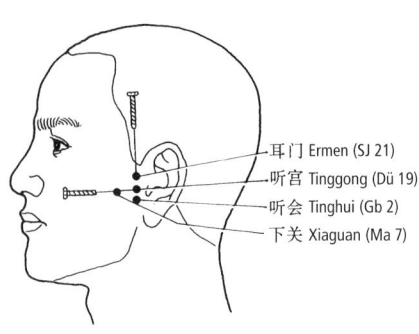

图4-8　清耳术

Abb. 4-8　Nadelung, die die Ohren klärt

9. 二龙针

本术位居高处左右双针，似二龙腾空。

4.1.9 Erlong-Nadelung

Beide Seiten des Scheitels werden genadelt wie zwei flie-
gende Drachen.

【操作方法】

从曲差穴进针，沿皮刺过通天穴约2分止针，针感
胀、痛（见图4-9）。

Methode: Die Nadel wird unter der Haut von Quchai
(Bl 4) bis 2 fen hinter Tongtian (Bl 7) eingestochen. Das
deqi ist ein Schwellungsschmerz (siehe Abb. 4-9).

【临床应用】

主治癫、神经衰弱、癔病、精神病、鼻炎、副鼻窦
炎、多发性神经炎。

Klinische Anwendung: Hauptsächlich zur Behandlung
von Epilepsie, Neurasthenie, Hysterie, Psychosen, Rhinitis,
Parasinusitis und Polyneuritis.

10. 八字针

本术左右同刺，形同"八"字而得名。

4.1.10 Bazi-Nadelung

Beide Seiten des Kopfes werden genadelt. Die beiden Nadeln bilden das chinesische Schriftzeichen für die Zahl
„Acht", das in etwa einem umgedrehten „V" entspricht.

【操作方法】

从颔厌穴之稍上方进针，沿皮刺至曲鬓穴，针感颞部
麻、胀（见图4-10）。

Methode: Die Nadel wird unter der Haut vom oberen Teil
des Punktes Hanyan (Gb 4) bis zu Qubin (Gb 7) gestochen.
Das deqi ist in der Schläfenregion wie taub und geschwollen (siehe Abb. 4-10).

【临床应用】

主治头痛、偏头痛、眩晕、神经衰弱、面神经麻痹、
牙痛、面肌痉挛、内耳眩晕症、多发性神经炎。

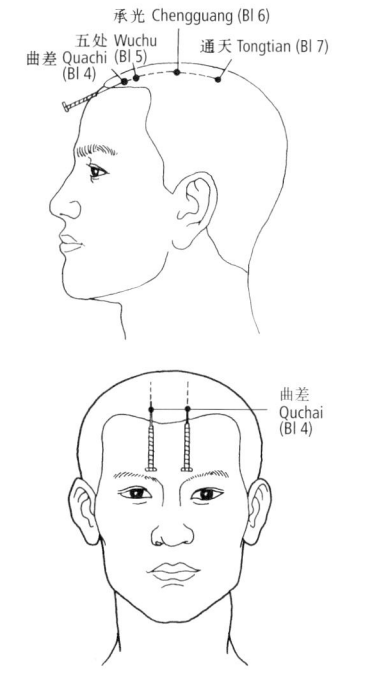

图4-9 二龙针
Abb. 4-9 Erlong-Nadelung

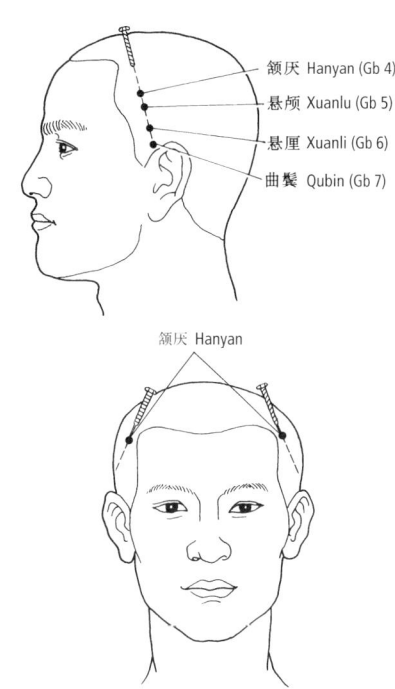

图4-10 八字针
Abb. 4-10 Bazi-Nadelung

Klinische Anwendung: Hauptsächlich zur Behandlung von Kopfschmerzen, Migräne, Schwindel, Neurasthenie, fazial-neuraler Lähmung, Zahnschmerzen, fazialen Konvulsionen, Innenohrschwindel und Polyneuritis.

11. 耳门下关丁字刺

本术因针刺时形同"丁"字而得名。

4.1.11 T-förmige Nadelung von Ermen (SJ 21) und Xiaguan (Ma 7)

Die beiden eingestochenen Nadeln bilden die Form eines T.

【操作方法】

从耳门进针,沿皮向下透刺听宫穴至听会穴;另一针从下关穴进针横透至听宫穴。针感局部胀、麻(见图4-11)。

Methode: Eine Nadel wird unter der Haut von Ermen (SJ 21) bis Tinggong (Dü 19) und Tinghui (Gb 2) eingestochen. Eine weitere Nadel wird quer von Xiaguan (Ma 7) bis Tinggong (Dü 19) eingestochen. Das deqi ist an dieser Stelle wie taub und geschwollen (siehe Abb. 4-11).

【临床应用】

用于治疗聋哑、耳鸣、耳聋。

Klinische Anwendung: Zur Behandlung von Taubheit, Tinnitus und Stummheit.

12. 百会十字刺

本术因针向百会呈十字状而名之。

4.1.12 Gekreuztes Nadeln von Baihui (Du 20)

Die Nadeln, die man um Baihui (Du 20) einsticht, bilden die Form eines Kreuzes.

【操作方法】

从前顶穴进针透百会穴;后面从强间穴进针沿皮刺通过后顶透百会穴;两侧从正营穴沿皮刺透至百会穴。针感局部麻、胀(见图4-12)。

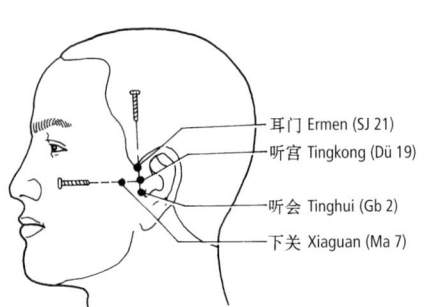

耳门 Ermen (SJ 21)
听宫 Tingkong (Dü 19)
听会 Tinghui (Gb 2)
下关 Xiaguan (Ma 7)

图4-11 耳门下关丁字刺

Abb. 4-11 T-förmige Nadelung von Ermen und Xiaguan

Methode: Vier Nadeln werden von Qianding (Du 21) nach Baihui (Du 20), von Qiangjian (Du 18) zu Baihui (Du 20) bzw. bilateral von Zhengying (Gb 17) nach Baihui (Du 20) eingestochen. Das deqi ist an dieser Stelle wie taub und geschwollen (siehe Abb. 4-12).

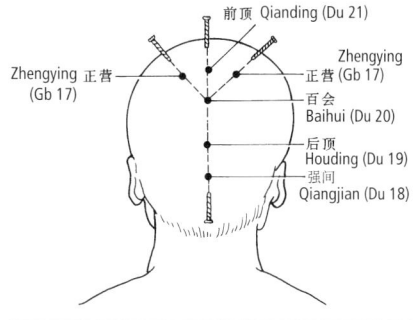

图4-12 百会十字刺

Abb. 4-12 Gekreuztes Nadeln von Baihui

【临床应用】

用于治疗头痛、神经衰弱、癫和脱肛。

Klinische Anwendung: Zur Behandlung von Kopfschmerzen, Neurasthenie, Apoplex, Analprolaps.

13. 清明术

本术可清肝明目故名。

4.1.13 Technik zur Verbesserung der Sehkraft

Diese Art zu nadeln kann Hitze in der Leber klären und die Sehkraft verbessern.

【操作方法】

从膏肓穴进针，沿皮下透刺至肩中俞穴。针感蚁行或酸、麻，向上传导可经过耳际达于眼部（见图4-13）。

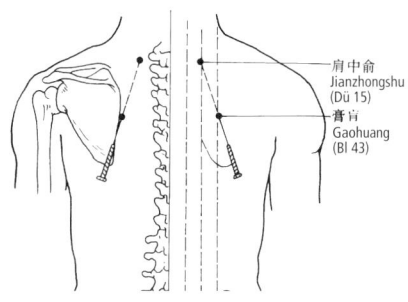

图4-13 清明术

Abb. 4-13 Technik zur Verbesserung der Sehkraft

Methode: Die Nadel wird unter der Haut von Gaohuang (Bl 43) bis nach Jianzhongshu (Dü 15) gestochen. Das deqi ist wie Ameisenlaufen oder schmerzhaft und taub. Die Empfindung breitet sich von der Region der Ohren nach oben zu den Augen hin aus (siehe Abb. 4-13).

【临床应用】

用于治疗眼病。

Klinische Anwendung: Um Augenkrankheiten zu behandeln.

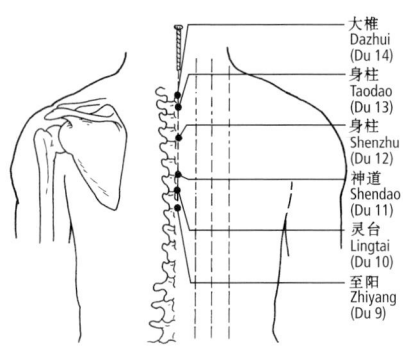

	大椎 Dazhui (Du 14)
	身柱 Taodao (Du 13)
	身柱 Shenzhu (Du 12)
	神道 Shendao (Du 11)
	灵台 Lingtai (Du 10)
	至阳 Zhiyang (Du 9)

图4-14 向尾针

Abb. 4-14 Xiangwei-Nadelung

14. 向尾针

本术针尖向着尾部而针之故名。

4.1.14 Xiangwei-Nadelung

Die Spitze der Nadel wird Richtung Steißbein eingestochen.

【操作方法】
第一种针法：由督脉的大椎、陶道、身柱、神道、灵台、至阳穴所组成（见图4-14）。
第二种针法：由督脉的筋缩、中枢、脊中、悬枢穴所组成。
第三种针法：由督脉的命门、阳关穴所组成。
进针后沿脊柱正中线皮下刺入6寸，针感局部麻、胀，有时沿脊柱上下放散。

Methode:

- Erste Methode: die Punkte Dazhui (Du 14), Taodao (Du 13), Shenzhu (Du 12), Shendao (Du 11), Lingtai (Du 10), Zhiyang (Du 9) (siehe Abb. 4-14).
- Zweite Methode: mit den Punkten Jinsuo (Du 8), Zhongshu (Du 7), Jizhong (Du 6) und Xuanshu (Du 5).
- Dritte Methode: mit den Punkten Mingmen (Du 4), Yangguan (Du 3).

Die Nadel wird auf der Mittellinie der Wirbelsäule 6 cun in die erwähnten Punkte subkutan eingestochen. Das deqi ist in diesem Bereich wie taub und geschwollen und dehnt sich manchmal längs der Wirbelsäule nach oben und unten aus.

【临床应用】
主治癫、癔病、脑瘫、精神病、神经衰弱、痈肿、疔毒、多发性疖肿、神经性皮炎、心悸、气管炎、喘息、肩背痛、肋间神经痛和肝、胆、脾、胃病，以及泌尿生殖系统病、坐骨神经痛、下肢麻痹。

Klinische Anwendung: Für die Behandlung von Epilepsie, Hysterie, zerebraler Paralyse, Psychose, Neurasthenie, Schwellungen, Karbunkel, Ulzerationen, multiplen Abszessen, Neurodermatitis, Palpitationen, Bronchitis, Dyspnoe, Schulter- und Rückenschmerzen, Interkostalneuralgien, Störungen von Leber, Gallenblase, Milz und Magen, Erkrankungen des urogenitalen und reproduktiven Systems, Gicht und Taubheit in den unteren Gliedmaßen.

15. 定喘七灵术

本术七穴可定喘症故名之。

4.1.15 Sieben-Nadel-Technik bei Asthma

Diese Art des Nadelns wird so genannt, da sie Asthma zum Stillstand bringen kann.

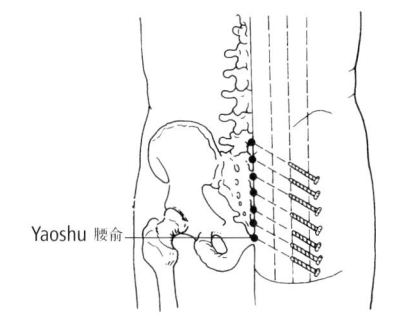

【操作方法】

第一针由腰俞穴进针向上沿皮斜刺，第二针依法在棘突间向上斜刺，如此法共七针。针3～5分。针感局部酸、麻、胀(见图4-15)。

Methode: Die erste Nadel wird in Yaoshu (Du 2) gestochen und dann unter der Haut schräg nach oben geführt. Die zweite Nadel wird schräg nach oben in den Processus spinosus gestochen. Insgesamt werden sieben Nadeln auf diese Art 3–5 fen tief eingestochen. Das deqi ist an dieser Stelle schmerzhaft, taub und wie geschwollen (siehe Abb. 4-15).

图4-15 定喘七灵术
Abb. 4-15 Sieben-Nadel-Technik bei Asthma

【临床应用】

主治气管炎、支气管哮喘和风湿性腰痛。

Klinische Anwendung: Zur Behandlung von Bronchitis, Bronchialasthma, rheumatischem Lumbago.

16. 穿甲针

本术可攻坚穿甲专治上肢瘫痪故名。

4.1.16 Nadelung gegen Verhärtungen

Diese Methode kann Verhärtungen auflösen und wird eingesetzt bei den Erkrankungen der oberen Gliedmaßen.

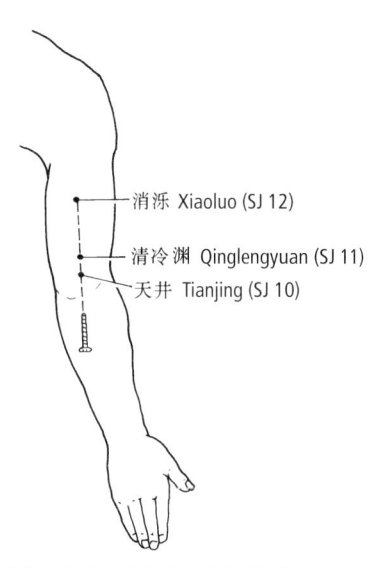

消泺 Xiaoluo (SJ 12)

清冷渊 Qinglengyuan (SJ 11)

天井 Tianjing (SJ 10)

【操作方法】

从天井穴进针，向上斜刺，经清冷渊穴，透刺至消泺穴上方，针感酸、麻、胀，可上传至肩部，下传至手部(见图4-16)。

Methode: Die Nadel wird von Tianjing (SJ 10) nach Qinglengyuan (SJ 11) bis in den oberen Xiaoluo (SJ 12) gestochen. Das deqi ist schmerzhaft, taub und geschwollen und kann sich bis zur Schulter und nach unten zur Hand ausbreiten (siehe Abb. 4-16).

图4-16 穿甲针
Abb. 4-16 Nadelung gegen Verhärtungen

【临床应用】

主治上肢瘫痪、小儿麻痹后遗症、上肢麻木、抬肩障碍和肩肘关节痛。

Klinische Anwendung: Um Lähmungen der oberen Gliedmaßen, Folgen von Poliomyelitis, Taubheit der oberen Gliedmaßen, Schwierigkeiten beim Heben der Schultern, Schmerzen in den Schultern und den Ellenbogengelenken zu behandeln.

17. 曲池丁字刺

本术因以曲池为中心呈丁字状刺而得名。

4.1.17 T-förmiges Nadeln von Quchi (Di 11)

Diese Art der Nadelung wird um den Punkt Quchi (Di 11) in Form eines T ausgeführt.

【操作方法】

从曲池穴进针透至少海穴，另一针从曲泽穴直刺1寸，针感麻、酸至腕或手（见图4-17）。

Methode: Eine Nadel wird von Quchi (Di 11) nach Shaohai (He 3) gestochen. Eine andere wird senkrecht 1 cun in den Punkt Quze (Pe 3) eingestochen. Das deqi fühlt sich schmerzhaft und geschwollen an und breitet sich bis zum Handgelenk oder zur Hand aus (siehe Abb. 4-17).

【临床应用】

主治上肢瘫痪，肩、肘关节痛，咽喉肿痛，高血压，高热，甲状腺肿大和荨麻疹。

Klinische Anwendung: Zur Behandlung von Lähmungen der oberen Gliedmaßen, Schmerzen in den Schultern und Ellenbogengelenken, Entzündung im Rachen, Hypertension, hohem Fieber, Kropfbildung, Urtikaria.

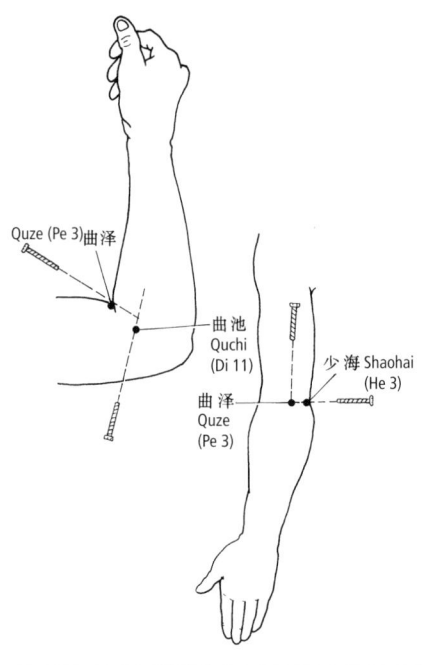

图4-17 曲池丁字刺

Abb. 4-17 T-förmiges Nadeln von Quchi (Di 11)

18. 强心术

本术因有强心作用，故名之。

4.1.18 Das Herz stärkende Technik

Diese Art des Nadelns wird so genannt, da sie das Herz stärkt.

【操作方法】

从大陵进针，沿皮下透刺经内关穴、间使穴，至郄门穴，针感麻、酸、胀，可上传至肩部，下传至手（见图4-18）。

Methode: Die Nadel wird unter der Haut von Daling (Pe 7) bis Neiguan (Pe 6), Jianshi (Pe 5) und Ximen (Pe 4) gestochen. Das deqi fühlt sich taub, schmerzhaft und geschwollen an und breitet sich nach oben zu den Schultern und nach unten in die Hand aus (siehe Abb. 4-18).

【临床应用】

主治心力衰竭、末梢循环障碍、休克、虚脱、晕厥、低血压、内耳眩晕症、头昏、癔病、癫和呕吐。

Klinische Anwendung: Zur Behandlung von Herzinsuffizienz, Störungen in der peripheren Zirkulation, Koma, Erschöpfung, Synkopen, Hypotonie, Innenohrschwindel, Benommenheit, Hysterie, Apoplexie, Erbrechen etc.

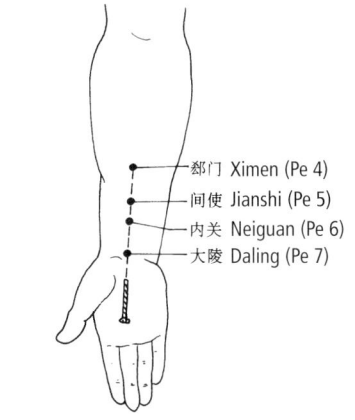

图4-18 强心术
Abb. 4-18 Das Herz stärkende Technik

19. 催眠术

本术因有催眠作用，故名之。

4.1.19 Schlafinduzierendes Nadeln

Diese Art des Nadelns wird so genannt, da sie hilfreich zum Schlafen ist.

【操作方法】

从神门穴进针，沿皮下透刺，经阴郄、通里，达灵道穴，针感肩或手麻、酸、胀（见图4-19）。

Methode: Die Nadel wird unter der Haut von Shenmen (He 7) durch Yinxi (He 6) bis nach Tongli (He 5) und Lingdao (He 4) gestochen. Das deqi ist fühlt sich taub schmerzhaft und geschwollen an und dehnt sich zur Schulter oder Hand (siehe Abb. 4-19) aus.

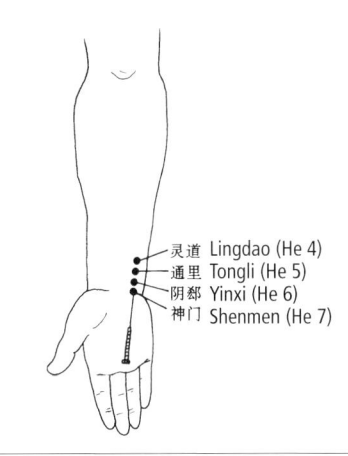

图4-19 催眠术
Abb. 4-19 Schlafinduzierendes Nadeln

137

【临床应用】
主治失眠、癫、精神病、心悸、心力衰竭、高血压、低血压、夜游症、多梦、神经衰弱和癔病。

Klinische Anwendung: Hauptsächlich zur Behandlung von Schlaflosigkeit, Epilepsie, Psychosen, Palpitationen, Herzlähmung, Hypertonie, Hypotonie, Schlafwandeln, intensivem Träumen, Neurasthenie und Hysterie.

20. 清肺术

本术专治咳嗽、气管炎，有清肺作用，故名之。

4.1.20　Die Lunge klärendes Nadeln

Diese Art des Nadelns wird so benannt, da sie Husten und Bronchitis heilt und Hitze aus der Lunge ausleitet.

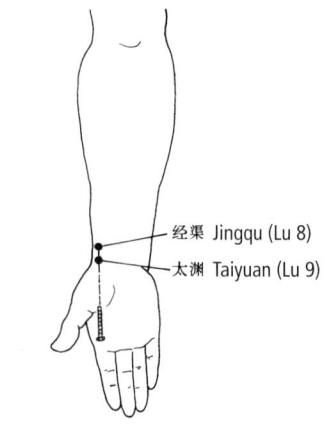

经渠 Jingqu (Lu 8)
太渊 Taiyuan (Lu 9)

图4-20　清肺术
Abb. 4-20　Die Lunge klärendes Nadeln

【操作方法】
从太渊穴进针，沿皮下斜刺过经渠穴，再向上平刺2～3寸，针感酸、麻、胀，向下可传至拇、食二指，向上可传至上臂(见图4-20)。

Methode: Die Nadel wird unter der Haut von Taiyuan (Lu 9) durch Jingqu (Lu 8) und horizontal 2–3 cun nach oben eingestochen. Das deqi fühlt sich taub, schmerzhaft und geschwollen an und breitet sich zum Daumen und Zeigefinger und den Arm hinauf aus (siehe Abb. 4-20).

【临床应用】
主治气管炎。

Klinische Anwendung: Hauptsächlich zur Behandlung von Bronchitis.

21. 冲阳针

本术因专治膀胱阳经病而名之。

4.1.21　Das Yang anstoßende Nadelung

Diese Art des Nadelns wird so genannt, da sie sich auf das Behandeln von Erkrankungen der Blasen-Leitbahn spezialisiert.

【操作方法】

从委中穴进针，沿皮向上直透至承扶穴，针感有髋或足酸、麻、胀或触电感（见图4-21）。

Methode: Die Nadel wird unter der Haut von Weizhong (Bl 40) bis Chengfu (Bl 36) gestochen. Das deqi fühlt sich in Hüfte oder Fuß schmerzhaft, taub und geschwollen an oder äußert sich wie ein elektrischer Schlag (siehe Abb. 4-21).

【临床应用】

主治偏瘫、小儿麻痹后遗症、大腿麻木酸痛、多发性神经炎。

Klinische Anwendung: Hauptsächlich zur Behandlung von Paralysen, Folgen von Poliomyelitis, Taubheit und Schmerzen in den Beinen und Polyneuritis.

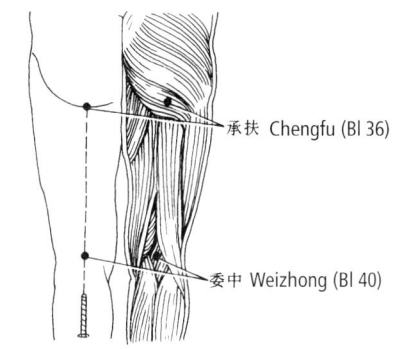

承扶 Chengfu (Bl 36)

委中 Weizhong (Bl 40)

图4-21 冲阳针

Abb. 4-21 Das Yang anstoßende Nadelung

22. 健脾针

本术有健脾作用，故名之。

4.1.22 Die Milz stärkende Nadelung

Diese Art des Nadelns wird so benannt, da sie die Milz stärkt.

【操作方法】

从伏兔穴进针，向上斜刺至髀关穴，针感髋部麻、酸、胀（见图4-22）。

Methode: Die Nadel wird in den Punkt Futu (Ma 32) eingestochen und schräg nach oben zu Biguan (Ma 31) geführt. Das deqi fühlt sich in der Hüftregion schmerzhaft, taub und geschwollen an (siehe Abb. 4-22)

【临床应用】

主治小儿消化不良、胃痛、脾肿大、肾炎和下肢瘫痪。

Klinische Anwendung: Hauptsächlich zur Behandlung von infantiler Dyspepsie, Magenschmerzen, Nephritis und Lähmungen der Gliedmaßen.

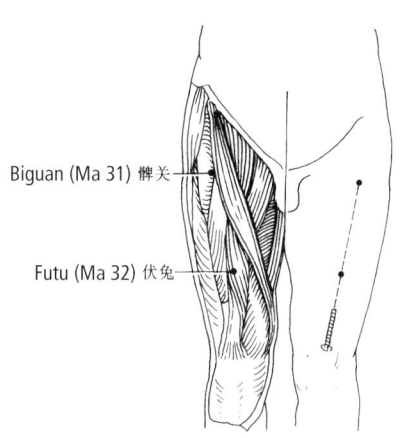

Biguan (Ma 31) 髀关

Futu (Ma 32) 伏兔

图4-22 健脾针

Abb. 4-22 Die Milz stärkende Nadelung

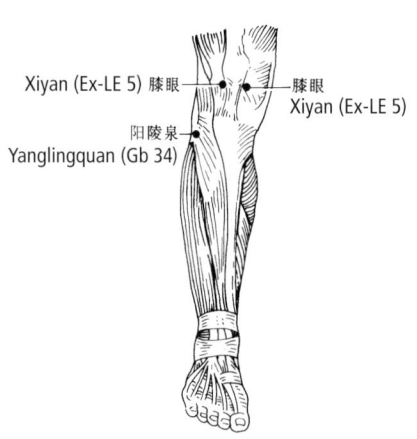

图4-23　膝三针

Abb. 4-23　Dreifaches Nadeln des Knies

23. 膝三针

本术三穴均在膝部，故名。

4.1.23　Dreifaches Nadeln des Knies

Die drei genadelten Akupunkturpunkte befinden sich alle um das Knie herum.

【操作方法】

膝眼穴斜刺1～2寸，或两穴透刺，针感膝部酸、胀；阳陵泉穴针1～3寸，针感麻、胀至足（见图4-23）。

Methode: Die Nadel wird schräg 1–2 cun in den Punkt Xiyan (Ex-LE 5) oder durch beide Punkte gestochen. Das deqi ist in der Knieregion schmerzhaft und wie geschwollen. Eine weitere Nadel wird 1–3 cun in den Punkt Yanglingquan (Gb 34)gestochen und das deqi ist taub und wie geschwollen und breitet sich zum Fuß hin aus (siehe Abb. 4-23).

【临床应用】

主治膝关节痛和膝扭伤。

Klinische Anwendung: Hauptsächlich zur Behandlung von Schmerzen und Verstauchungen des Kniegelenkes.

24. 委中丁字刺

本术以委中为中心呈丁字状刺之，故名。

4.1.24　Gekreuzte T-Nadelung von Weizhong (Bl 40)

Diese Art der Nadelung wird so genannt, da sie um den Punkt Weizhong (Bl 40) in Form eines T ausgeführt wird.

【操作方法】

从委阳进针横透至曲泉穴；另一针从委中穴直刺，针感麻、酸至足（见图4-24）。

Methode: Die Nadel wird quer von Weiyang (Bl 39) nach Ququan (Le 8) eingestochen. Eine weitere Nadel wird senkrecht in Weizhong (Bl 40) eingestochen. Das deqi ist taub, schmerzhaft und breitet sich bis zum Fuß hin aus. (siehe Abb. 4-24).

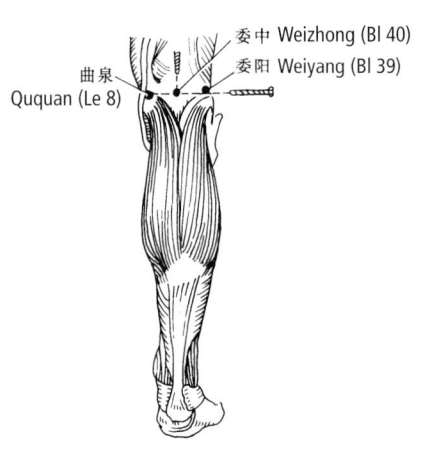

图4-24　委中丁字刺

Abb. 4-24　Gekreuzte T-Nadelung von Weizhong

【临床应用】

主治下肢瘫痪、小儿麻痹后遗症和小腿麻木。

Klinische Anwendung: Hauptsächlich zur Behandlung von Lähmungen der unteren Gliedmaßen, Folgen von Poliomyelitis und Taubheit in den Beinen.

25. 川阳1针

本术因能通行阳经(足太阳膀胱经)经气而名。

4.1.25 Erste Yang-Durchstechmethode

Diese Art des Nadelns wird so genannt, da sie den Fluss des Qi in den Yang-Leitbahnen (Blasen-Leitbahn) fördern kann.

【操作方法】

从仆参穴进针，沿皮下刺经昆仑、跗阳，透至飞扬穴。针感足或膝部酸、麻、胀(见图4-25)。

Methode: Die Nadel wird unter der Haut von Pucan (Bl 61) nach Kunlun (Bl 60), Fuyang (Bl 59) und Feiyang (Bl 58) gestochen. Das deqi fühlt sich in der Fuß- oder Knieregion schmerzhaft, taub und geschwollen an (siehe Abb. 4-25).

【临床应用】

主治偏瘫、癫、腰腿痛、坐骨神经痛、腹痛、浮肿、便秘、遗尿、尿潴留、痛经、闭经、白带过多和多发性神经炎。

Klinische Anwendung: Paralyse, Epilepsie, Schmerzen in den Hüften und Beinen, Gicht, abdominale Schmerzen, Wassersucht, Obstipation, Enuresis, Urinverhalt, Dysmenorrhö, Menopausales Syndrom, Leukhorrhö, Polyneuritis.

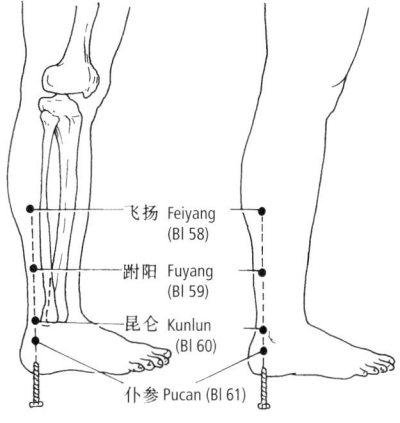

图4-25　川阳1针

Abb. 4-25　Erste Yang-Durchstechmethode

141

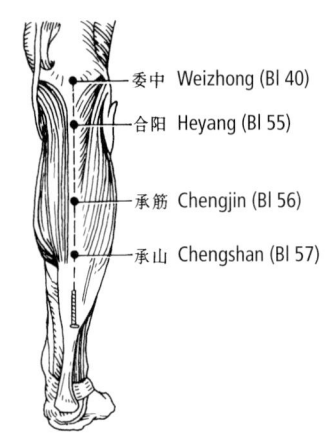

委中 Weizhong (Bl 40)
合阳 Heyang (Bl 55)
承筋 Chengjin (Bl 56)
承山 Chengshan (Bl 57)

图4-26　川阳2针
Abb. 4-26　Zweite Yang-Durchstechmethode

26. 川阳2针

本术能通行阳经(足太阳膀胱经)经气，故名。

4.1.26　Zweite Yang-Durchstech-methode

Diese Art des Nadelns wird so genannt, da sie den Fluss des Qi in den Yang-Leitbahnen (Blasen-Leitbahn) fördern kann.

【操作方法】
从承山穴进针，向上沿腓肠肌二腹肌之间斜刺，经承筋、合阳，直透至委中穴，针感足底、髋或腰部酸、麻、胀(见图4-26)。

Methode: Die Nadel wird vom Punkt Chengshan (Bl 57) schräg nach oben zwischen die beiden Muskeln nach Chengjin (Bl 56), Heyang (Bl 55) und Weizhong (Bl 40) gestochen. Das deqi ist im Bereich der Fußsohle, Hüfte oder Taille spürbar und fühlt sich schmerzhaft, taub und geschwollen an (siehe Abb. 4-26).

【临床应用】
主治偏瘫、风湿病、类风湿关节炎、小腿发凉发麻、多发性神经炎、腓肠肌痉挛、腰腿痛、膝关节屈曲障碍、脱肛、遗尿、尿潴留和便秘。

Klinische Anwendung: Hauptsächlich zur Behandlung von Halbseitenlähmung, Rheumatismus, rheumatoider Arthritis, Kälte und Taubheit in den Beinen, Polyneuritis, Muskelkrämpfen, Schmerzen in den Hüften und Beinen, Schwierigkeiten beim Beugen des Knies, Analprolaps, Enuresis, Urinverhalt und Obstipation.

27. 川阳3针

本术能通行阳经(足少阳胆经)经气，故名。

4.1.27　Dritte Yang-Durchstech-methode

Diese Art des Nadelns wird so genannt, da sie den Fluss des Qi in den Yang-Leitbahnen (Blasen-Leitbahn) fördern kann.

【操作方法】

从阳陵泉进针，向下沿皮斜刺，经阳交、光明，直透至阳辅穴，针感膝部或足尖酸、麻、胀（见图4-27）。

Methode: Die Nadel wird unter der Haut vom Punkt Yanglingquan (Gb 34) bis nach Yangjiao (Gb 35), Guangming (Gb 37) und Yangfu (Gb 38) gestochen. Das deqi fühlt sich im Bereich des Knies oder der Fußspitze schmerzhaft, taub und geschwollen an (siehe Abb. 4-27).

【临床应用】

主治偏瘫、小儿麻痹后遗症、膝关节炎、下肢酸痛、膀胱炎和尿道炎。

Klinische Anwendung: Hauptsächlich zur Behandlung von Paralyse, Folgen von Kinderlähmung, Entzündungen des Kniegelenkes, Knieschmerzen, Zystitis und Urethritis.

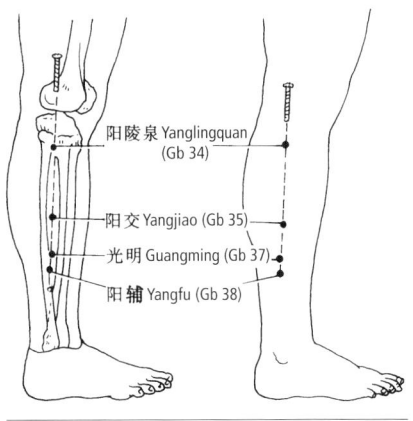

图4-27　川阳3针

Abb. 4-27　Dritte Yang-Durchstechmethode

28. 汗定针

本术因治多汗症而得名。

4.1.28　Nadelung gegen Hyperhidrose

Diese Art des Nadelns wird so benannt, da sie zur Behandlung von Hyperhidrose eingesetzt wird.

【操作方法】

由水泉穴进针，向上斜刺，经大钟、太溪，直透至复溜穴。针感足底部或膝部麻、胀、痛（见图4-28）。

Methode: Die Nadel wird in den Punkt Shuiquan (Ni 5) eingestochen und schräg durch Dazhong (Ni 4), Taixi (Ni 3) bis Fuliu (Ni 7) geführt.

Das deqi ist im Bereich der Fußsohle oder des Knies taub, wie geschwollen und schmerzhaft (siehe Abb. 4-28).

【临床应用】

主治多汗、无汗、水肿、尿潴留、遗尿、肾炎、膀胱炎和尿道炎。

Klinische Anwendung: Hauptsächlich zur Behandlung von Hyperhidrose, Hypohidrose, Ödemen, Urinverhalten, Enuresis, Nephritis, Zystitis und Urethritis.

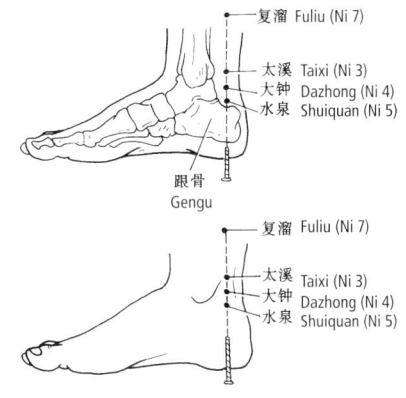

图4-28　汗定针

Abb. 4-28　Nadelung gegen Hyperhidrose

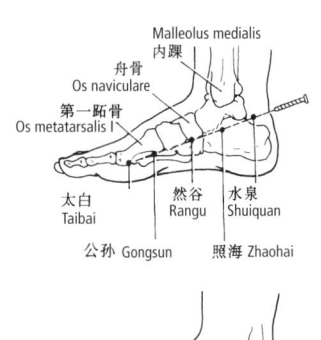

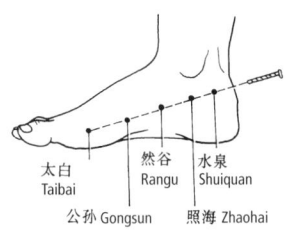

图4-29 安行针
Abb. 4-29 Beine stärkendes Nadeln

29. 安行针

本术因能使步伐稳健而得名。

4.1.29 Beine stärkendes Nadeln

Diese Art des Nadelns wird so benannt, da sie die Beine stärken kann.

【操作方法】

由水泉进针后横刺，经照海、然谷、公孙，直透至太白穴。针感足跟、足底及趾酸、胀、痛（见图4-29）。

Methode: Die Nadel wird von Shuiquan (Ni 5) schräg durch Zhaohai (Ni 6), Rangu (Ni 2) und Gongsun (Mi 4) bis Taibai (Mi 3) gestochen. Das deqi ist im Bereich der Ferse, der Fußsohle und der Zehen schmerzhaft und wie geschwollen (siehe Abb. 4-29).

【临床应用】

主治踝部疼痛、脚肿和膝关节炎。

Klinische Anwendung: Hauptsächlich zur Behandlung von Knöchelschmerzen, Schwellungen des Fußes und Entzündungen des Kniegelenkes.

第五章 艺 术 针 法

5 Künstlerische Nadeltechniken

艺术针法是选取二个或二个以上的穴（或点），二枚或
二枚以上的针，刺在人体的一定部位，有比单穴刺更
好的临床治疗效果，也是我们多年来所摸索的结果。
因其针法华丽美观，犹如艺术品一般而名之。

Künstlerisches Nadeln bedeutet, zwei oder mehr Nadeln
einzusetzen, um zwei oder mehr Akupunkturpunkte oder
empfindliche Stellen zu stechen. Diese Methode wurde
vom Autor entwickelt und ist in der klinischen Behandlung effektiver als die Nadelung eines einzelnen Akupunkturpunktes. Dies ist das Ergebnis vieler Jahre an Forschung
und Aufarbeitung. Da die Ausführung dieser Nadeltechniken wie künstlerisches Arbeiten anmutet, wird es künstlerisches Nadeln genannt.

1. 百会四边刺

本刺法因从百会向前后左右之四神聪透刺而得名。

5.1.1 Die vier Seiten von Baihui (Du 20) nadeln

Diese Art des Nadelns ist durch das Stechen der vier Akupunkturpunkte gekennzeichnet, die oberhalb, unterhalb,
rechts und links des Punktes Baihui (Du 20) lokalisiert
sind, bekannt als Sishencong (Ex-HN 1).

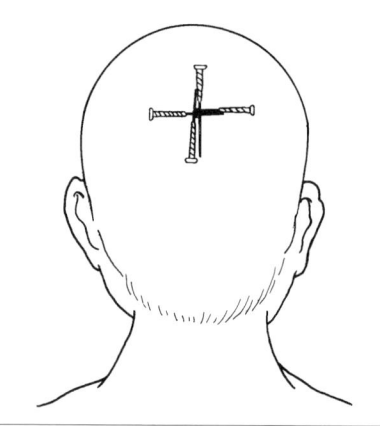

图5-1　百会四边刺

Abb. 5-1　Die vier Seiten von Baihui (Du 20) nadeln

【操作方法】

从百会向前后左右之四神聪方向沿皮透刺（见图5-1）。

Methode: Man nadelt subkutan von Baihui (Du 20) aus Sichencong (Ex-HN 1), lokalisiert an der oberen, unteren, rechten und linken Seite von Baihui (Du 20) (siehe Abb. 5-1).

【临床应用】

用于治疗头痛、失眠、弱智、痴呆、癫、狂、和脱肛等。

Klinische Anwendung: Zur Behandlung von Kopfschmerzen, Schlaflosigkeit, Hypophrenie, Demenz, Epilepsie, Manien und Analprolaps.

2. 四花向会刺

本刺法从百会前后左右之四神聪向百会刺之，形似四朵花绽开。

5.1.2 Vier-Blumen-Nadelung von Baihui (Du 20)

Diese Art zu Nadeln ist charakterisiert durch das Einstechen der Nadel von den vier Akupunkturpunkten, die als Sishencong (Ex-HN 1) bekannt sind, in Richtung Baihui (Du 20).

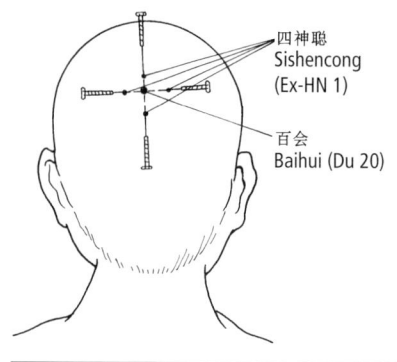

四神聪
Sishencong
(Ex-HN 1)

百会
Baihui (Du 20)

图5-2　四花向会刺

Abb. 5-2　Vier-Blumen-Nadelung von Baihui

【操作方法】

从百会左右前后各1寸的四神聪向百会透刺（见图5-2）。

Methode: Die vier Nadeln werden vom Punkt Sishencong (Ex-HN 1), 1 cun von Baihui (Du 20) entfernt, in Richtung auf Baihui (Du 20) gestochen (siehe Abb. 5-2).

【临床应用】

用于治疗头痛、失眠、智力减退、痴呆、癫、狂、、脱肛等。

Klinische Anwendung: Zur Behandlung von Kopfschmerzen, Schlaflosigkeit, Hypophrenie, Demenz, Epilepsie, Manien und Analprolaps.

3. 三龙指鼻

本法因三枚针同时指向鼻，以治鼻病而得名。

5.1.3 Dreifaches Nadeln der Nase

Diese Methode benutzt drei Nadeln, um in Richtung auf die Nase zu stechen und nasale Erkrankungen zu behandeln.

【操作方法】

从印堂沿皮刺，再从迎香沿鼻唇沟向内眦睛明方向沿皮透刺，深度为0.5～1寸（见图5-3）。

Methode: Eine Nadel wird subkutan von Yintang (Ex-HN 3) aus, zwei weitere Nadeln werden von Yingxiang (Di 20) beidseits der Nase nach Jingming (Bl 1) seitlich entlang der Nasolabialfalte gestochen. Stichtiefe: 0,5–1 cun (siehe Abb. 5-3).

【临床应用】

用于治疗各种鼻病、胆道蛔虫痛和便秘。

Klinische Anwendung: Zur Behandlung verschiedenen nasaler Erkrankungen, Verminosis im Gallengang und Obstipation.

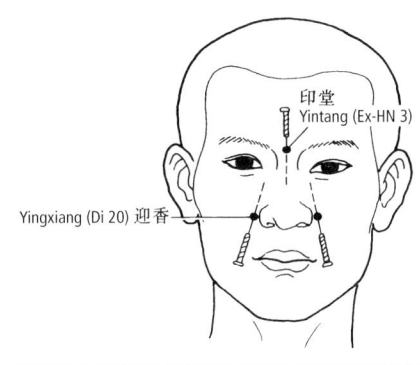

图5-3 三龙指鼻

Abb. 5-3 Dreifaches Nadeln der Nase

4. 颈窦刺

本刺法是刺激颈部及其颈动脉窦的一种方法。

5.1.4 Nadelung des Hals-Sinus

Diese Methode wird genutzt, um den Hals und den zervikalen arteriellen Sinus zu nadeln.

【操作方法】

取足阳明胃经之人迎、水突、气舍三穴，每穴各用齐刺浅刺法，深度0.1～0.5寸，以针下有感觉为度（见图5-4）。

Methode: Man nadelt Renying (Ma 9), Shuitu (Ma 10) und Qishe (Ma 11) auf der Magen-Leitbahn jeweils flach mit der aufreihenden Nadeltechnik („Dreifachtechnik"). Jeder Akupunkturpunkt wird 0,1–0,5 cun genadelt, bis sich ein deqi einstellt (siehe Abb. 5-4).

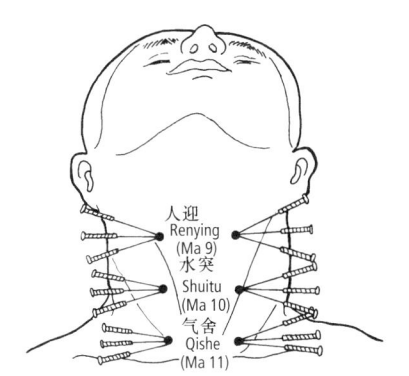

图5-4 颈窦刺

Abb. 5-4 Nadelung des Hals-Sinus

147

【临床应用】

用于治疗高血压、瘿气、心血管及内分泌疾患等。

Klinische Anwendung: Zur Behandlung von Hypertonie, Kropfbildung, kardiovaskulären und endokrinen Erkrankungen.

5. 项丛刺

本刺法在项部丛刺12枚针，故名之。

5.1.5 Gruppennadelung des Halses

Normalerweise verwendet man 12 Nadeln, um den Hals zu akupunktieren.

【操作方法】

沿项发际在两乳突处分成11分，每分刺一针，共为12枚，深0.5～1.2寸，以得气为度（见图5-5）。

Methode: Die posteriore Haarlinie zwischen den beiden Mastoidknochen wird in 11 Abschnitte eingeteilt und jeder Abschnitt wird mit einer Nadel genadelt. Insgesamt werden 12 Nadeln 0,5–1,2 cun tief, gesetzt bis sich ein deqi einstellt (siehe Abb. 5-5).

【临床应用】

用于治疗高血压、失眠、弱智、痴呆、癔病、脑病及其后遗症、头痛和目疾等。

Klinische Anwendung: Zur Behandlung von Hypertonie, Schlaflosigkeit, Hypophrenie, Demenz, Hysterie, zerebraler Erkrankungen und deren Folgeerscheinungen, Kopfschmerzen und Augenerkrankungen.

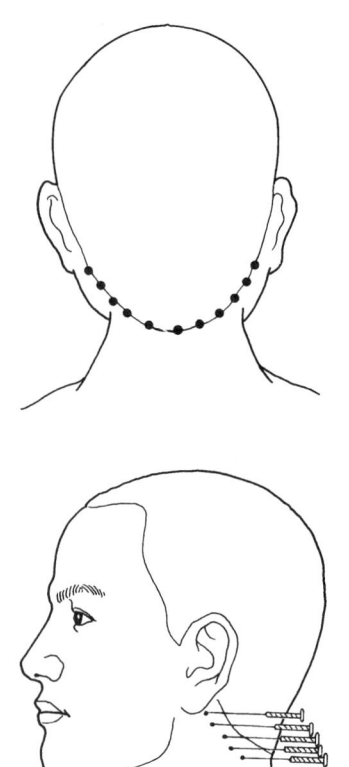

图5-5　项丛刺

Abb. 5-5　Gruppennadelung des Halses

6. 四花刺

本刺法形似四朵花因此得名。

5.1.6 Vier-Blumen-Nadelung

Die Nadelung wird so benannt, da sie wie vier Blumen aussieht.

【操作方法】

从膈俞(略向内下方)和胆俞(略向内上方)呈45°角向脊柱方向斜刺，深度在0.5～0.8寸，得气为度(见图5-6)。

Methode: Die Nadel wird schräg (ein wenig nach unten und innen) vom Punkt Geshu (Bl 17) und Danshu (Bl 19) aus im Winkel von 45 Grad zur Wirbelsäule mit einer Stichtiefe von 0,5–0,8 cun eingestochen, bis zum Eintreten von deqi (siehe Abb. 5-6).

【临床应用】

主治虚劳羸瘦、胸闷咳喘。

Klinische Anwendung: Hauptsächlich zur Behandlung auszehrender Mangelerkrankungen, von Abmagerung, thorakalem Engegefühl, Husten und Asthma.

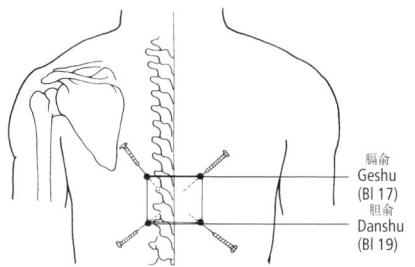

图5-6　四花刺

Abb. 5-6　Vier-Blumen-Nadelung

7.　五花刺

本刺法形似五朵花因而得名。

5.1.7　Fünf-Blumen-Nadelung

Diese Art des Nadelns mutet wie fünf Blumen an. Daher der Name.

【操作方法】

从心俞(略向内下方)和膈俞(略向内上方)呈45°角向脊柱方向斜刺，深度为0.5～0.8寸，另从灵台针略向上斜刺，深度相同，得气为度(见图5-7)。

Methode: Die Nadel wird schräg von Xinshu (Bl 15) (ein wenig nach unten und innen) und Geshu (Bl 17) (ein wenig nach oben und innen) mit einem Winkel von 45 Grad in die Wirbelsäule eingestochen, und zwar mit einer Stichtiefe von 0,5–0,8 cun. Eine weitere Nadel wird in derselben Stichtiefe schräg nach oben in den Punkt Lingtai (Du 10) eingestochen, bis sich ein deqi einstellt (siehe Abb. 5-7).

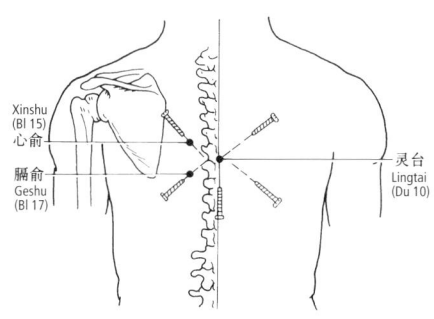

图5-7　五花刺

Abb. 5-7　Fünf-Blumen-Nadelung

【临床应用】

用于治疗肺结核、心血管病和肋间神经痛。

Klinische Anwendung: Zur Behandlung pulmonarer Tuberkulose, kardiovaskulärer Erkrankungen und Interkostalneuralgien.

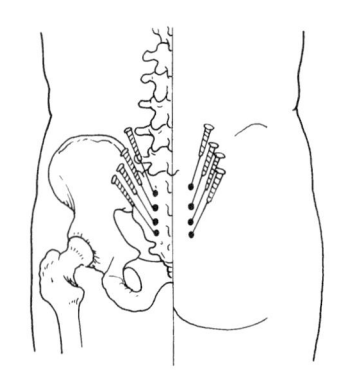

图5-8　八刺

Abb. 5-8　Nadelung der acht Liao-Punkte

8. 八刺

本刺法以刺上、次、中、下左右八穴而名之。

5.1.8　Nadelung der acht Liao-Punkte

Diese Art der Nadelung findet in den acht Liao-Punkten statt.

【操作方法】

以75°角针向上、次、中、下内下方刺之，深度1～2.5寸，以得气为度（见图5-8）。

Methode: Man nadelt die acht Liao-Akupunkturpunkte in einem schrägen Winkel von 75 Grad mit einer Stichtiefe von 1–2,5 cun, bis sich deqi einstellt (siehe Abb. 5-8).

【临床应用】

用于治疗妇科病症、腰痛、疝气、二便不利和下肢痿痹等。

Klinische Anwendung: Zur Behandlung gynäkologischer Erkrankungen, Lumbago, Hernien, Schwierigkeiten beim Urinieren und der Defäkation, Schwäche in den unteren Gliedmaßen.

9. 骶屏刺

本刺法刺在骶部，犹如孔雀开屏一般，故名之。

5.1.9　Nadelung des Sakrums

Diese Nadelung wird in der Region des Sakrums ausge-führt und sieht aus wie ein Pfau, der seine Federn spreizt.

【操作方法】

先取八穴（其刺法见八刺）刺之，再取八外侧1寸处之八穴，与八穴平行刺之，得气为度（见图5-9）。

Methode: Man nadelt zunächst die acht Liao-Punkte und dann die acht Regionen 1 cun daneben und parallel zu den acht Liao-Punkten, bis ein deqi spürbar wird (siehe Abb. 5-9).

【临床应用】

用于治疗男女泌尿生殖系疾病、内分泌失调和前列腺疾病等。

Klinische Anwendung: Zur Behandlung von Erkran-

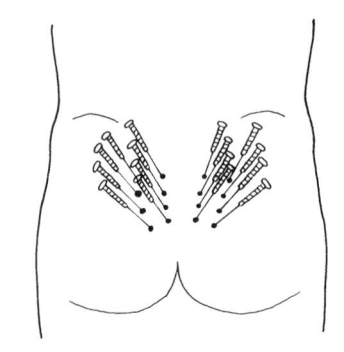

图5-9　骶屏刺

Abb. 5-9　Nadelung des Sakrums

kungen des weiblichen und männlichen Urogenitaltraktes und reproduktiven Systems, endokrinen Störungen und Prostataerkrankungen.

10. 极泉五花刺

本刺法以极泉为中心，因似五朵花状而得名。

5.1.10 Fünf-Blumen-Nadelung von Jiquan (He 1)

Diese Art des Nadelns wird rund um den Punkt Jiquan (He 1) mit fünf Nadeln ausgeführt, so dass der Eindruck von fünf Blumen entsteht.

【操作方法】

从极泉穴由下向上直刺，再取其上下左右各1寸处选点，分别略向下、向上、向右、向左方向刺之，针感呈酸、麻或触电状为度（见图5-10）。

Methode: Jiquan (He 1) wird senkrecht von unten nach oben genadelt und vier weitere Nadeln werden auf den Seiten 1 cun von Jiquan (He 1) entfernt etwas nach unten, nach vorne, nach rechts und links eingestochen. Das deqi fühlt sich schmerzhaft und taub oder wie ein elektrischer Schlag an (siehe Abb. 5-10).

【临床应用】

用于治疗漏肩风、上肢痿痹不遂。

Klinische Anwendung: Zur Behandlung von Schulterschmerzen, Schwäche der oberen Gliedmaßen.

11. 舒心术

本术有理气舒心作用，故名之。

5.1.11 Herz beruhigendes Nadeln

Diese Art des Nadelns wird so bezeichnet, da es wirksam das Qi regulieren und das Herz beruhigen kann.

【操作方法】

取足阳明胃经之库房、屋翳、膺窗，左右六穴，沿肋间隙沿皮透刺至足少阴肾经或任脉，以得气为度（见图5-11）。

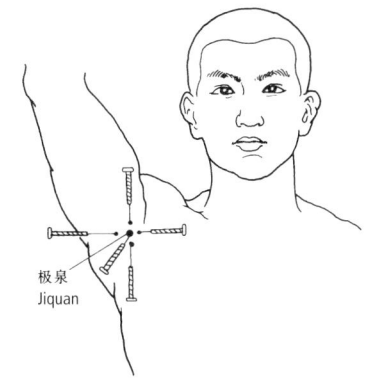

图5-10　极泉五花刺

Abb. 5-10　Fünf-Blumen-Nadelung von Jiquan

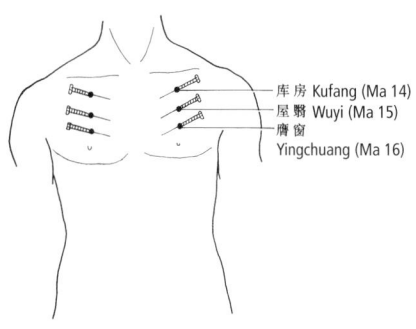

库房 Kufang (Ma 14)
屋翳 Wuyi (Ma 15)
膺窗
Yingchuang (Ma 16)

图5-11　舒心术

Abb. 5-11　Herz beruhigendes Nadeln

Methode: Man nadelt Kufang (Ma 14), Wuyi (Ma 15) und Yingchuang (Ma 16) auf der Magen-Leitbahn intrakutan beidseitig über dem Interkostalraum bis zur Nieren-Leitbahn oder dem Konzeptionsgefäß, bis sich ein deqi einstellt (siehe Abb. 5-11).

【临床应用】
用于治疗心悸、心痛、胸闷、喘咳、呼吸不利等症。

Klinische Anwendung: Zur Behandlung von Palpitationen, Herzschmerzen, thorakalem Engegefühl, Husten oder Atemnot.

12. 宽胸理气术
本术针胸部八穴，有宽胸理气之功，故名之。

5.1.12　Technik zur Beruhigung der Brust und Regulierung des Qi

Diese Nadelung wirkt zur Beruhigung der Brust und zur Regulierung des Qi. Daher der Name.

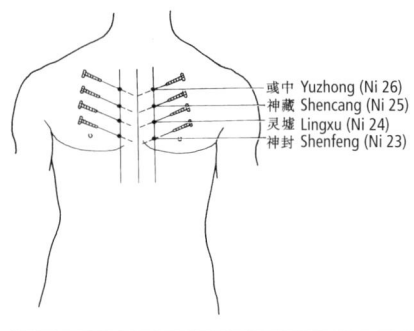

彧中 Yuzhong (Ni 26)
神藏 Shencang (Ni 25)
灵墟 Lingxu (Ni 24)
神封 Shenfeng (Ni 23)

图5-12　宽胸理气术

Abb. 5-12　Technik zur Beruhigung der Brust und Regulierung des Qi

【操作方法】
取足少阴肾经之胸部八穴，即彧中、神藏、灵墟、神封，各为双穴，沿肋间隙沿皮透刺至中线，以得气为度（见图5-12）。

Methode: Man nadelt Yuzhong (Ni 26), Shencang (Ni 25), Lingxu (Ni 24) und Shenfeng (Ni 23) auf der Nieren-Leitbahn beidseitig intrakutan über dem Interkostalraum in Richtung Mittellinie, bis sich ein deqi einstellt (siehe Abb. 5-12).

【临床应用】
治胸闷、胸痛、心悸、喘咳和吞咽、呼吸不利等。

Klinische Anwendung: Zur Behandlung von thorakaler Enge, Brustschmerzen, Palpitationen, asthmatischem Husten, Schluckstörungen und Atemnot.

13. 通乳术

本术因可通乳汁而得名。

5.1.13 Technik zur Förderung der Laktation

Diese Art des Nadelns kann die Laktation fördern.

【操作方法】

从乳根穴向上呈30°角向乳中方向斜刺0.5～0.8寸，再从膻中向乳中方向呈15°角沿皮透刺，以得气为度（见图5-13）。

Methode: Die Nadel wird schräg nach oben in den Punkt Rugen (Ma 18) in einem Winkel von 30 Grad und einer Stichtiefe von 0,5–0,8 cun in Richtung auf den Punkt Ruzhong (Ma 17) eingestochen. Eine weitere Nadel wird horizontal in den Punkt Tanzhong (Ren 17) in Richtung auf Ruzhong (Ma 17) mit einem Winkel von 15 Grad subkutan eingestochen, bis sich ein deqi einstellt (siehe Abb. 5-13).

【临床应用】

治乳少、乳痈、乳汁不通。

Klinische Anwendung: Zur Behandlung von Hypogalaktie, Brustabszess und Milchretention.

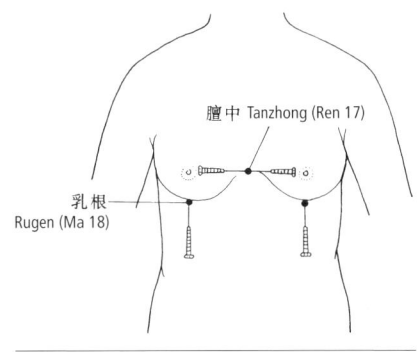

图5-13 通乳术

Abb. 5-13 Technik zur Förderung der Laktation

14. 催乳术

本术因能催乳而名之。

5.1.14 Technik, um die Laktation einzuleiten

Diese Art des Nadelns fördert die Laktation.

【操作方法】

取乳中穴上下各1寸之乳上和乳下，呈30°角向乳中刺0.5～1寸，以得气为度（见图5-14）。

Methode: Die Punkte Rushang und Ruxia, lokalisiert 1 cun über bzw. unter Ruzhong (Ma 17), werden schräg im Winkel von 30 Grad mit 0,5–1,0 cun in Richtung auf Ruzhong (Ma 17) genadelt, bis ein deqi spürbar wird (siehe Abb. 5-14).

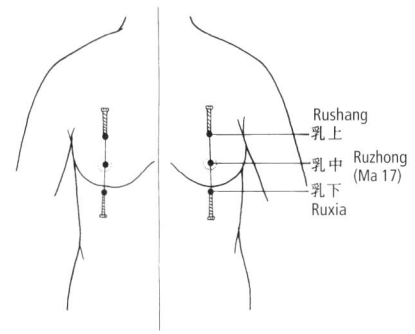

图5-14 催乳术

Abb. 5-14 Technik, um die Laktation einzuleiten

【临床应用】

治乳少、乳汁不通、乳痈等。

Klinische Anwendung: Zur Behandlung beim Ausbleiben von Milch, Milchretention und Brustabszessen.

15. 三脘刺

本刺法以刺上、中、下脘而得名。

5.1.15 Nadelung der drei Wan (Ren 13, Ren 12, Ren 10)

Diese Art der Nadelung bedeutet, den oberen, mittleren und unteren Teil des Magens zu nadeln.

【操作方法】

取上脘针稍向下呈70°，中脘直刺，下脘直刺，深 1～1.5寸，以得气为度(见图5-15)。

Methode: Shangwan (Ren 13) wird schräg nach unten in einem Winkel von 70 Grad genadelt, Zhongwan (Ren 12) und Xiawan (Ren 10) werden senkrecht 1–1,5 cun tief genadelt, bis ein deqi gefühlt wird (siehe Abb. 5-15).

【临床应用】

治各种胃病。

Klinische Anwendung: Zur Behandlung diverser gastrischer Erkrankungen.

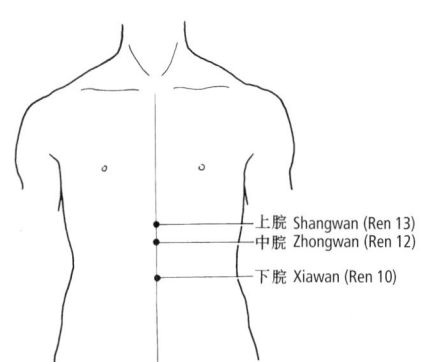
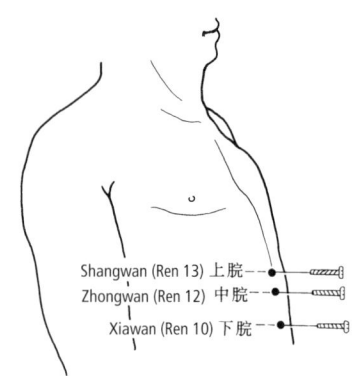

图5-15　三脘刺
Abb. 5-15　Nadelung der drei Wan

16. 中脘梅花刺

本法以中脘为中心，上下左右各刺一针，因形似梅花而得名。

5.1.16 Pflaumennadlung von Zhongwan (Ren 12)

Bei dieser Nadelung bildet Zhongwan (Ren 12) das Zentrum, um das herum vier Nadeln zu einer pflaumenähnlichen Form gesetzt werden.

【操作方法】

取中脘穴，并以此为中心，于上下左右各1寸处取四点直刺，深 1～1.2寸，以得气为度(见图5-16)。

Methode: Zhongwan (Ren 12) wird gestochen und vier weitere Nadeln werden oberhalb, unterhalb, links und rechts mit 1 cun Abstand im Quadrat mit einer Stichtiefe von 1–1,2 cun gesetzt, bis sich deqi einstellt (siehe Abb. 5-16).

【临床应用】

治各种胃病。

Klinische Anwendung: Zur Behandlung diverser gastrischer Erkrankungen.

17. 上腹三角刺

本刺法刺在上腹呈三角形因而得名。

5.1.17 Dreieckige Nadelung des oberen Abdomens

Diese Art der Nadelung bildet ein Dreieck auf dem Abdomen. Daher der Name.

【操作方法】

从中脘稍向下呈70°角针刺，另外取双侧腹哀由外向内上方呈45°角斜刺，深度 1 ～1.5寸，以得气为度（见图5-17）。

Methode: Zhongwan (Ren 12) wird leicht schräg nach unten in einem Winkel von 70 Grad genadelt. Fuai (Mi 16) wird beidseitig und schräg nach oben von außen nach innen mit einem Winkel von 45 Grad 1–1,5 cun tief genadelt, bis sich deqi einstellt (siehe Abb. 5-17).

【临床应用】

治胃病、胃下垂和上腹痛。

Klinische Anwendung: Zur Behandlung gastrischer Erkrankungen, Gastroptose und Schmerzen im Oberbauch.

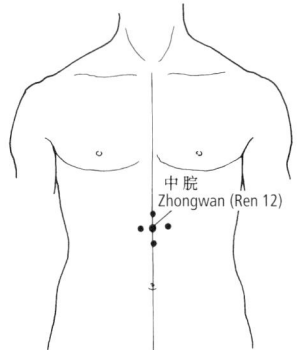

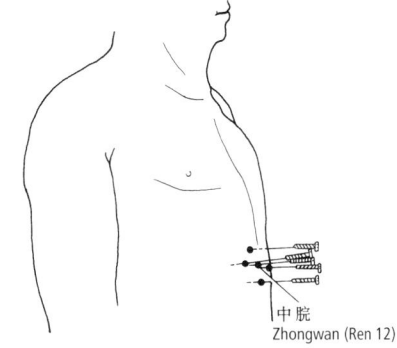

图5-16　中脘梅花刺

Abb. 5-16　Pflaumennadelung von Zhongwan

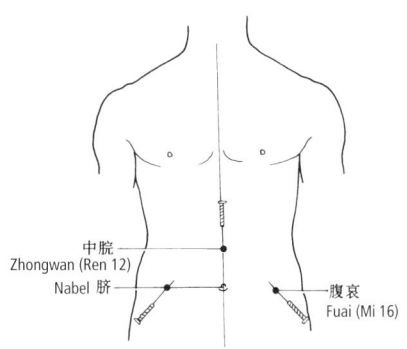

图5-17　上腹三角刺

Abb. 5-17　Dreieckige Nadelung des oberen Abdomens

155

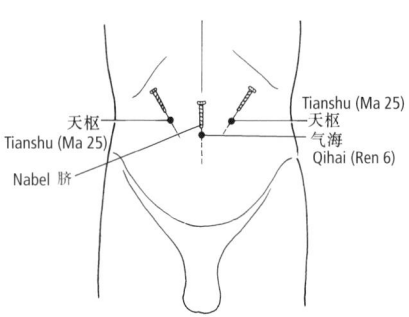

图5-18 中腹三针刺

Abb. 5-18 Dreieckige Nadelung des mittleren Abdomens

18. 中腹三角刺

本刺法在脐左右和下方刺，亦即在中腹部刺之，因而得名。

5.1.18 Dreieckige Nadelung des mittleren Abdomens

Bei dieser Nadelung werden die Nadeln links, rechts und unterhalb des Nabels gesetzt. Daher der Name.

【操作方法】

取脐旁天枢穴稍向脐呈70°角刺之，另外取气海穴稍向下方呈70°角刺之，以得气为度(见图5-18)。

Methode: Tianshu (Ma 25), neben dem Nabel gelegen, wird beidseitig schräg zum Nabel in einem Winkel von 70 Grad genadelt. Qihai (Ren 6) wird schräg nach unten mit einem Winkel von 70 Grad genadelt, bis sich deqi einstellt (siehe Abb. 5-18).

【临床应用】

治脐腹痛、腹泻和痢疾等。

Klinische Anwendung: Zur Behandlung abdominaler Schmerzen, Diarrhö, Dysenterie etc.

19. 下腹三角刺

本刺法刺在下腹部三针呈三角形，因而得名。

5.1.19 Dreieckige Nadelung des unteren Abdomens

Bei dieser Nadelung bildet sich ein Dreieck auf dem unteren Abdomen. Daher der Name.

【操作方法】

取关元、归来，稍向下呈70°刺之，深1～2寸(见图5-19)。

Methode: Guanyuan (Ren 4) und Guilai (Ma 29) werden schräg nach unten in einem Winkel von 70 Grad und mit einer Tiefe von 1–2 cun genadelt (siehe Abb. 5-19).

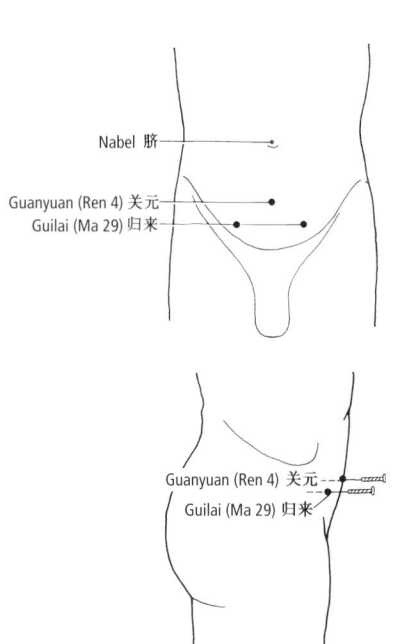

图5-19 下腹三角刺

Abb. 5-19 Dreieckige Nadelung des unteren Abdomens

【临床应用】

治遗精、阳痿、月经不调、带多、阴挺、尿频急或遗尿等。

Klinische Anwendung: Zur Behandlung nächtlicher Samenergüsse, Impotenz, Dysmenorrhö, Leukorrhö, häufigen Urinierens oder Enuresis.

20.　脐四边刺

本刺法以脐为中心，在其上下左右各刺一针，因而得名。

5.1.20　Quadratische Nadelung des Nabels

Die Nadelung erfolgt an vier Seiten um den Nabel herum. Daher der Name.

【操作方法】

取脐中穴上下左右各1寸处四点，直刺深1～2寸，以得气为度（见图5-20）。

Methode: Vier Nadeln werden 1 cun neben Qizhong (Nabel) in quadratischer Anordnung in einer Tiefe von 1–2 cun gestochen, bis sich deqi einstellt (siehe Abb. 5-20).

【临床应用】

治脐腹痛、各种胃肠病。

Klinische Anwendung: Zur Behandlung abdominaler Schmerzen und verschiedener gastro-enterischer Erkrankungen.

21.　中极三角刺

本刺法以中极为中心，分上、下三角刺两种，因其针刺呈三角形而得名。

5.1.21　Dreieckige Nadelung von Zhongji (Ren 3)

Diese Nadelung erfolgt ober- oder unterhalb des Akupunkturpunktes Zhongji (Ren 3). So bildet sich ober- oder unterhalb ein Dreieck. Daher der Name.

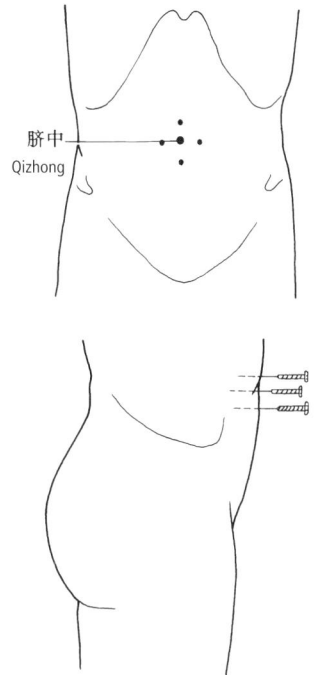

图5-20　脐四边刺

Abb. 5-20　Quadratische Nadelung des Nabels

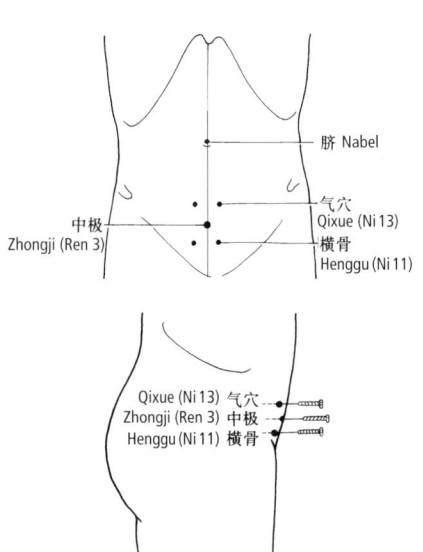

图5-21　中极三角刺
Abb. 5-21　Dreieckige Nadelung von Zhongji (Ren 3)

【操作方法】

本法分中极上三角刺和中极下三角刺两种。上三角刺取中极、气穴，呈70°角刺；下三角刺取中极、横骨，呈70°角刺，深度各为1～2寸（见图5-21）。

Methode: Sie wird unterteilt in oberes und unteres Dreiecksnadeln.

Oberes Dreiecksnadeln bedeutet Zhongji (Ren 3) und Qixue (Ni 13) in einem Winkel von 70 Grad zu nadeln, unteres Dreiecksnadeln bedeutet Zhongji (Ren 3) und Henggu (Ni 11) in einem Winkel von 70 Grad zu nadeln. Die Stichtiefe beträgt in beiden Fällen 1–2 cun (siehe Abb. 5-21).

【临床应用】

治遗精、阳痿、月经不调、带多、阴挺、尿频急或遗尿等。

Klinische Anwendung: Zur Behandlung von nächtlichen Samenergüssen, Impotenz, Leukorrhö, Uterusprolaps, häufigem Urinieren und Enuresis etc.

22.　毛间刺

本刺法各穴均在阴毛间，故而得名。

5.1.22　Nadelung der Pubes-Region

Pubes-Nadelung erfolgt in der Schamhaarregion. Daher der Name.

【操作方法】

取曲骨、横骨、气冲直刺，深度1-1.5寸（见图5-22）。

Methode: Man nadelt Qugu (Ren 2), Henggu (Ni 11) und Qichong (Ma 30) senkrecht 1–1,5 cun (siehe Abb. 5-22).

【临床应用】

治阳痿早泄，带多、阴挺、遗尿等。

Klinische Anwendung: Zur Behandlung von Impotenz, vorzeitiger Ejakulation, Leukorrhö, Uterusprolaps und Enuresis.

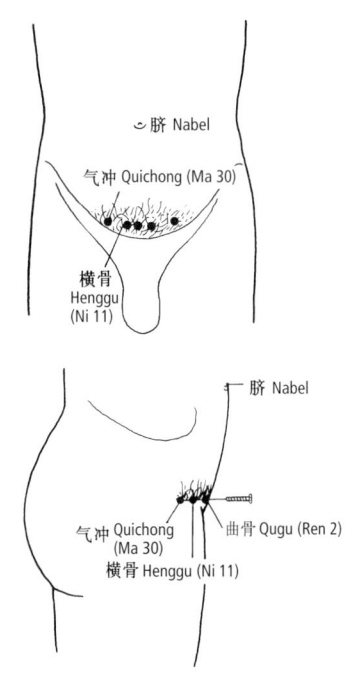

图5-22　毛间刺
Abb. 5-22　Nadelung der Pubes-Region

23.　纂刺术

本术刺在纂部，因而得名。

5.1.23　Nadeln im Perineum

Das Nadeln erfolgt im Perineum.

【操作方法】

以会阴穴为中心，上、下、左、右各1寸处选点，分别直刺之，深0.5～1寸，以酸麻胀得气为度（见图5-23）。

Methode: Eine Nadel wird in Huiyin (Ren 1) eingestochen und vier weitere Nadeln werden 1 cun zu den vier Seiten daneben mit einer Tiefe von 0,5–1 cun gestochen, bis sich deqi einstellt (siehe Abb. 5-23).

【临床应用】

治痔疮、小便不利、遗精、月经不调、癫狂和昏厥。

Klinische Anwendung: Zur Behandlung von Haemorrhoiden, Dysurie, nächtlichen Samenergüssen, Dysmenorrhö, Manien und Ohnmacht.

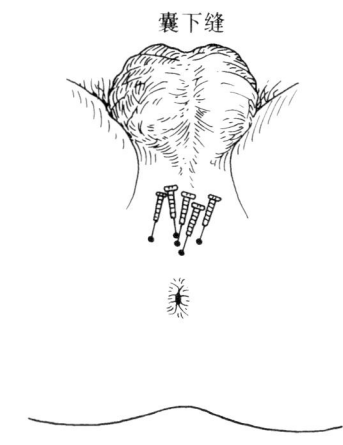

图5-23　纂刺术

Abb. 5-23　Nadeln im Perineum

第六章 特种针刺法

6 Besondere Nadeltechniken

特种针刺法，是指"体针疗法"或"毫针"刺法之外的特殊的针刺治疗方法的总称。本处选用的仅是以特殊的针具为代表的刺法。

Besondere Nadeltechniken beziehen sich auf diejenigen Techniken, die sich von den somatischen und den filiformen Nadeltechniken unterscheiden. Die repräsentativsten Techniken werden im Folgenden vorgestellt.

1. 三棱针刺法

三棱针是一种针长6cm，针柄呈圆柱形，针身呈三棱状、尖端三面有刃，针尖锋利的针具（见图6-1）。以此点刺穴位或浅表血络，放出少量血液以防治疾病的方法，亦称"刺络法"。具有醒脑开窍，泄热消肿，祛瘀止痛的作用。

6.1 Nadelung mit der Dreikantnadel

Die Dreikantnadel zeichnet sich durch eine Länge von 6 cm, einen runden Griff, eine dreigliedrige Form des Körpers und eine dreikantige scharfe Spitze aus (siehe Abb.

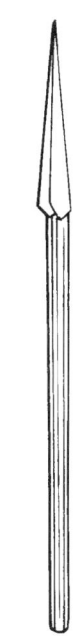

图6-1 三棱针
Abb. 6-1 Dreikantnadel

6-1). Diese Methode wird zur Punktpunktion oder flachen Punktion zum Blutenlassen eingesetzt, um Erkrankungen zu vermeiden oder zu behandeln. Sie ist auch bekannt als Punktieren der kleinen Gefäße. Sie ist wirksam zur Beruhigung des Geistes, um Hitze auszuleiten, Schwellungen aufzulösen und Schmerzen zu stillen.

【操作方法】

其法有四。

(1) 点刺法：针刺前先推按被刺穴位部，使血液积聚于针刺部位，经常规消毒后，左手拇、示、中三指夹紧被刺部位或穴位，右手持针，对准穴位迅速刺入0.1～0.2寸深，随即将针退出，轻轻挤压穴孔周围，使出血少许，然后用消毒棉球或棉签按压针孔(见图6-2)。

(2) 散刺法：此法是对病变局部周围进行点刺的一种方法，根据病变部位大小的不同，可刺10～20针以上，由病变外缘呈环形向中心点刺(见图6-3)。

(3) 挑刺法：此法是以三棱针挑断皮下白色纤维组织，用以治疗某些疾病的一种方法(见图6-4)。操作时先常规消毒，将针横向刺入穴位皮肤，挑破皮肤0.2～0.3cm,然后再深入皮下，挑断皮下白色纤维组织，以挑尽为止。

① 以痛为腧选点法：如肩周炎，即在肩关节部位寻找痛点或敏感点挑刺；甲状腺功能亢进，在甲状腺突起部挑刺。

② 以脊髓神经分布特点选点法：如颈椎病、颈淋巴结肿大、咽喉肿痛、甲状腺功能亢进等，可在颈项部选点挑治；慢性前列腺炎、肛门痔疾等取腰骶部八穴挑治。

③ 以脏腑器官病变选取相应腧穴法：如背俞穴或背俞穴邻近阳性反应点挑治。

(4) 泻血法：常规消毒，左手拇指压在被刺部位下端，上端用橡皮管结扎，右手持三棱针对准被刺部位静脉，迅速刺入静脉中0.5～1分深，然后出针，使其流出少量血液，出血停止后，以消毒棉球按压针孔(见图6-5)。

Methode: Man unterscheidet vier Ausführungen dieser Technik.

• Punktpunktion: Der ausgewählte Akupunkturpunkt wird massiert, damit sich Blut in der zu punktierenden Region ansammelt. Nach der üblichen Desinfektion

wird das ausgesuchte Areal oder der ausgesuchte Akupunkturpunkt mit Daumen, Zeige- und Mittelfinger
der linken Hand gehalten. Die rechte Hand hält die
Dreikantnadel und sticht sie 0,1–0,2 cun in den Muskel
und zieht die Nadel dann wieder zurück. Die genadelte
Partie wird leicht gedrückt, um ein wenig Blut heraus-
treten zu lassen, und wird dann mit einem sterilen Tupfer desinfiziert (siehe Abb. 6-2).

- Zerstreutes Nadeln: Diese Methode wird zur Punkt-
punktion um den Ort der Erkrankung verwendet. 10–20
Nadeln können eingesetzt werden, um vom äußeren
Rand des Erkrankungsgebietes entlang zum Zentrum
der Erkrankung zu punktieren, wobei ein kreisähnliches
Muster entsteht (siehe Abb. 6-3).

- Aufstechendes Nadeln: Die Dreikantnadel wird benutzt,
um die weißen Fasern unter der Haut anzustechen und
aufzubrechen und dadurch Erkrankungen zu behandeln (siehe Abb. 6-4). Nach der üblichen Desinfektion
wird die Nadel quer in die Haut über dem Akupunkturpunkt eingestochen und mit 0,2–0,3 cun im ausgewählten Akupunkturpunkt tiefer gestochen, um alle weißen
Fasern zu stechen und zu zerschneiden.

 – Die empfindlichen Stellen als zu akupunktierenden
 Punkt auswählen: zum Beispiel können bei der Behandlung von skapulo-humeraler Periarthritis empfindliche oder schmerzhafte Stellen um das Schulter-
 gelenk gestochen werden; bei der Behandlung von
 Hyperthyreose kann das Stechen auf dem hervortre-
 tenden Teil der Schilddrüse erfolgen.

 – Die Akupunkturpunkte nach dem Verteilungsgebiet
 der Spinalnerven auswählen: zum Beispiel bei der
 Behandlung von Störungen der Zervikalwirbel, bei
 zervikaler Lymphadenektasie, Rachenentzündung
 und Hyperthyreose können Akupunkturpunkte auf
 dem Nacken ausgewählt werden; für die Behandlung
 chronischer Prostatitis und Hämorrhoiden können
 die Baliao-Punkte ausgewählt werden.

 – Die Akupunkturpunkte nach den viszeralen Erkrankungen auswählen: so können zum Beispiel die posi-
 tiv reagierenden Punkte nahe den Rücken-Shu-
 Punkten oder die Rücken-Shu-Punkte selbst zum
 Stechen ausgewählt werden.

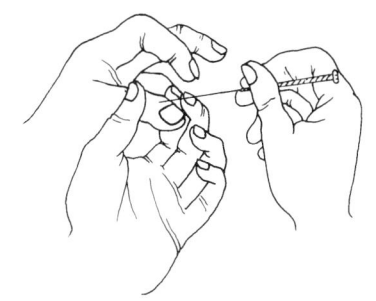

图6-2 点刺法
Abb. 6-2 Punktpunktion

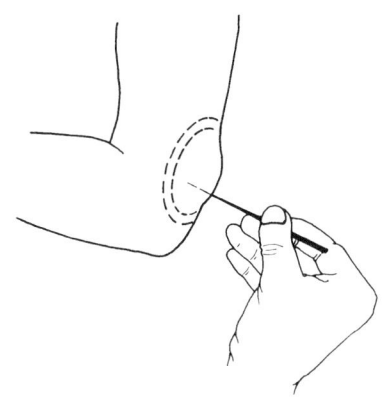

图6-3 散刺法
Abb. 6-3 Zerstreutes Nadeln

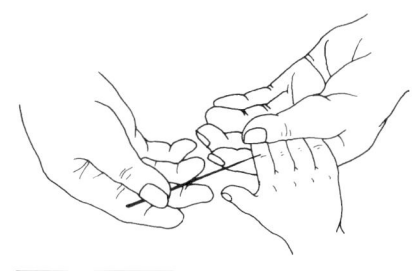

图6-4 挑刺法
Abb. 6-4 Aufstechendes Nadeln

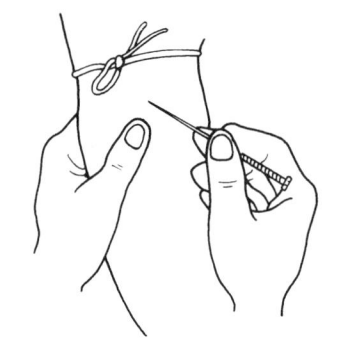

图6-5　泻血法

Abb. 6-5　Blutenlassen

- Blutenlassen: Nach der üblichen Desinfektion drückt der Daumen der linken Hand auf die untere Seite des ausgewählten Punktes, dessen oberer Teil durch einen Gummischlauch fixiert ist. Die rechte Hand hält die Dreikantnadel, um die Vene mit einer Tiefe von 0,5–1 fen zu punktieren und etwas Blut abzulassen. Wenn die Blutung zum Stillstand gekommen ist, wird der genadelte Akupunkturpunkt mit einem Tupfer zugedrückt (siehe Abb. 6-5).

【临床应用】

三棱针刺法适用于急证、热证、实证、瘀证、痛证等病证。

(1) 点刺法：多用于手指或足趾末端穴位，如十宣、十二井或头面部的太阳、印堂、攒竹、上星等。

(2) 散刺法：多用以消除瘀血或水肿，达到活血祛瘀、通经活络的作用多用于局部瘀血、肿痛等。

(3) 挑刺法：见挑刺法操作方法。

(4) 泻血法：用以治疗中暑、急性腰扭伤、急性淋巴管炎等疾病。

Klinische Anwendung: Das Nadeln mit der Dreikantnadel ist anwendbar bei Notfall-Syndromen, Hitze-Syndromen, Übermaß-Syndromen, Stagnations- und Schmerzsyndromen.

- Anwendung der Punktpunktion: Akupunkturpunkte auf der Spitze der Finger oder Zehen (wie zum Beispiel Shixuan (Ex-UE 11) und die zwölf Brunnen-Jing-Punkte), oder Taiyang (Ex-HN 5), Yintang (Ex-HN 3) Zanzhu (Bl 2) und Shangxing (Du 23) auf dem Kopf.

- Anwendung von zerstreutem Nadeln: um Blutstagnation und Ödeme aufzulösen, Blut zu aktivieren, Blutstase zu beseitigen, die Leitbahnen freizumachen und um lokale Blutstase und Schwellungsschmerzen zu behandeln etc.

- Anwendung des aufstechenden Nadelns: (siehe oben)

- Anwendung des Blutenlassens: Hitzschlag, akute Muskelzerrung in der Hüfte und akute Lymphangiitis.

2. 皮肤针刺法

皮肤针刺法属丛针浅刺法，是由多支不锈钢短针集成一束，叩刺人体体表一定部位，以防治疾病的一种方法。运用皮肤针叩刺皮部，可以调节脏腑经络功能，促进机体恢复正常。

皮肤针的针具外形似小锤状，针柄有硬柄和软柄两种规格，软柄有弹性，一般用牛角做成，长度为15～19cm，一端附有莲蓬状的针盘，下边散嵌着不锈钢短针（见图6-6）。根据针的数目多少不同，分别称为梅花针（五支针）、七星针（七支针）、罗汉针（十八支针）等。

6.2 Kutanes Nadeln (Pflaumenblütenhämmerchen)

Das Nadelinstrument, das man für kutanes Nadeln – flaches Nadeln mit mehreren miteinander fest verbundenen Nadeln – einsetzt, ist oft aus mehreren kurzen Stahlnadeln zusammengesetzt und wird benutzt, um Areale auf der Körperoberfläche zu perkutieren und somit Krankheiten zu vermeiden und zu behandeln. Die Perkussion der Haut mit solch einer Methode reguliert effektiv die Funktionen der Leitbahnen und der inneren Organe, um damit die Wiederherstellung der Gesundheit zu fördern.

Das Nadelinstrument zum kutanen Nadeln hat eine Hammerform. Der Griff ist entweder weich oder hart. Der weiche Griff ist elastisch und aus (Ochsen-)Horn hergestellt. Er hat eine Länge von 15–19 cm. Das andere Ende ist mit einem Halter für Nadeln versehen, der wie die Samenkapsel eines Lotus aussieht und mit kurzen Stahlnadeln versehen ist (siehe Abb. 6-6). Die gebräuchlichsten Instrumente sind die Pflaumennadel (zusammengesetzt aus fünf kleineren Nadeln), die Sieben-Sterne-Nadel (zusammengesetzt aus sieben Nadeln) und die Arhat-Nadel (bestehend aus 18 Nadeln).

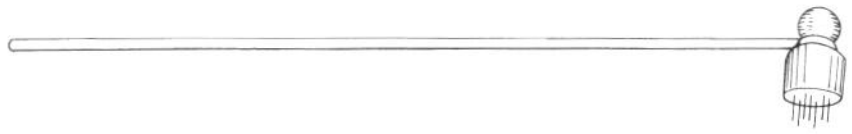

图6-6　七星针

Abb. 6-6　Sieben-Sterne-Nadel

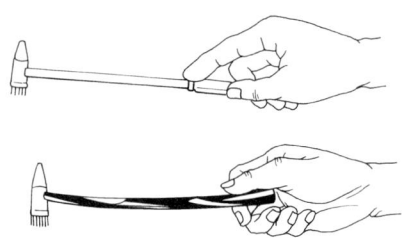

图6-7　硬、软柄皮肤针持针式

Abb. 6-7　Handhaltung für die Kutannadel mit weichem oder hartem Griffstück

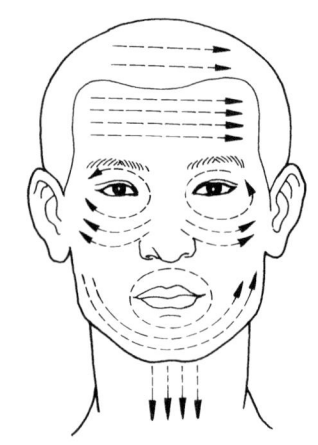

图6-8　皮肤针头面部刺激部位

Abb. 6-8　Perkutierung der Kopfregionen

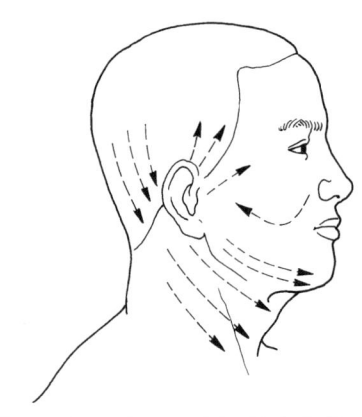

图6-9　皮肤针头、颈、侧面刺激部位

Abb. 6-9　Perkutierung der Regionen an der Kopfseite, am Hals und Rumpf

【操作方法】

(1) 持针式：硬柄和软柄两种皮肤针持针方式略有不同（见图6-7）。

(2) 叩刺法：皮肤常规消毒，针尖对准叩刺部位，使用手腕之力，将针尖垂直叩打在皮肤上，并立刻弹起，反复进行。

(3) 刺激强度：

弱刺激：适于老年人、久病体弱、孕妇、儿童，以及头面五官肌肉浅薄处。

强刺激：适于年壮体强，以及肩、背、腰、臀、四肢等肌肉丰厚处。

中刺激：对于多数患者，除头面五官等肌肉浅薄处外，其余部位均可选用。

(4) 叩刺部位：①是循经叩刺，即沿着经脉循行路线进行叩刺。②是穴位叩刺，即选取与所治病证相关的穴位针刺。③是局部叩刺，即在病变局部叩刺（见图6-8，6-9，6-10，6-11）。

Methode:

- Haltung: Für die Nadel mit hartem oder mit weichem Griffstück sind die Handhaltungen etwas unterschiedlich (siehe Abb. 6-7).

- Perkutieren: Nach der üblichen Desinfizierung richtet man die Nadel auf den desinfizierten Akupunkturpunkt, perkutiert senkrecht und mehrmals die Haut aus dem Handgelenk heraus und lässt die Nadel dabei jedes Mal unmittelbar zurückschwingen.

- Intensität der Stimulation

  - Sanfte Stimulation: Anwendbar bei alten und geschwächten Patienten, schwangeren Frauen und Kindern und in Regionen mit dünner Muskulatur auf dem Kopf und im Gesicht.

  - Starke Stimulation: Anwendbar bei Patienten mit starker Konstitution und in Regionen mit ausgeprägter Muskulatur auf Schultern, Rücken, Hüfte, Gesäß und den vier Gliedmaßen.

  - Mäßige Stimulation: Überall anwendbar, außer in Regionen mit dünner Muskulatur wie Kopf und Gesicht.

- Perkutierbare Regionen:
  - Perkutierung nach den Leitbahnverläufen.
  - Perkutierung des Akupunkturpunktes, der für die Behandlung der Erkrankung von Bedeutung ist.
  - Lokale Perkutierung, um lokale Erkrankungen zu behandeln (siehe Abb. 6-8, 6-9, 6-10, 6-11).

【临床应用】
常用于治疗头痛、失眠、面瘫、目疾、鼻疾、眩晕、胃病、腹痛、痿痹、脱发以及男女科疾病等。

Klinische Anwendung: Häufig zur Behandlung von Kopfschmerzen, Schlaflosigkeit, Gesichtslähmungen, Augenerkrankungen, Erkrankungen der Nase, Schwindel, gastrischen Erkrankungen, abdominalen Schmerzen, Schmerzen durch Schwellungen und Obstruktionen, Haarausfall, wie auch Frauen- und Männererkrankungen.

3. 皮内针刺法

皮内针刺法又称"埋针法"，是以特制的小型针具刺入并固定于腧穴部位皮内或皮下，进行较长时间埋藏的一种方法。皮内针针具有颗粒型和揿钉型两种。

(1) 颗粒型(麦粒型)：针身长约1cm，针柄形似麦粒或呈环形，针身与针柄成一直线[见图6-12(1)]。

(2) 揿钉型(图钉型)：针身长约0.2～0.3cm，针柄呈环形，针身与针柄呈垂直状[见图6-12(2)]。

6.3 Intradermales/ Intrakutanes Nadeln

Intradermales Nadeln, auch bekannt als „das Einbetten der Nadeln", wird ausgeführt, indem man besonders kleine Nadeln über bestimmten Akupunkturpunkten für eine längere Zeit unter oder in die Haut einbettet. Es gibt zwei unterschiedliche Intradermalnadeln, die kornförmige Nadel und den Reißzweck-/Reißnageltyp.

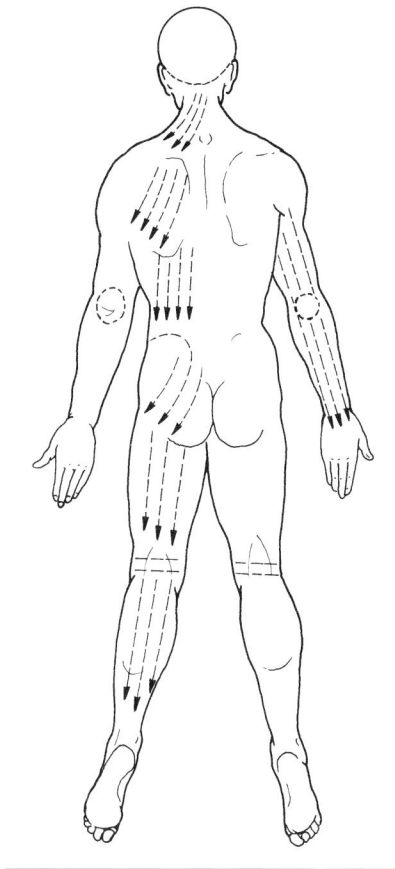

图6-10　皮肤针背部刺激部位
Abb. 6-10　Perkutierung der Regionen auf dem Rücken

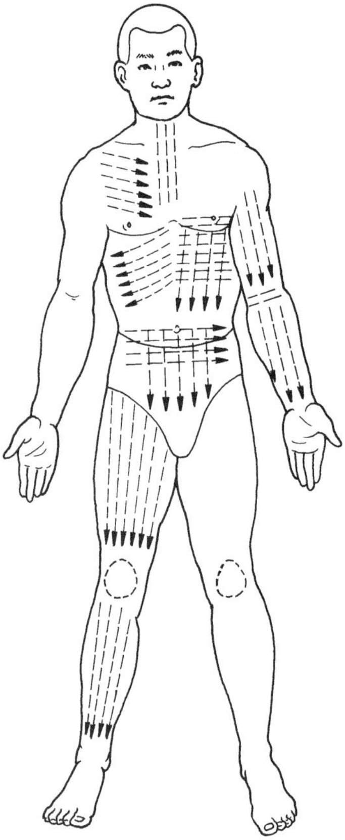

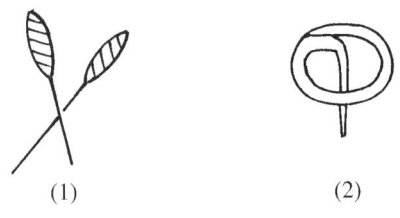

图6-11　皮肤针胸腹部刺激部位

Abb. 6-11　Perkutierung der Regionen auf Brust und Abdomen

(1)　(2)

(1)　颗粒型
(1)　Kornförmige Nadel
(2)　揿钉型
(2)　Reißzweck-/Reißnageltyp

图6-12　皮内针

Abb. 6-12　Intradermalnadeln

- Die kornförmige Nadel: Die Nadellänge beträgt 1 cm, der Nadelgriff ähnelt einem Weizenkorn bzw. ist kreisförmig. Der Nadelkörper und der Nadelgriff bilden eine gerade Linie (siehe Abb. 6-12/1).
- Der Reißzweck-/Reißnageltyp: diese Nadelart ist 0,2–0,3 cm lang, mit kreisförmigem Griff, der sich senkrecht zum Nadelkörper befindet (siehe Abb. 6-12/2).

【操作方法】

(1) 颗粒型皮内针法：常规皮肤消毒，以左手拇、食二指按压穴位上下皮肤，稍用力将针刺部位皮肤撑开固定，右手用小镊子夹住针柄，沿皮下将针刺入真皮内，针身可沿皮下平行埋入0.5～1.0cm（见图6-13）。针刺的方向，一般与经脉循行的方向呈十字形交叉，针刺入皮内后，露在外面的针身和针柄下的皮肤表面之间，粘贴一小块胶布，然后再用一条较前稍大的胶布覆盖在针上，这样就可以保护针身固定在皮内，不致因运动等影响而致针具移动或丢失。

(2) 揿钉型皮内针法：皮肤消毒，以小镊子或持针钳夹住针柄，将针尖对准选定穴位轻轻刺入，然后以小方块胶布粘贴固定。此外，也可以将针柄放在预先剪好的小方块胶布上粘住，使用时将其胶布连针直接刺入穴位上面。此法常用于面部、耳部穴位（见图6-15，6-16）。

皮肤针埋藏的时间一般1～2d，多者6～7d，暑热天气埋藏时间不宜超过2d，平时注意检查，以防感染。

Methode:

Die kornförmige Nadel: Nach der üblichen Desinfektion der Haut drücken Daumen und Zeigefinger der linken Hand die obere und untere Seite des Akupunkturpunktes, um die Haut zu sensibilisieren. Die Nadel wird mit einer Pinzette in der rechten Hand gehalten und in die Dermalschicht gedrückt. Der Nadelkörper wird 0,5–1,0 cm unter die Haut eingebettet (siehe Abb. 6-13). Die Richtung des Nadelns kreuzt den Leitbahnverlauf des Meridians. Wenn die Nadel in den ausgewählten Akupunkturpunkt eingestochen worden ist, wird ein selbstklebendes Pflaster unter den herausschauenden Nadelkörper und -griff auf die Haut aufgebracht. Dann wird ein weiteres Stück selbstklebendes Pflaster, das größer ist als das vorher verwendete, auf der Nadel angebracht und damit die Nadel im Muskel so fixiert, dass sie sich nicht bewegt oder verloren geht, wenn der Patient sich bewegt.

Der Reißzweck-/Reißnageltyp: Nach der Desinfektion der Haut wird die Nadel mittels einer Pinzette eingeführt, im ausgewählten Akupunkturpunkt fixiert und mit einem selbstklebenden Pflaster versiegelt. Als Alternative kann der Nadelgriff vor dem Einstechen auf ein selbstklebendes Pflaster aufgebracht werden. Wenn eine Behandlung erfolgen soll, kann dann die auf dem selbstklebenden Pflaster angebrachte Nadel direkt in den Punkt eingestochen werden. Diese Art des Nadelns wird normalerweise eingesetzt, um Akupunkturpunkte auf Gesicht und Ohren zu nadeln (siehe Abb. 6-14, 6-15, 6-16).

Die Intradermalnadel kann ein bis zwei oder sogar sechs bis sieben Tage lang in der Haut verbleiben. Bei heißem Sommerwetter sollte die Zeit des Verbleibens in der Haut nicht über zwei Tagen liegen. Die Einbettung sollte sorgfältig kontrolliert werden, um Infektionen auszuschließen.

【临床应用】
本法常用于某些慢性顽固性疾病，以及一些经常发作的疼痛性疾病，如高血压、神经衰弱、三叉神经痛、偏头痛、面肌痉挛、眼睑动、哮喘、胃痛、胆绞痛、关节痛、扭挫伤、月经不调、痛经、遗尿等。

Klinische Anwendung: Diese Methode wird oft eingesetzt zur Behandlung chronisch hartnäckiger Erkrankungen oder häufig auftretender Schmerzerkrankungen wie Hypertonie, Neurasthenie, Prosopalgie, Migräne, Fazialspasmen, Flackern der Augenlider, Asthma, Magenschmerzen, Gallenblasenkolik, Arthralgien, Quetschung, Verstauchung, unregelmäßiger Menstruation, Dysmenorrhö und Enuresis etc.

【按注】
除用皮内针外，还可用其他药籽贴敷（见图6-14，6-16）。

Anmerkung: Außer der intradermalen Nadel können andere medizinische Samenkörner am Ohr angebracht werden.

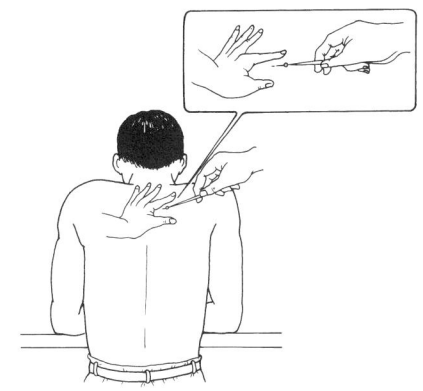

图6-13　皮内针埋针法
Abb. 6-13　Einbettungsmethode der Intradermalnadel

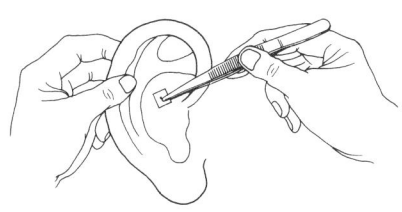

图6-14　耳穴贴敷法
Abb. 6-14　Ohrpunkt-Anbringungs-Methode

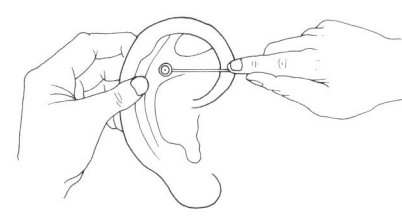

图6-15　耳穴皮肤针刺法
Abb. 6-15　Perkutierung eines Ohrpunktes mit dem Pflaumenblütenhämmerchen

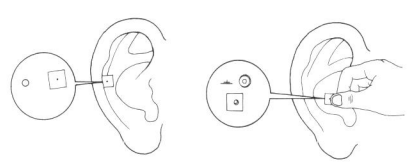

图6-16　耳穴贴针后
Abb. 6-16　Nach dem Einbetten der intradermalen Nadel in den Ohrpunkt

Intradermales/Intrakutanes Nadeln

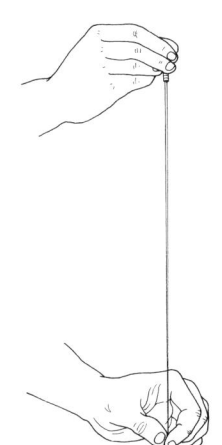

图6-17　芒针持针手势

Abb. 6-17　Handhaltung für die Grannen-Nadel

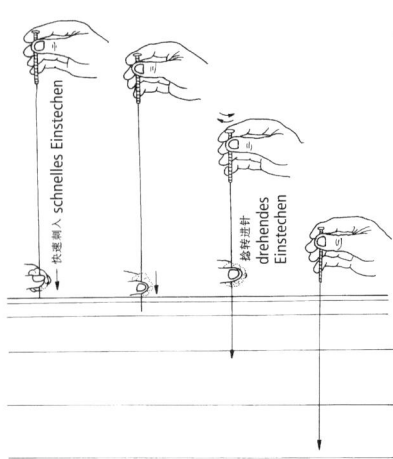

快速刺入 schnelles Einstechen

捻转进针 drehendes Einstechen

图6-18　直刺进针法

Abb. 6-18　Senkrechtes Einstechen der Nadel

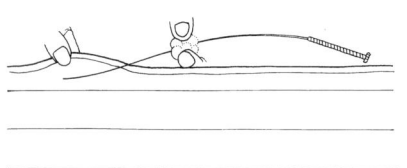

图6-19　平刺进针法

Abb. 6-19　Horizontales Einstechen der Nadel

4. 芒针刺法

芒针由于针体较一般用的毫针长得多，而粗细和毫针相同，其形状似麦芒，因此而得名（见图6-17）。系由"九针"中的长针和毫针发展而来，其针体最短者5寸，最长者达3尺，形成了具有进针深特点的芒针疗法。

6.4 Nadelung mit der Grannen-Nadel

Die Grannen-Nadel ist eine lange filiforme Nadel. Die Länge beträgt zwischen 5 cun und 3 chi. Die Grannen-Nadel (Handhabung siehe Abb. 6-17) hat sich aus der langen Nadel und der filiformen Nadel, wie sie in den „Neun Nadeln" beschrieben werden, entwickelt. Die Methode zeichnet sich durch tiefes Einstechen der Nadel aus.

【操作方法】
(1) 直刺进针法：右手捏住针柄，左手用棉球捏住针尖端，针尖露出0.5cm，快速刺入皮下，再将持棉球手边后退，持针柄手边进，直至所要求深度（见图6-18）。
(2) 平刺进针法：左手捏住皮肤，右手用棉球捏住针尖端，将针放平，快速刺入皮下，再将持棉球手边推边进，左手随针尖到处捏起皮肤，将针尖保持在皮下，达到一定深度后，行提插或捻转等手法（见图6-19，6-20, 6-22）。
(3) 斜刺法：操作方法同平刺法（见图6-21）。

Methode:
• Senkrechtes Einstechen der Nadel: die linke Hand hält die Nadel und die rechte Hand hält die Spitze der Nadel mit einem sterilen Wattetupfer, wobei die Spitze mit 0,5 cm frei bleibt. Dann wird schnell eingestochen. Danach zieht sich die rechte Hand mit dem Wattetupfer zurück, während die den Griff haltende linke Hand die Nadel bis zur erforderlichen Tiefe einsticht (siehe Abb. 6-18).

- Horizontales Einstechen der Nadel: die linke Hand hält die Haut fest, die rechte Hand hält die Spitze der Nadel mit einem Wattetupfer, um die Nadel aufrecht zu halten und schnell in die Haut einzustechen. Die den Wattetupfer haltende Hand schiebt die Nadel weiter hinein, während die linke Hand, der Nadelspitze folgend, die Haut zusammenhält. Wenn die Nadel in eine bestimmte Tiefe eingestochen worden ist und in der Haut verbleibt, wird sie durch Techniken des Hebens, Senkens oder Drehens manipuliert (siehe Abb. 6-19, 6-20, 6-22).
- Schräges Nadeln: Die Technik ist die gleiche wie für horizontales Nadeln (siehe Abb. 6-21).

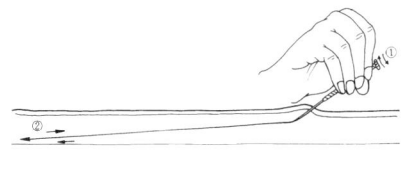

图6-20　平刺捻转提插法
Abb. 6-20　Manipulationstechnik des Drehens, Hebens und Senkens beim horizontalen Nadeln

【临床应用】
治中风后遗症、截瘫、脊椎病、胃肠病和泌尿生殖系疾病等。

Klinische Anwendung: Zur Behandlung der Folgen von Apoplex, von Paraplegie, Spinalerkrankungen, gastroenterischen Erkrankungen, Erkrankungen des urogenitalen und reproduktiven Systems etc.

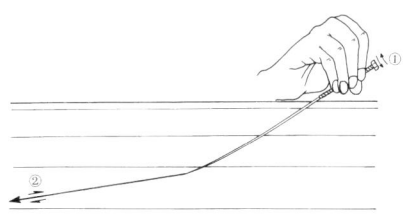

图6-21　斜刺捻转提插法
Abb. 6-21　Manipulationstechnik des Drehens, Hebens und Senkens beim schrägen Nadeln

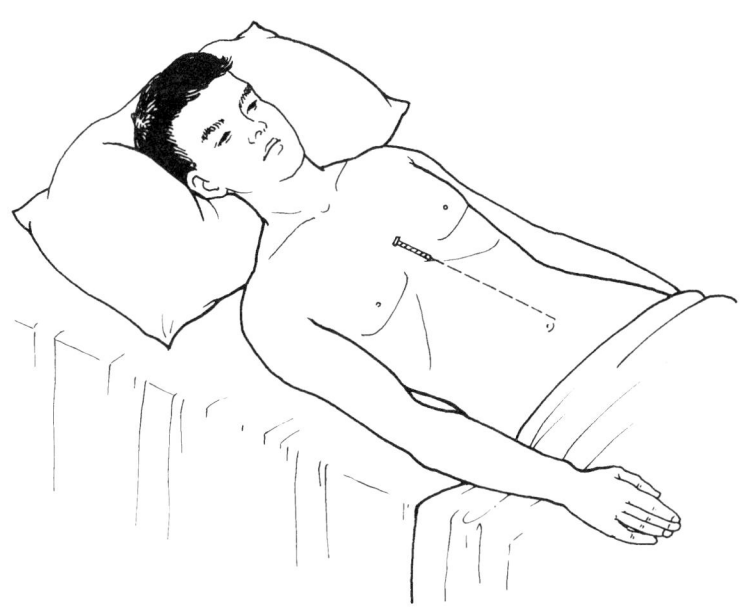

图6-22　芒针透刺
Abb. 6-22　Durchstechendes Nadeln mit der Grannen-Nadel

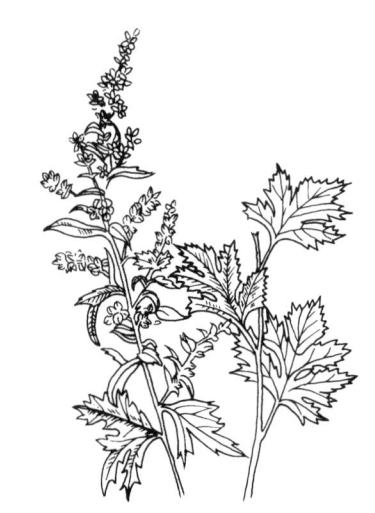

图6-23　艾叶
Abb. 6-23　Moxablatt

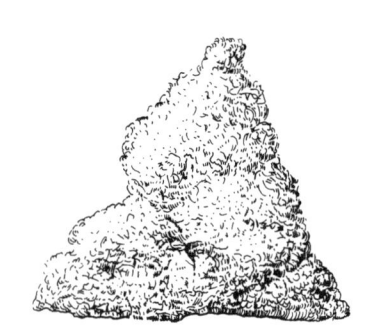

图6-24　艾绒
Abb. 6-24　Moxakraut

5. 温针法

温针疗法是针刺后在针尾上安置艾炷，点燃艾绒加温，使其热力通过针身传至体内。借艾火之热力以温通经脉，行气活血，使针和灸有机地相结合，发挥针法和灸法的双重作用，以治疗疾病的一种方法。

6.5 Erwärmte Nadel

Erwärmte Nadel bedeutet die Anbringung eines brennenden Moxastückes am Griff der eingestochenen Nadel, um die Nadel zu erwärmen und die Wärme in den Körper zu leiten. Dies wird helfen, die Leitbahn zu erwärmen, um so den Qi-Fluss zu fördern und das Blut zu aktivieren. Dabei wird die doppelte Wirkung von Nadelung und Moxibustion entfaltet, um Krankheiten zu behandeln.

【操作方法】
在针刺得气，并施行一定的补泻手法之后，将毫针留在适当的深度，将艾绒捏在针柄上呈枣核形，或在针柄上套置一段 1 ～ 2 cm长的艾卷，然后点燃下端，使其燃烧，直至燃尽，为1壮（见图6-23，6-24，6-25）。根据病情需要，可续灸，一般临床上每次灸3～ 7壮。如套置艾条施灸，1～ 3 壮即可，待针柄冷却后出针（见图6-26）。
由于银质毫针即银针导热作用强，故以此为温针针具最佳，但装裹艾炷宜小，否则易灼伤皮肤。

Methode: Nach Eintreten des deqi wird die Nadel mit tonisierenden und sedierenden Techniken manipuliert und in einer angemessenen Tiefe belassen. Dann wird ein Stück Moxarolle von 1–2 cm (siehe Abb. 6-23, 6-24, 6-25, 6-26) am Nadelgriff angebracht und von unten entzündet, bis es abgebrannt ist. Dieses wird ein Kegel genannt. Üblicherweise werden 3–7 Moxakegel in einer klinischen Behandlung gleichzeitig am Brennen gehalten. Wenn man ein Moxibustionsinstrument verwendet, können 1–3 Moxakegel eingesetzt werden. Wenn der Kopf der Nadel erkaltet, wird die Nadel entfernt.

Die silberne filiforme Nadel ist die beste Möglichkeit, das erwärmende Nadeln auszuführen, da sie sehr schnell die

Hitze weiterleitet, jedoch sollte der auf der Nadel fixierte Moxakegel klein sein, damit die Haut nicht Verbrennungen erleidet.

【临床应用】

本法有通气行血、温散寒邪、疏通经络、祛风逐痹等作用，常用于痿证、痹证、胃痛、泄泻、癃闭、遗精、遗尿等一切虚寒病证。

Klinische Anwendung: Zur Förderung des Flusses von Qi und Blut, um Kälte zu vertreiben, um Leitbahnen freizumachen, Wind zu eliminieren und Bi-Syndrome zu beseitigen. Sie wird gewöhnlich für die Behandlung von Muskelschwäche, Bi-Syndromen, Magenschmerzen, Diarrhö, Urinverhalt, nächtlichen Samenergüssen und Enuresis eingesetzt.

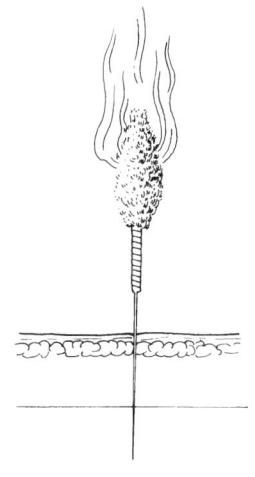

图6-25　艾绒针柄加温
Abb. 6-25　Erwärmung des Nadelgriffs mittels Moxakraut

6. 火针刺法

火针疗法是用火烧红针尖迅速刺入穴位内，给人以一定的热性刺激，然后又快速将针拔出，从而达到祛病、防病目的的一种针刺方法。

火针疗法具有针和灸的双重作用，即温热作用。通过火针（见图6-27）刺激腧穴，增加人体阳气，激发经气，调节脏腑功能，使经络通、气血行。此外，火针疗法具有祛寒除湿，散结解毒，去腐排脓，生肌敛疮，益肾壮阳，温中和胃，升阳举陷，宣肺定喘，消肿止痛，除麻止痒，熄风定惊等作用。

6.6 Heißes Nadeln

Heißes Nadeln bedeutet, die Nadel zuerst bis zur Rötung zu erhitzen und sie dann schnell in den Akupunkturpunkt einzustechen. Dies dient als Hitze-Stimulus. Die Nadel wird schnell wieder herausgezogen. Diese Methode wird

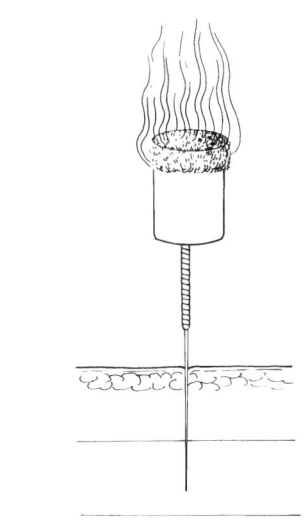

图6-26　艾灸针柄加温
Abb. 6-26　Erwärmung des Nadelgriffs mittels Moxarolle

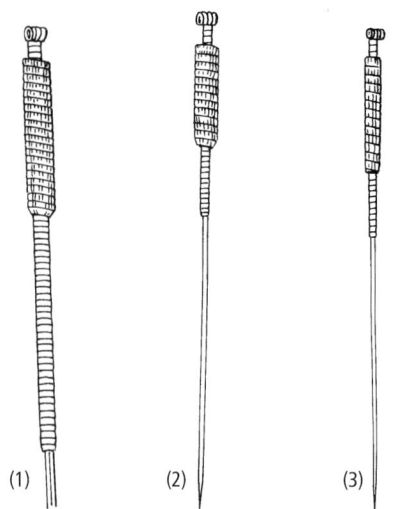

(1) 三头火针
(1) Erhitzte Dreikopfnadel
(2) 粗火针
(2) Dicke erhitzte Nadel
(3) 细火针
(3) Dünne erhitzte Nadel

图6-27　火针针具

Abb. 6-27　Heiße Nadel

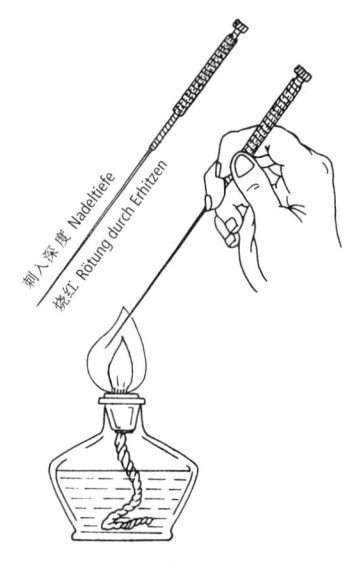

图6-28　烧针法

Abb. 6-28　Das Erhitzen der Nadel

mit dem Ziel eingesetzt, Krankheiten zu vertreiben und vorzubeugen (siehe Abb. 6-27).

Heißes Nadeln vereinigt die doppelte Wirkung von Nadel und Moxibustion in sich. Es hat einen erwärmenden und erhitzenden Effekt.

Diese Methode wird eingesetzt, um Akupunkturpunkte zu stimulieren, um das Yang-Qi zu verstärken, das Leitbahn-Qi zu stimulieren, die viszeralen Funktionen zu regulieren, Leitbahnen freizumachen und den Qi-und Blutfluss zu fördern. Darüber hinaus kann die Hitze Kälte und Feuchtigkeit eliminieren, Stagnationen auflösen, toxische Substanzen beseitigen, die Muskulatur anregen Eiter auszuleiten, die Heilung des Gewebes und die Wundheilung fördern, das Nieren-Yin und -Yang stärken, die Mitte erwärmen und den Magen beruhigen, das Yang heben, um einen Prolaps zu vermeiden, die Lungen ventilieren, um Asthma zu stoppen, Schwellungen zum Abklingen bringen, um Schmerzen zu beseitigen, Taubheit beseitigen, um Juckreiz zu lindern, und Wind ausleiten, um Konvulsionen zu beenden.

【操作方法】

火针疗法的施术可简单归纳为：揣、爪、烧、刺、退五个字。揣，即是根据病情，沿一定的经络走行进行揣摸，寻找压痛点，"以痛为腧"，在揣的过程中要遵循"宁失其穴，勿失其经"的原则；爪，即是以爪甲在所取穴位上按压出痕边，然后用龙胆紫进行标记；烧，即烧热针，亦即加热针体使之达到治疗所需的温度，即一般是烧至针白亮、通红或微红；刺，即将火针迅速准确刺入所标记的腧穴；退，即拔针，要求速进速出，因留之过久会致筋焦骨伤，造成患者的额外痛苦（见图6-28，6-29）。

Methode: Heißes Nadeln ist einfach charakterisiert durch Erfühlen, Markieren, Erhitzen, Einstechen und Zurückziehen. Erfühlen bedeutet den Leitbahnverlauf zu erfühlen, um empfindliche Partien gemäß den pathologischen Bedingungen nach dem Prinzip „empfindliche Stellen als Akupunkturpunkte wählen" zu finden. Beim Erfühlen folgt man dem Prinzip „eher den Akupunkturpunkt verlieren als den Meridian"; Markieren bedeutet, den ausgewählten Punkt mit dem Nagel zu markieren, Erhitzen bedeutet die Akupunkturnadel bis zur erforderlichen Temperatur zu erhitzen, Einstechen bedeutet, die Nadel schnell und genau in den markierten Akupunkturpunkt einzustechen, und Zurückziehen bedeutet, die Nadel aus dem Akupunkturpunkt herauszuziehen. Die Nadel sollte schnell eingestochen und schnell wieder herausgezogen werden, da ein längerer Verbleib der Nadel Sehnen und Knochen schädigt und somit zusätzlichen Schmerz auslösen kann (siehe Abb. 6-28, 6-29).

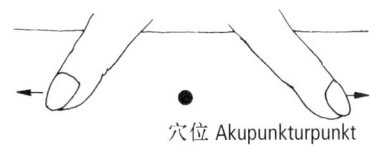

穴位 Akupunkturpunkt

图6-29　左手撑紧皮肤法
Abb. 6-29　Bifurkation über dem Akupunkturpunkt

【临床应用】
主要用治痹证、痈疽、痔疮、瘰疬、腱鞘囊肿、象皮腿及某些皮肤病。

Klinische Anwendung: Hauptsächlich zur Behandlung von Bi-Syndromen, Karbunkeln, Furunkel, Hämorrhoiden, Skrofulose, Zysten, Elefantiasis und einigen Dermatosen.

7. 穴位注射法

穴位注射法又称水针疗法，是选用某些中西药物注入在人体有关穴位，以防治疾病的一种方法。它是在针刺腧穴治疗疾病的基础上，结合药物的药理作用，使针刺与药物对穴位的双重刺激作用有机地结合起来，发挥其综合效能，以提高疗效。

6.7 Injektionen in den Akupunkturpunkt

Bei Injektionen in den Akupunkturpunkt werden flüssige medizinische Präparate der Traditionellen Chinesischen Medizin oder der westlichen Medizin in bestimmte Akupunkturpunkte injiziert, um Erkrankungen zu behandeln oder ihnen vorzubeugen. Die Methode basiert auf der Behandlung von Erkrankungen durch Nadeln der Akupunkturpunkte. In Kombination mit Medikamenten entsteht so

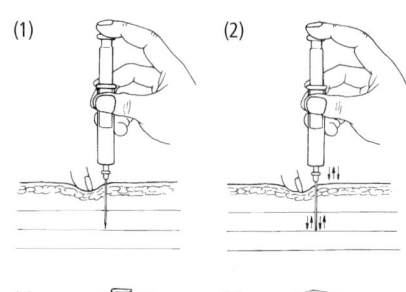

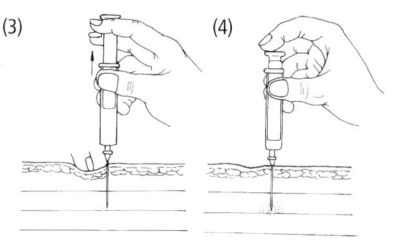

(1) 针刺深度
(1) Nadelungstiefe
(2) 抽回血
(2) Blut einziehen
(3)(4) 注射药液
(3) (4) Medizinische Flüssigkeit injizieren

图6-30 穴位注射法
Abb. 6-30 Injektionen in den Akupunkturpunkt

organisch eine Stimulation der Akupunkturpunkte durch Akupunktur und Medikamente, womit ein synergetischer Effekt erzielt und die Heilwirkung gesteigert wird.

【操作方法】
本法可选用不同规格的注射器和针头，经常规消毒后即可使用，一般可使用1ml、2ml、5ml注射器。若肌肉肥厚部位可使用10ml、20ml注射器，针头可选用5～7号普通注射针头以及封闭用的长针头。操作时局部常规消毒，用无痛进针法快速刺入穴位，然后慢慢推进或上下提插以求"得气"，再回抽，若无回血后，即可将药物推入穴位中（见图6-30）。

Methode: Verschiedene Größen und Arten von Spritzen und Nadeln können nach der üblichen Desinfektion verwendet werden. Die allgemein verwendeten Spritzengrößen sind 1 ml, 2 ml, 5 ml oder sogar 10 ml oder 20 ml für Regionen mit ausgeprägter Muskulatur. Die Nadelgrößen können aus den üblichen Injektionsnadeln zwischen Nr. 5 und Nr. 7 gewählt werden oder man wählt lange Nadeln bei Blockierungen. Nach der üblichen Desinfektion der betreffenden Region wird die Nadel in den Akupunkturpunkt mit der analgetischen Einstichmethode eingestochen. Dann wird die Nadel langsam vorgeschoben, gehoben oder gesenkt, um das deqi zu erhalten. Die Nadel verbleibt ein wenig im Körper.

Wenn in die Spritze kein Blut eintritt, wird das Medikament in den Akupunkturpunkt injiziert (siehe Abb. 6-30).

【临床应用】
本法适用范围广泛，凡是针灸的适应证大部分可用本法治疗，如哮喘、胃病、泄泻、痢疾、痿证、痹证、结石、遗精、遗尿、阴挺、中风、弱智和荨麻疹等。

Klinische Anwendung: Diese Methode hat eine weite Indikationsbreite einschließlich aller Indikationen für die Akupunktur und Moxibustion. Sie wird eingesetzt bei Asthma, gastrischen Erkrankungen, Diarrhö, Dysenterie, Schwellungen, Bi-Syndrome, Steinen, nächtlichen Samenergüssen, Enuresis, Uterusprolaps, Apoplexie, Hypophrenie und Urticaria etc.

8. 穴位割治法

本法是在人体的某些腧穴或部位，按外科手术操作方法切开皮肤，割取少许脂肪组织，并给局部以适当的刺激而达到治疗疾病的方法，亦称穴位割脂法（见图6-31）。

6.8 Schnitte am Akupunkturpunkt

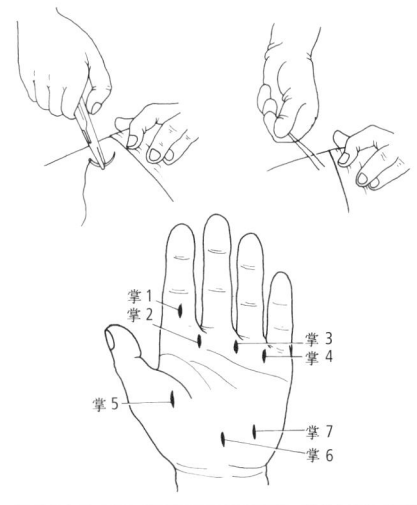

图6-31　穴位割治法

Abb. 6-31　Schnitte an den Akupunktur-punkten der Handinnenfläche 1–7

Diese Methode wird an einigen Shu-Punkten und -Regionen nach dem Vorgehen chirurgischer Eingriffe ausgeführt. Nachdem die Haut eingeschnitten und ein wenig Fettgewebe beseitigt wurde, wird eine lokale Stimulation ausgeführt,um die Krankheit zu behandeln. Diese Methode ist auch bekannt als Fett ablösen am Akupunkturpunkt (siehe Abb. 6-31).

【操作方法】

先备好普通手术刀、血管钳、缝合针、线、消毒敷料、局部麻醉药等。操作时，割治部位常规消毒，施以局麻后，以左手拇、示二指舒张按压腧穴两旁，右手持手术刀纵行切开皮肤，切口长0.3～1.0cm。用血管钳分离切口，使脂肪暴露，并摘除黄豆或蚕豆大的一块脂肪组织，再将血管钳深入切口处皮下或探向周围，进行滑动按摩，以使局部产生酸、胀、麻或向周围扩散，呈传导样感觉。其刺激强度和感觉轻重，当依据病情性质和患者体质强弱而定。施术完毕，切口可缝合一针，覆盖消毒纱布包扎，7d后拆线，每次割治1～2穴，两次割治之间间隔7～10d，可在原部位上或另选穴位进行。

Methode: Man bereitet eine Lanzette, Pinzette, Wundnadeln, Nahtmaterial, sterilisiertes Verbandsmaterial und Anästhetika vor. Die ausgesuchte Region wird desinfiziert und mit Lokalanästhetika behandelt. Daumen und Zeigefinder der linken Hand spreizen sich auseinander und drücken die beiden Seiten des Shu-Punktes. Die rechte Hand führt das Skalpell für den Einschnitt. Die Schnittwunde ist 0,3 bis 1 cm lang und wird mit einer Pinzette offen gehalten, um das Fettgewebe frei zu legen. Dann wird ein wenig Fettgewebe in der Größe einer Bohne entfernt. Die Pinzette wird innerhalb oder außerhalb der Wunde zur Massage bewegt, um ein schmerzhaftes, geschwollenes oder taubes Gefühl, das sich in der lokalen Region oder in die angrenzende Region verbreitet, auszulösen. Die Intensität der Stimulation und des deqi wird durch Art der Erkrankung und die Konstitution des Patienten bestimmt. Nach der Operation wird die Wunde genäht und mit steriler Gaze abgedeckt. Nach sieben Tagen können die Fäden entfernt werden. Bei jeder Behandlung können ein bis zwei Akupunkturpunkte geschnitten werden. Ein Interval von sieben bis zehn Tagen wird zwischen zwei Eingriffen eingehalten. Die nachfolgende Schnittbehandlung kann am bereits behandelten Akupunkturpunkt oder an neu ausgewählten erfolgen.

【临床应用】
本法主要适用于慢性气管炎、哮喘、胃肠病、消化不良、头痛、神经衰弱、小儿疳积等。

Klinische Anwendung: Hauptsächlich zur Behandlung von chronischer Bronchitis, Asthma, gastrischen Ulzera, Verdauungsstörungen, Kopfschmerzen, Neurasthenie und kindliche Mangelernährung.

9. 穴位埋线法

穴位埋线法是指将羊肠线埋入穴位内，利用羊肠线对穴位的持续刺激作用以治疗疾病的方法。

本法所用器材主要包括消毒用品、洞巾、注射器、镊子、埋线针（见图6-32）、持针器、0～1号铬刺羊肠线、0.5%-1％盐酸普鲁卡因、手术剪刀、敷料等。

6.9 Einbettung von Katgut im Akupunkturpunkt

Diese Methode zielt darauf ab, den Akupunkturpunkt konstant zu stimulieren, indem man zur Behandlung von Erkrankungen Katgut in den Akupunkturpunkt einbettet. Die dafür notwendigen Instrumente sind Desinfektionsmaterial, Spritzen, Pinzetten, Nadel zur Einbettung (siehe Abb. 6-32), Nadelhalter, Katgut Nummer 0–1, 0,5%–1% Procainhydrochlorid, chirurgische Scheren und Verbandsmaterial.

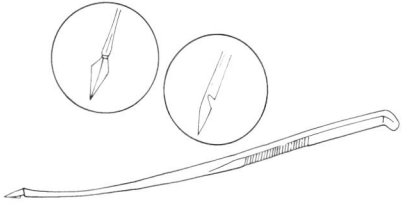

图6-32　埋线针

Abb. 6-32　Nadel zur Einbettung

【操作方法】

常用方法有3种。

(1) 穿刺埋线法：常规消毒皮肤，镊取一段1～2cm长已消毒的羊肠线，放置在腰椎穿刺针针管的前端，后接针芯，左手拇、食指绷紧或捏起进针部位皮肤，右手持针，刺入到所需深度；当出现针感后，边推针管，边将羊肠线埋植在穴位的皮下组织或肌层内，针孔处敷盖消毒纱布。

也可用9号注射针针头作套管，28号2寸长的毫针剪去针尖作针芯，将0号羊肠线1～1.5cm放入针头内埋入穴位，操作方法同上。

用特制的埋线针埋线时，局部皮肤消毒后，以0.5%～1％盐酸普鲁卡因作浸润麻醉，剪取约1cm长的羊肠线一段，套在埋线针尖缺口上，两端用血管钳夹住。左手持针，右手持钳，针尖缺口向下以15°～40°方向刺入，当针头缺口进入皮内后，右手即将血管钳松开，左手持续进针直至肠线头完全埋入皮下，再进针0.5cm，随后把针退出，用棉球或纱布压迫针孔片刻，再用纱布覆盖保护创口（见图6-33）。

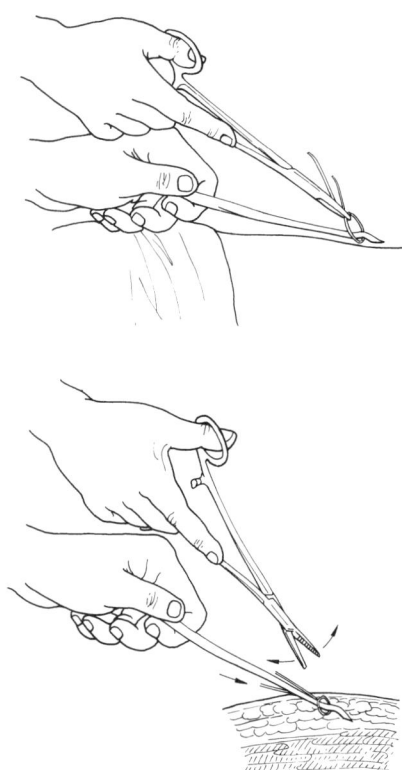

图6-33 埋线针埋线法
Abb. 6-33 Punktierendes Einbetten von
Katgut

(2) 三角针埋线法：在距离穴位1~2 cm处的两侧，用龙胆紫作进出针点的标记。皮肤消毒后，在标记处用0.5%~1%的盐酸普鲁卡因作皮内麻醉（见图6-34），用持针器夹住带羊肠线的皮肤缝合针，从一侧局麻点刺入，穿过穴位下方的皮下组织或肌层，从对侧局麻点穿出（见图6-34），捏起两针孔之间的皮紧贴皮肤剪断两端线头，放松皮肤，轻轻揉按局部，使肠线完全埋入皮下组织内（见图6-34）。敷盖纱布3~5d。每次可用1~3个穴位，一般20~30d埋线1次。

(3) 切开埋线法：在选定的穴位上用0.5%盐酸普鲁卡因作浸润麻醉，用刀尖刺开皮肤0.5~1cm，先将血管钳探到穴位深处，经过浅筋膜达肌层探找敏感点按摩数秒钟，休息1~2min；然后用0.5~1cm长的羊肠线4~5根埋于肌层内。切口处用丝线缝合，盖上消毒纱布，5~7d后拆去丝线。

Methode: Es gibt drei gebräuchliche Methoden

- Punktierendes Einbetten von Katgut: Nach der Sterilisation werden 1–2 cm sterilisiertes Katgut auf den anterioren Teil eines Nadelröhrchens derjenigen Nadel appliziert, mit der man normalerweise die Lumbalwirbel punktiert. Es wird hinten mit dem Nadelkern verbunden. Daumen und Zeigefinger der linken Hand massieren oder bearbeiten die Haut über dem ausgesuchten Areal und die rechte Hand sticht die Nadel bis zur erforderlichen Tiefe ein. Nachdem sich deqi eingestellt hat, wird das Röhrchen weiter geschoben und das Katgut in das Gewebe oder die Muskulatur eingebettet. Ein Stück sterilisierter Gaze wird über die genadelte Region gelegt.

Man kann auch den Nadelkopf einer Nr.9-Spritze als Röhrchen verwenden und eine Nr.28-Filiform-Nadel mit einer Länge von 2 cun, bei der die Spitze abgeschnitten wurde, als Kern in das Röhrchen hinein schieben, wobei vorher bereits 1–1,5 cm Katgut Nr.0 in das Röhrchen eingesetzt wurde, das in den Akupunkturpunkt eingebettet werden soll. Die Methode ist die gleiche wie oben erwähnt.

Bei der Verwendung von speziellem Katgut zur Einbettung wird 0,5%–1% Procainhydrochlorid als Anästhetikum nach lokaler Desinfektion eingesetzt. 1 cm Katgut wird an der Öffnung der Einbettungsnadel angebracht. Beide Enden werden durch eine Pinzette gehalten. Die linke Hand hält die Nadel und die rechte die Pinzette. Die Nadel wird schräg in die Haut in einem Stichwinkel von 15–40 Grad mit der Öffnung der Nadel nach unten eingestochen. Wenn die Öffnung der Nadel in die Haut gestochen wird, öffnet die rechte Hand die Pinzette und die linke Hand fährt fort, die Nadel weiter einzuführen, bis das Katgut vollständig in die Haut eingebettet ist. Die Nadel wird 0,5 cm tiefer gesenkt und dann herausgezogen. Nach dem Entfernen der Nadel wird die genadelte Region mit einem Wattebausch oder einem Stück Gaze eine Weile gedrückt und dann mit einem Stück Gaze zum Schutz der Wunde abgedeckt (siehe Abb. 6-33).

- Dreiecks-Einbettung: Eine Stelle wird 1–2 cm beidseitig neben dem Akupunkturpunkt markiert. Nach der Hautdesinfektion werden 0,5%–1% Procainhydrochlorid zur intradermalen Anästhesie eingesetzt (siehe Abb. 6-34). Die Nadel mit dem Katgut wird in den ausgewählten Akupunkturpunkt eingestochen. Beide Enden des Katgut, die aus der Haut ragen, werden abgeschnitten. Die Nähnadel mit Katgut wird mit einer Pinzette gehalten, um sie von einer Seite des anästhesierten Punktes einzuführen und an der anderen Seite wieder herauskommen zu lassen (siehe Abb. 6-34). Die Haut zwischen den beiden Seiten wird massiert und das Katgut an beiden Seiten wird auf der Hautoberfläche abgeschnitten. Die Haut wird zur Entspannung gedrückt. Das Drücken wird auch in den nächsten drei bis fünf Tagen weitergeführt. Jedes Mal können ein bis drei Akupunkturpunkte ausgewählt werden. Das Einbetten wird im Allgemeinen einmal alle 20–30 Tage durchgeführt.

- Einbettung durch Schneiden: 0,5% Procainhydrochlorid werden verwendet, um im ausgesuchten Akupunkturpunkt eine Anästhesie einzuleiten. Nach der Desinfektion wird die Haut 0,5 bis 1 cm eingeschnitten. Eine Pinzette wird tief in den Akupunkturpunkt von den oberflächlichen Faszien bis zu den Muskelschichten geführt, um empfindliche Punkte aufzusuchen und sie mehrere Sekunden mit einer Pause von 1–2 Minuten zu massieren. Dann werden vier bis fünf Stücke Katgut von 0,5 bis 1 cm Länge in die Schichten eingebettet. Der Schnitt wird mit einem Seidenfaden genäht und

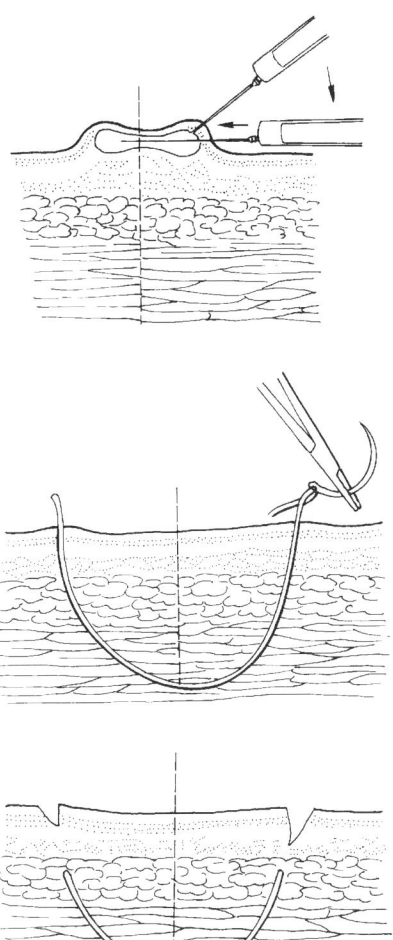

图6-34 三角针埋线法

Abb. 6-34 Dreiecks-Einbettung

Einbettung von Katgut im Akupunkturpunkt

mit einem Stück sterilisierter Gaze abgedeckt. Die Fäden können nach 5–7 Tagen gezogen werden.

【临床应用】

本法主要用于一部分慢性病证，如哮喘、胃痛、腹泻、遗尿、面神经麻痹、腰腿痛、痿证、癫、脊髓灰质炎后遗症、神经症等。

Klinische Anwendung: Hauptsächlich zur Behandlung von chronischen Erkrankungen wie zum Beispiel Asthma, Magenschmerzen, Diarrhö, Enuresis, Faszialislähmung, Schmerzen in den Hüften und Beinen, Muskelschwäche, Epilepsie, Folgen von Poliomyelitis und Neurosen etc.

【按注】

埋线多选肌肉比较丰满的部位的穴位，以背腰部和腹部穴最常用。但取穴要精简，每次埋线1～3穴，可间隔2～4周治疗1次。

Anmerkung: Die Therapie der Einbettung sollte an Akupunkturpunkten in Regionen mit ausgeprägter Muskulatur wie Rücken, Hüften und Abdomen ausgeführt werden. Die Auswahl der Akupunkturpunkte sollte einfach und knapp erfolgen. Die Einbettung wird jedes Mal an ein bis drei Akupunkturpunkten und einmal alle zwei bis vier Wochen vorgenommen.

10. 穴位结扎法

本法是指在选定的腧穴部位，将羊肠线穿入穴内，作不同形式的结扎，借持续刺激的作用以治疗疾病的方法。

6.10 Akupunkturpunkt-Unterbindung

Akupunkturpunkt-Unterbindung bedeutet, Katgut mit verschiedenen Formen der Knüpfung in den ausgesuchten Akupunkturpunkt einzubetten, um eine kontinuierliche Stimulation bei der Behandlung von Erkrankungen herzustellen.

【操作方法】

本法操作前，需备好消毒用品、洞巾、注射器、手术尖头刀片、持针钳、血管钳、大号三角缝针、羊肠线、剪刀、消毒纱布及敷料等。

操作需分五步进行。

(1) 消毒和麻醉：按手术常规，严格消毒，无菌操作。局部用0.5%~1%盐酸普鲁卡因进行浸润麻醉。

(2) 切口：在穴位标记旁切口处，用手术刀尖顺皮肤纹理刺破皮肤全层，切口长3~5mm(见图6-35，6-36)。

(3) 穴位内按摩：将血管钳从切口斜插到肌层，找到敏感点后适当作按摩拨动，使产生酸胀感觉，刺激强弱以患者能耐受为度。

(4) 穿线：用持针钳夹住带羊肠线的大号缝皮三角针，由切口进入，经深部肌层至对侧出针处穿出皮肤，然后回过来再由出针孔刺入，经浅肌层或筋膜层，由原切口穿出。

(5) 结扎：结扎羊肠线，剪去线头，将线结埋入切口深处，局部按摩后消毒包扎。结扎的松紧可灵活掌握，病程短、体质壮实者可稍紧，病程长、体质虚弱者及肌腱移行处可稍松，肌腱部穴位则只穿线而不结扎。

穴位结扎形式，根据结扎部位及治疗要求的不同，可采用不同的结扎或穿线形式。常用的结扎形式如下：①半环形结扎：用于一般穴位(见图6-37)。②K字形单8字形结扎：用于环跳穴，以环跳穴为中心，一端线拉向跳跃穴(在臀部，髂嵴最高点直下2寸处)方向，另一端线拉向下穴方向(见图6-38)。③横8字形结扎：用于大椎、腰阳关等穴(见图6-39)。④K字形双8号结扎：用于环跳穴(见图6-40)。⑤环形结扎：用于三角肌，从俞穴向上经过肩穴绕一圈结扎(见图6-41)。

治疗小儿脊髓灰质炎后遗症，一般15~20天治疗1次，7次左右为1疗程。

Methode: Das benötigte Instrumentarium sind Desinfektionsmaterial, Spritzen, Lanzetten, Nadelhalter, Pinzetten, Dreifachnadel, Pinzette, Katgut, Schere, Gaze und Verbandsmaterial etc.

Die Operation erfolgt in fünf Schritten:

- 1 Desinfektion und Anästhesie: Man folge den üblichen Anweisungen für Operationen, um strenge Desinfekti-

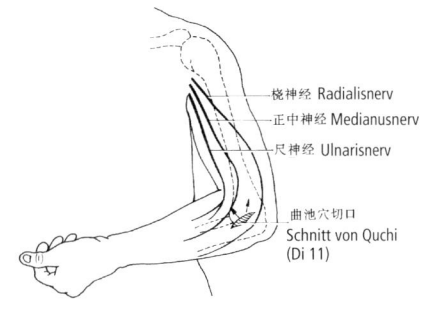

图6-35　曲池穴切口示意图

Abb. 6-35　Abbildung eines Schnittes in Quchi (Di 11)

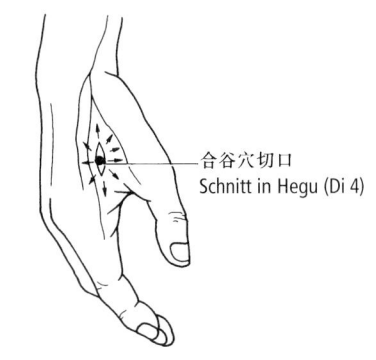

图6-36　合谷穴切口示意图

Abb. 6-36　Abbildung eines Schnittes in Hegu (Di 4)

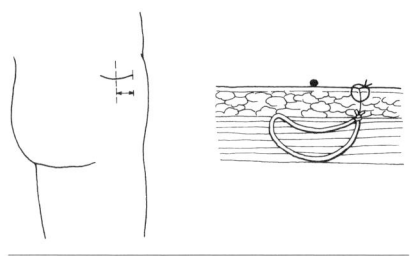

图6-37　半环形结扎

Abb. 6-37　Semi-Zirkuläre Einbettung

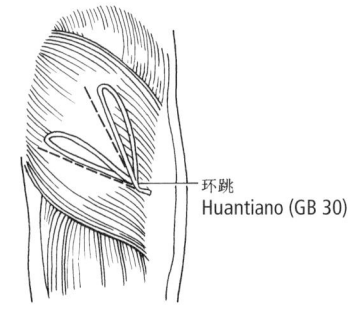

—环跳
Huantiano (GB 30)

图6-38　K字形单8字形结扎

Abb. 6-38　K-förmige Ligatur in Form einer Acht

on und aseptische Operationsbedingungen sicherzustellen. 0,5% bis 1% Procainhydrochlorid wird zur Einleitung der Anästhesie verwendet.

- 2 Schnitt: An der markierten Stelle schneidet man mit Hilfe des Skalpells entlang der Hautzeichnung durch die ganze Hautschicht hindurch. Die Schnittstelle sollte eine Länge von 3–5 mm haben (siehe Abb. 6-35, 6-36).

- 3 Massage im Akupunkturpunkt: Die Pinzette wird schräg in die Muskelschicht des geschnittenen Akupunkturpunktes zur Massage eingeführt, um eine schmerzende und geschwollene Empfindung auszulösen. Die Stimulationsstärke richtet sich nach der Reaktion des Patienten.

- 4 Nähen: Ein Nadel-Halter wird benutzt, um eine große Dreiecksnadel mit dem Katgut zu halten. Die Nadel wird von der geschnittenen Öffnung in die tiefe Muskelschicht gestochen und tritt auf der anderen Seite wieder hinaus. Die Nadel wird dann in den Punkt des Heraustretens wieder eingestochen, wobei sie die oberflächlichen Faszien oder Faszienschicht durchdringt, und tritt an der ursprünglichen Einschnittsstelle wieder heraus.

- 5 Ligatur: Nach der Desinfektion und einer lokalen Massage wird das Katgut tief in den Einschnitt eingebettet, gefolgt von einer Ligatur. Die Intensität der Ligatur richtet sich nach dem Zustand des Patienten. Die Ligatur für einen Patienten mit kurzer Krankheitsdauer und starker Konstitution kann etwas intensiver sein, während die Ligatur für Patienten mit längerer Krankheitsdauer und schwacher Konstitution etwas lockerer sein sollte. Für die Akupunkturpunkte, die auf Sehnen lokalisiert sind, wird das Katgut nur eingefädelt, aber nicht ligiert.

Die Formen der Ligatur ändern sich je nach der Region der Ligatur und den Erfordernissen der Behandlung. Die üblichen Formen der Ligatur sind:

- Semi-zirkuläre Ligatur für allgemeine Akupunkturpunkte (siehe Abb. 6-37).

- K-förmige und 8-förmige Ligatur, angewendet für Huantiao (Gb 30), von wo aus eine Seite zum Akupunkturpunkt Tiaoyue gezogen wird (lokalisiert auf den Gesäßbacken und zwei cun direkt unter dem obersten Punkt des Darmbeinkamms) und die andere Seite zum

Akupunkturpunkt Xialiao (Bl 34) (siehe Abb. 6-38).

- Transversale Ligatur in 8-Form. Angewendet für Dazhui (Du 14) und Yaoyangguan (Du 3) etc. (siehe Abb. 6-39).
- K-Form- und doppelte 8-Form-Ligatur, angewendet bei Huantiao (Gb 30) (siehe Abb. 6-40).
- Kreisförmige Ligatur, angewendet für den Delta-Muskel. Das Katgut wird in den Punkt Naoshu (Du 17) eingesetzt, nach Jianyu (Di 15) gewendet und ligiert (siehe Abb. 6-41).

Diese Behandlung wird eingesetzt, um Folgen von Poliomyelitis zu behandeln. Normalerweise wird diese Behandlung einmal alle 15–20 Tage durchgeführt und 7 Anwendungen ergeben einen Behandlungszyklus.

【临床应用】
多用于治疗小儿麻痹后遗症、支气管哮喘、胃和十二指肠溃疡等慢性病证。

Klinische Anwendung: Hauptsächlich zur Behandlung von Poliomyelitis, Bronchialasthma und gastroduodenale Ulzera.

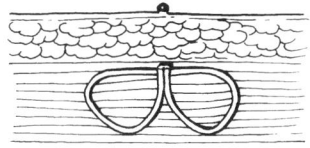

穴位 Akupunkturpunkt

图6-39　横8字形结扎

Abb. 6-39　Transversale Ligatur in Form einer Acht

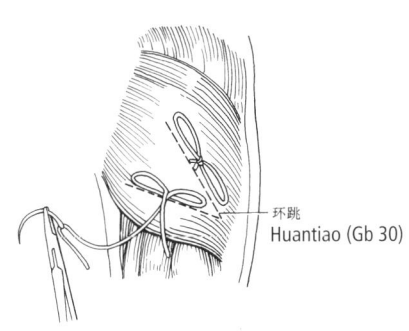

环跳
Huantiao (Gb 30)

图6-40　K字形双8号结扎

Abb. 6-40　K-förmige Ligatur in Form einer doppelten Acht

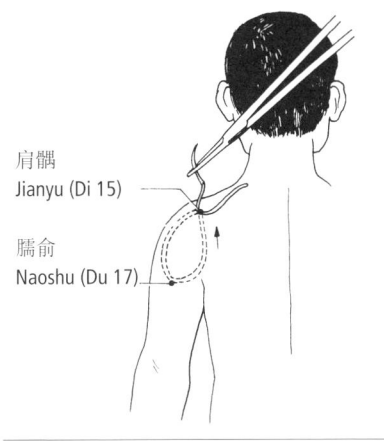

肩髃
Jianyu (Di 15)

臑俞
Naoshu (Du 17)

图6-41　环形结扎

Abb. 6-41　Kreisförmige Ligatur

11. 穴位指针法

本法是指医者用手指直接按压患者体表腧穴，并根据不同患者、病情、穴位等施以不同的手法来治疗疾病的方法，又称腧穴指法、点穴法。

6.11 Nageldrück-Therapie am Akupunkturpunkt

Diese Therapie benutzt den Fingernagel, um auf bestimmte Akupunkturpunkte zu drücken und dadurch bestimmte Erkrankungen je nach Patient, pathologischen Bedingungen und betroffenen Akupunkturpunkten zu behandeln.

【操作方法】

常用的方法有五种。

(1) 按压法：即用拇指、示指或中指的指端或指腹按压患者体表一些穴位以治疗疾病。一般来说，拇指按压的力量大于示、中指，指端的力量又大于指腹。按压时手指固定于穴位上不动，着力向下加压，先轻后重。按压时间每穴1min，以患者感觉舒适为度[见图6-42(1)]。本法适用于各种痛证，如头痛、牙痛、胸痛等。

(2) 点叩法：是屈曲中指近端关节或手指端叩打腧穴的一种指针法。点叩时腕关节用力，动作要轻巧，要有弹性、有节律。点叩的振动力要深达骨部。点叩时的频率一般要求每分钟100次。点叩量的轻重，应视病情轻重和所叩部位不同而定[见图6-42(2)]。本法多用于胀痛或关节不利等症。

(3) 爪切法：即用拇指或示指、中指指甲切按腧穴的手法。操作时可用脱脂棉少许覆在指甲上(防止切伤皮肤)，爪切时用力要轻要慢，尽量避免指切处剧痛[见图6-42(3)]。本法多用于腧穴部位狭窄处，如爪切人中、迎香、少商等。本法用于急救，或治疗鼻渊、喉痹等。

(4) 捏掐法：是用两个手指对称捏压穴位的手法。可用拇、示二指及拇、中二指，或拇示与小指、环指，在上下方或左右方对称地相向用力，掐压在对应穴位处(如内关和外关、阴陵泉和阳陵泉、太溪和昆仑等），或用拇指爪甲掐压穴位，其他四指在对侧辅助[见图6-42(4)]。本法用于急救或治疗急症，如人事不省、抽搐等。

(5) 揉搓法：揉是先用拇指或中指指腹轻按选定的穴位，作环形平揉的一种缓慢的手法。搓是用指端作来回或回旋移动的手法。有时两者可合并使用，其频率每分钟为100次。揉的时间可稍长，一般1~2min，以皮肤轻度瘀血为度[见图6-42(5)]。本法用于痉挛、麻痹等。

Methoden: Allgemein werden fünf Methoden verwendet.

* Drücken:

  Die Spitze oder die Kuppe des Daumens und Zeige- oder Mittelfinger werden benutzt, um zur Behandlung von Erkrankungen auf bestimmte Akupunkturpunkte des Körpers zu drücken. Im Allgemeinen ist die Kraft des Daumens zum Drücken größer als die des Zeige- oder Mittelfingers und die Kraft der Fingerspitze ist stärker als die des Fingerbauches. Beim Drücken übt der Finger einen festen und stetigen Druck aus, zunächst leicht, später kräftiger. Die Zeit des Drückens beträgt für jeden Akupunkturpunkt eine Minute, wenn der Patient sich dabei wohl fühlt (siehe Abb. 6-42/1). Die Technik kann für unterschiedliche Schmerzerkrankungen wie Kopfschmerzen, Zahnschmerzen und Brustschmerzen etc. eingesetzt werden.

* Klopfen:

  Das proximale Gelenk des Mittelfingers oder die Spitze des Fingers wird gebogen, um bestimmte Akupunktur- punkte zu klopfen. Beim Ausführen des Klopfens wird das Handgelenk eingesetzt. Das Klopfen sollte flexibel, elastisch und rhythmisch ausgeführt werden. Beim Klopfen sollte sich die Klopfschwingung bis tief in den Knochen fortsetzen und die Frequenz sollte 100 Mal in der Minute betragen. Die Intensität des Klopfens wird bestimmt durch die jeweilige pathologische Situation und die beklopfte Region. Diese Methode wird haupt- sächlich bei Schwellungen und Gelenkproblemen einge- setzt (siehe Abb. 6-42/2).

* Nageldrücken:

  Der Nagel von Daumen, Zeige- oder Mittelfinger wird benutzt, um bestimmte Akupunkturpunkte zu drücken. Während der Ausführung wird ein kleines absorbie-

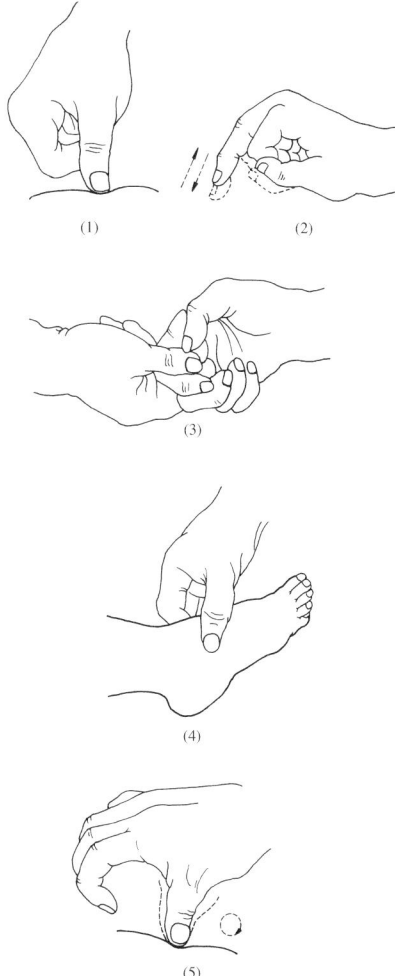

(1) 按压法
(1) Das Abdomen mit dem Daumen drücken
(2) 点叩法
(2) Klopfen mit dem Finger
(3) 爪切法
(3) Nageldrücken bei Shaoshang (Lu 11)
(4) 捏掐法
(4) Kneifen und Nageldrücken
(5) 揉搓法
(5) Massieren mit dem Daumen

图6-42　穴位指针法
Abb. 6-42　Nageldrück-Therapie am Akupunkturpunkt

rendes Stück Baumwolle am Nagel befestigt (um zu verhindern, dass die Haut durch den Nagel beschädigt wird). Das Nageldrücken sollte sanft und langsam ausgeführt werden, damit keine Schmerzen entstehen (siehe Abb. 6-42/3). Diese Methode wird hauptsächlich benutzt für die Akupunkturpunkte, die auf einer engen Region lokalisiert sind, wie Renzhong (Ren 17), Yingxian (Di 20) und Shaoshang (Lu 11). Diese Therapie wird oft zur Notfallbehandlung eingesetzt oder für die Behandlung von nasaler Sinusitis und Rachenentzündung.

- Kneifen und Nageldrücken:

  Zwei Finger werden symmetrisch benutzt, um die Akupunkturpunkte zu kneifen und mit dem Nagel zu drücken. Der Daumen und der Zeigefinger, der Daumen und der Mittelfinger, oder der Daumen, der kleine und der Ringfinger drücken auf die obere und untere oder linke und rechte Seite des Akupunkturpunktes in Abstimmung miteinander (wie zum Beispiel Neiguan (Pe 6) und Waiguan (SJ 5), Yinlingquan (Mi 9) und Yanglingquan (Gb 34), Taixi (Ni 3) und Kunlun (Bl 60). Oder der Daumen kann den Akupunkturpunkt mit Hilfe der anderen vier Finger auf der anderen Seite mit dem Nagel drücken (siehe Abb. 6-42/4). Die Methode wird hauptsächlich zur Notfallbehandlung eingesetzt oder zur Behandlung von dringenden Fällen von Koma und Krämpfen etc.

- Massieren und Reiben:

  Die Kuppe des Daumens oder des Mittelfingers wird benutzt, um langsam und sanft um den ausgewählten Akupunkturpunkt herum zu massieren. Das ist mit Massieren gemeint. Reiben bedeutet, kreisförmige Bewegungen mit der Spitze des Fingers auszuführen. Manchmal werden beide Techniken zusammen benutzt. Die Frequenz beträgt 100 Mal in der Minute. Die Zeit für das Massieren kann relativ länger sein, im Allgemeinen beträgt sie 1–2 Minuten bis eine sanfte Ansammlung von Blut in der Haut sichtbar wird (siehe Abb. 6-42/5). Diese Methode wird hauptsächlich zur Behandlung von Krämpfen und tauben Schmerzen eingesetzt.

【临床应用】

本法可消除肌肉痉挛、增强肌束收缩力、调节神经中枢、促进血液循环、增强机体新陈代谢和抗病能力而达治疗目的，所以凡针刺能够治疗的病证，均可应用本法。对痛证、肌痉挛、扭伤等尤为相宜。

Klinische Anwendung: Zur Beseitigung muskulärer Krämpfe, um muskuläre Kontraktionen zu verstärken, um das Zentralnervensystem zu regulieren, um die Blutzirkulation und den Metabolismus zu fördern, die Widerstandskraft des Körpers zu erhöhen und Erkrankungen zu behandeln. Diese Methode kann alle für die Akupunktur aufgelisteten Krankheitsbilder behandeln. Sie ist besonders einsetzbar bei Schmerzsyndromen, muskulären Spasmen und Verstauchung.

Register